DORN FORUM

Beiträge zur sanften Wirbel- und Gelenktherapie

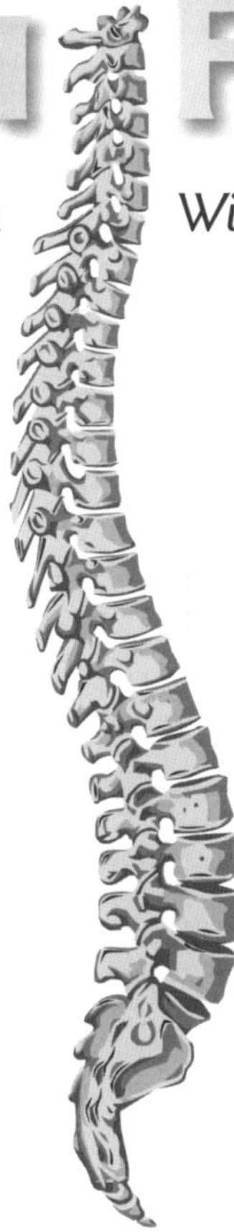

Ausgabe 3, Jahrbuch für 2004

herausgegeben

von

Helmuth Koch und

Hildegard Steinhauser

AKTUELLES

PUBLIKUMSFORUM

KINDER

Weitere Fallberichte

Tinnitus

Aus der Praxis – für die Praxis

Weiterentwicklungen

Methodenkombinationen

Service

Aktuelles

Editorial

Ausgabe 3 · Dorn-Forum

Liebe Dorn-Therapeuten und Dorn-Interessierte,

wir sind sehr erfreut über den wachsenden Bekanntheitsgrad der Dorn-Methode und über die vielen neuen Dorn-Begeisterten, die durch ihre Behandlungen vor Ort und ihre Veröffentlichungen auch in diesem Dorn-Forum dazu beitragen, die großen Vorteile der Dorn-Methode zu verbreiten.

Wir freuen uns auch über die erfolgreiche Abwehr eines Monopolisierungsversuches: ein einzelner Therapeut hatte alleinigen Anspruch auf die Dorn-Methode erhoben (siehe Beitrag auf S. 11). Doch die Dorn-Methode wird – entsprechend ihrem Selbstverständnis – weiterhin allen Menschen frei zur Verfügung stehen.

Dieses 3. Dorn-Forum spiegelt auch die beginnende, erfreulich gute Zusammenarbeit von aufgeschlossenen Medizinern, Heilpraktikern, Therapeuten und begabten Laien. Vielleicht werden wir es noch erleben, dass die Dorn-Methode in einer zukünftigen deutschen oder europäischen Medizin einen zentralen Platz einnimmt – einer Medizin, in der *Einfachheit, Ehrlichkeit, Vertrauen* und *Liebe* höchste Werte darstellen.

Wir fordern alle Dorn-Begeisterten auf: Kommt zum 4. Deutschen Wirbelsäulen-Kongreß am 18./19. Oktober 2003 nach Memmingen in die Stadthalle. Fordert das Kongress-Programm an und sagt es bitte allen anderen weiter!

Ihre Hildegard Steinhauser
Ihr Helmuth Koch

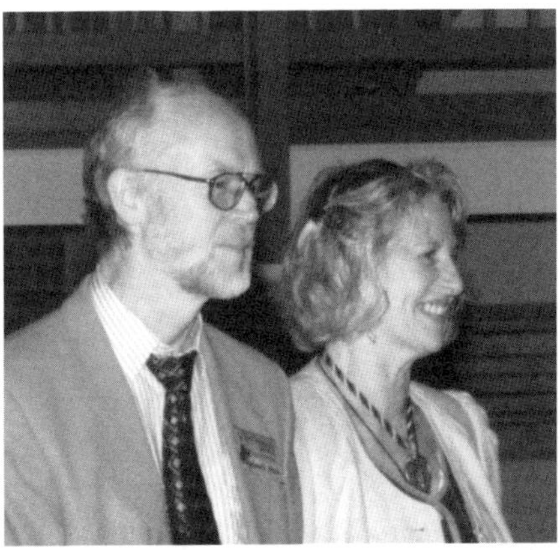

Leserbriefe

Sehr geehrte Frau Steinhauser und Herr Koch,

Ihnen als Herausgeber des Dorn-Forums mein Kompliment. Ich freue mich schon auf Ihr Jahrbuch Ende des Jahres. Sie haben Herrn Dorn auch als Sägewerksbesitzer so toll vorgestellt. Alle anderen Beiträge waren auch sehr informativ, besonders der ausführliche Bericht von Heiko Lehmann über die Halswirbelsäule. Sie rufen dazu auf, unsere Erfahrungen und unsere Freude über Erfolge mit Ihnen zu teilen. Jeder, der nach Dorn und Breuß arbeitet, hat doch täglich so tolle Rückmeldungen. Ich auch. Neben vielen anderen Erfolgen, war eine 74 jährige Frau hier, die seit 4 Jahren mit 2 Vorfällen jeden Tag Schmerzen hatte. Weihnachten bekam ich eine Karte, dass sie nach den Entspannungsmassagen nun schon acht Monate schmerzfrei ist und sich prächtig fühlt. Es sind immer wieder so kleine Wunder für die Betroffenen. Solche Rückmeldungen geben uns doch Kraft, um mit diesen Methoden weiter zu arbeiten. Als Vollrentner werde ich mich so langsam nach einem Nachfolger umsehen.

Leider ist die Dorn- und Breußmethode hier in Schleswig-Holstein weitgehend unbekannt. Ich werde immer wieder von Landfrauenvereinen, DRK usw. gebeten, einen kleinen Vortrag oder Infoabend zu geben.

Machen Sie so weiter mit dem sehr informativen Dorn-Forum.

Alles Gute für Sie und Ihre Arbeit und mit freundlichen Grüßen

Heiner Jochimsen

Liebe Hildegard, lieber Helmuth,

bezugnehmend auf Euer Schreiben vom 25.03.03 und das Rundschreiben von Brigitte und Harald Fleig vom 06.04.03 hat sich ja das drohende Rechtsverfahren um die Markenanmeldungen „Breuß und Dorn“ nun erledigt. Wir hätten Euch in Euerem Anliegen natürlich unterstützt bezüglich der Freiheit der Namensgebung „Dorn-Methode“ und „Breuß-Massage“, die wir selbst nach der Ausbildung durch Dich, lieber Helmuth, seit mehr als 2 Jahren an Patienten erfolgreich – in der Naturheilpraxis Sabine Bahr und im Klinikum Deggendorf – anwenden. Im Kinikum wird übrigens zurzeit zusammen mit der Neurochirurgie eine Vergleichsstudie vorbereitet zum Erfolg von Dorn-Therapie versus Facetten-Blockade bei nicht operationswürdigen Bandscheibenbeschwerden.

In Deggendorf und in Passau haben wir über Vorträge an der jeweiligen VHS die Methoden auch weiter bekannt gemacht.

Da viele Patienten in der Naturheilpraxis wegen Rückenbeschwerden behandelt werden, besteht auch schon eine gewisse Erfahrung mit der Methode, auch bezüglich ihrer therapeutischen Grenzen und zusätzlicher Ansätze, die

Erfolge der Dorn- Methode zu ermöglichen bzw. zu verbessern. Methodisch jedenfalls bestehen wir immer auf der Aussage, dass es sich hierbei nicht um eine chiropraktische Anwendung handelt, sondern um eine dynamische Gelenks-/Wirbelkörpereinrichtung, die immer unter Bewegung der betroffenen Gelenk-/Wirbelkörperabschnitte durchgeführt wird. Als Gefäßspezialist ist mir die Gefahr der Dissektionen an der Arteria vertebralis bekannt, die im Rahmen einer chiropraktischen Behandlung beim Einrenken der Halswirbelkörper durch plötzliche gegen den muskulären Widerstand gerichtete Kraft entstehen können. Diese beträchtliche, ja lebensgefährliche, mögliche Komplikation der Chiropraxis an der Halswirbelsäule besteht bei der Dorn-Methode nicht, worauf wir bei der Beschreibung der Methode bei unseren Patient großen Wert legen.

Allerdings teilen wir mit Brigitte und Harald Fleig in einem Punkt ihre Bedenken, nämlich dass unter dem Namen der „Dorn-Therapie" durchaus von verschiedenen Anwendern abenteuerliche Sachen betrieben werden. So berichtete uns eine Patientin von einer Dorn-Therapie, die mit Auflegen von Kristallen und Massagegriffen an den Füßen betrieben wurde, andere Patienten beschreiben eine durchgeführte Dorn-Therapie durch andere Therapeuten, die eher mit den gewaltsamen chiropraktischen Griffen zu tun haben, als mit der von uns gelernten Methode.

Hier wäre es tatsächlich sinnvoll, die Dorn-Methode auch in ihren einzelnen Therapieschritten zu definieren, ebenso die erlaubten Variationen der Handgriffe, und dies als Patientenbroschüre (nicht mit allen Einzelheiten) zu veröffentlichen.

Bekannt ist uns durch eigene Erfahrungen auch, dass vor allem bei chronischen Wirbelsäulenbeschwerden durch die Methode eine so genannte „Erstverschlimmerung" eintreten kann, die dann durchaus wegen der Schmerzen auch ein schulmedizinisches Eingreifen mit Schmerzmitteln oder Antirheumatika erforderlich machen kann. Erstaunlich jedoch ist, dass nach einer Zweitbehandlung die Beschwerden, die vorher jahrelang bestanden haben, gänzlich verschwinden, oder aber zumindest erheblich gelindert werden können.

So gibt es sicherlich natürlich bei den unterschiedlichsten Therapeuten, die die Dorn-Methode anwenden, auch die unterschiedlichsten ergänzenden Therapieansätze, um den Erfolg einer Dorn-Therapie zu ermöglichen oder zu stabilisieren, was ja durchaus legitim ist. Hier sollte das Dorn-Forum auch einen Erfahrungsaustausch ermöglichen.

Im übrigen halte wir es für schwierig, die Definition der Dorn-Methode an dem Begriff *Einrenken* gegen über dem Begriff *Einrichten* festzumachen. Beides bezeichnet nämlich den Vorgang einer Reposition, ist sozusagen synonym. Was geschieht denn, wenn ich einen „aus der Reihe tanzenden Wirbelkörper-Dornfortsatz" wieder in „Linie" bringe. Hier wird eine Fehlstellung, die wir u.a. als Subluxation an den Facettengelenken der Wirbelkörper verstehen, durch Druck am Dornfortsatz korrigiert, also in seine ursprüngliche, anatomisch gerechte Stellung gebracht, „repositioniert". Entscheidend ist aber doch, dass dieser Druck nicht gegen die reflektorisch angespannte Muskulatur der Wirbelkörper durchgeführt wird, sondern durch Bewegung diese (nämlich zentral) entspannt wird (durch einen nocirezeptiven Reflex der kleinen Muskulatur zwischen Wirbelkörper zu Wirbelkörper und zu den jeweiligen Quer- und Dornfortsätzen) und so auch keine ruckartige Kraftübertragung zur Korrektur notwendig ist. Das ist doch der entscheidende Unterschied zur Chiropraxis. Deshalb bezeichnen wir die Dorntherapie auch als dynamische Korrekturmethode im Gegensatz zur statischen Korrekturmethode in der Chiropraxis.

Bei der Korrektur der Gelenke besteht doch der große Unterschied zu den anderen Methoden darin, dass die therapeutische Kraft als Druck in Richtung des Gelenkmittelpunktes geführt wird und eine Korrektur nicht durch Zug aus dem Gelenk heraus erfolgt.

Nun vielleicht sollten sich die Dorn-Therapeuten, die in größeren Zentren die Methoden lehren, mal wieder zusammensetzen und eine gemeinsame Basis finden, denn das wäre sicherlich die erfolgreichste und beständigste Möglichkeit, die Dorn-Methode in ihrem prinzipiellen Therapiekern zu bewahren und weiterzugeben.

Mit herzlichem Gruß aus dem Bayrischen Wald

HP Sabine Bähr und
Dr. med. Harald Bähr

Markenrechtliche Schützung der Therapien Breuß und Dorn?

Markeneintrag inzwischen zurückgezogen

Im Februar 2003 erhielten viele Dorn-Therapeuten ein Schreiben der Eheleute Fleig, in dem diese darauf hinwiesen, dass sie die „Therapien Breuß und Dorn paten-/markenamtlich haben schützen lassen und das nicht nur für Deutschland, sondern darüber hinaus“. Harald Fleig, nach eigenen Angaben dienstältester Dorn-Therapeut nach Dieter Dorn, hatte bei Telefonaten mit dem Kamphausen Verlag im Vorjahr schon seinem Ärger Luft gemacht, dass die Qualität mancher Dorn-Therapeuten nicht so sei, wie er es für nötig erachte. Er kündigte Gegenmaßnahmen an, ohne allerdings zu sagen, worin diese bestehen würden. Sein Schreiben brachte es ans Licht: Mit Hilfe der patentamtlichen Schützung wollte er seinen Qualitätsanspruch in Sachen Dorn/Breuß durchsetzten. Ausbildungsleiter sollten außerdem Lizenzgebühren auf ein Sonderkonto für humanitäre Zwecke zahlen. Wer den Kriterien nicht genüge, dürfe die Bezeichnung Dorn oder Breuß nicht mehr nutzen.

Ein Sturm der Entrüstung und Verunsicherung ging durch die Dorn-Bewegung. Es ist ja bekannt, wie gut sich

Eigentümer von Markennamen bei Gericht durchsetzen! Die Empörung war vor allem deshalb groß, weil man von Dieter Dorn wusste, dass er seinen Namen als Therapiebezeichnung nicht hat schützen lassen, da es sich um eine Volksheilmethode handele, die jedem zugänglich sein solle. Außerdem hielt er es für ein „Gesetz der Natur", dass derjenige, der keinen Erfolg als Dorn-Therapeut habe, sich über kurz oder lang auch nicht mehr so nennen werde. Sollte sich dies nun ändern? Verschiedene Dorn-Therapeuten und -Verlage schalteten ihre Anwälte ein. Die Juristen fanden schnell heraus, dass die Markenschützung unhaltbar war, und von mehreren Seiten erhielten die Eheleute Fleig anwältliche Abmahnungen. So wurden sie gezwungen, die Markeneintragung rückgängig zu machen. Außerdem mussten sie mit einem zweiten Rundbrief alle Empfänger des ersten Rundbriefes darüber informieren. Gleichzeitig dachte sich Joachim Wohlfeil vom Rückgrad e.V., man solle doch miteinander reden. Er bat Heinrich Falk, einen von Dorn und von Fleig autorisierten Therapeuten, um Vermittlung. Falk setzte sich daraufhin mit Harald Fleig in Verbindung und machte ihm klar, dass er mit seiner Aktion über's Ziel hinausgeschossen sei. Auf Falks Anregung gab es schließlich noch ein langes Gespräch zwischen Harald Fleig und Dieter Dorn, die sich seit dem ersten Dorn-Kongress 1997 nicht mehr gesprochen hatten. Laut Harald Fleig war es ein sehr gutes Gespräch.

fz

Erfolgreich mit der Dorn-Methode

oder die Angst vereinzelter Dorntherapeuten – Gedanken einer Anwenderin –

Doris Böhm

Nach dem Besuch eines Seminars bei Dieter Dorn und meiner Anerkennung als Heilpraktikerin 1995/1996, war meine „Ein-Zimmer-Praxis" innerhalb kürzester Zeit voll ausgelastet. Dieter, der mir damals die ersten Patienten schickte, forderte mich bald darauf auf, selbst Dorn-Seminare abzuhalten. So begann ich 1997 mit Vorträgen und Seminaren.

Im Frühjahr 1999 feierten wir – mit Dieter Dorn als Ehrengast – die Einweihung unseres „Zentrums für Rücken- und Gelenktherapie am Händelplatz". Der Praxis gehören heute vier Therapeutinnen an.

Herzlich danke ich an dieser Stelle Dieter Dorn für das liebenswürdige Engagement, mit dem er uns und insbesondere mich begleitete und begleitet.

Wenn man das Dornforum in den Händen hält und liest, wie viele Dorn-Therapeuten es mittlerweile bei uns in Deutschland und auch in unseren deutschsprachigen Nachbarländern in Österreich und der Schweiz gibt, fragen sich einige vielleicht, ob die Konkurrenz nicht zu groß wird.

Einige von uns Dorn-Therapeuten fürchten wohl, dass ihr Lebensunterhalt in Zukunft gefährdet sein könnte. Wie sonst sollte man den „seltsamen Vorstoß" eines unserer „Kollegen" verstehen, den Begriff „Dorn" markenrechtlich schützen zu lassen.

In der westlichen Industriegesellschaft nehmen die Rückenbeschwerden laut Aussagen verschiedener Berufsgenossenschaften zu. Bereits Kinder trainieren ihren Bewegungsapparat immer weniger; in der Schule sitzen die Schüler die meiste Zeit still: ihr natürlicher Bewegungsdrang wird gewaltsam unterdrückt, obwohl die Verantwortlichen längst die negativen Folgen kennen. Im Moment denkt man in Bayern sogar über eine Reduzierung des Sportunterrichtes nach.

Der Bedarf körperlichen Kraftaufwandes hat sich durch den verstärkten Einsatz technischer Hilfsmittel in den letzten Jahrzehnten stark reduziert. Dies hätte eigentlich zu einer Reduzierung von Rückenbeschwerden führen sollen.

Heute aber haben körperlich arbeitende Menschen weniger Rückenprobleme als Büroangestellte mit schlechter Arbeits- bzw. Sitzhaltung. Insgesamt beobachten wir bei vielen Beschäftigten typische Verspannungen, die letztlich zu Rückenbeschwerden führen.

Zwei von drei Menschen in Deutschland haben Rückenbeschwerden. Die Ursachen werden die Verantwortlichen nicht von heute auf morgen in den Griff bekommen.

Es gibt also genügend Arbeit für Therapeuten, die Menschen mit Rückenbeschwerden behandeln. Diejenigen, die wirklich etwas können, werden auch in Zukunft ihren Lebensunterhalt damit bestreiten können. Andere, die die Dorn-Therapie nicht korrekt anwenden, werden langfristig weniger Erfolg haben. Natürlich kann die Bezeichnung „Dorn-Therapie" durch solche „schwarzen Schafe" in Verruf geraten.

Doch die Mehrzahl jener Anwender, die über Jahre hinweg erfolgreich arbeiten, wird die Methode nach Dieter Dorn voranbringen, und die Therapie wird sich weiter etablieren.

Wir alle brauchen Menschen, die uns auf den richtigen Weg bringen. Auf dem richtigen Weg hin zum Dorn-Therapeuten benötig man mehr als nur ein oder zwei Wochenenden bei einem beliebigen Seminaranbieter. Gut ausgebildete Dornanwender verhelfen der Methode zu der Bedeutung, die ihr gebührt. Deshalb sollte jede Seminarleiterin/jeder Seminarleiter für folgende Standards sorgen:

- Im Unterricht dürfen die einzelnen Schritte nicht nur gezeigt werden, sondern jeder Lernende muss Gelegenheit bekommen, jeden Griff so oft zu üben und anzuwenden, bis er sich in der Lage sieht, die Technik korrekt zu handhaben.
- Es muss für den Lernenden die Möglichkeiten geben, das Gelernte auf Wunsch mehrmals im Jahr zu wiederholen.

- Lernende müssen die Möglichkeit haben, auch kurzfristig – z. B. telefonisch – auf Fragen eine Antwort zu erhalten.
- Lernende brauchen Perspektiven. Wie kann die Therapie ergänzt werden, welche Elemente können sinnvoll in unsere Behandlung mit einfließen? Dieter Dorn selbst hat es uns demonstriert. Er hat nie damit aufgehört, seine Methode weiter zu entwickeln.

In unserem Zentrum für Rücken- und Gelenktherapie bieten wir neben den Basis-Seminaren zur Dorn- und Breuß-Methode auch Reflexionstage an, um den Interessierten die Möglichkeit zur Vertiefung zu geben. Nach dem Besuch einer dieser Wiederholungstage besteht die Gelegenheit, durch eine Prüfung ein Zertifikat als Dorn-Therapeut zu erwerben. Außerdem können bei uns Elemente anderer manueller Therapien, die mit der Dorn-Therapie harmonieren und sie ergänzen, umfassend und gründlich erlernt werden.

Die Kombination dieser weiterführenden Elemente haben wir DorSana® genannt – in klarer Unterscheidung zur ursprünglichen Dorn-Therapie.

Alle Kolleginnen in der Praxis übernehmen Teile unserer Ausbildungsangebote.

HP Doris Böhm
Händelplatz 2, 91126 Schwabach
Tel. 09122-15141 Fax. 932511
Email: Zentrum_Dorntherapie@web.de
Internet: www.Wirbel-und-Gelenktherapie.de
www.dorn-therapie.com

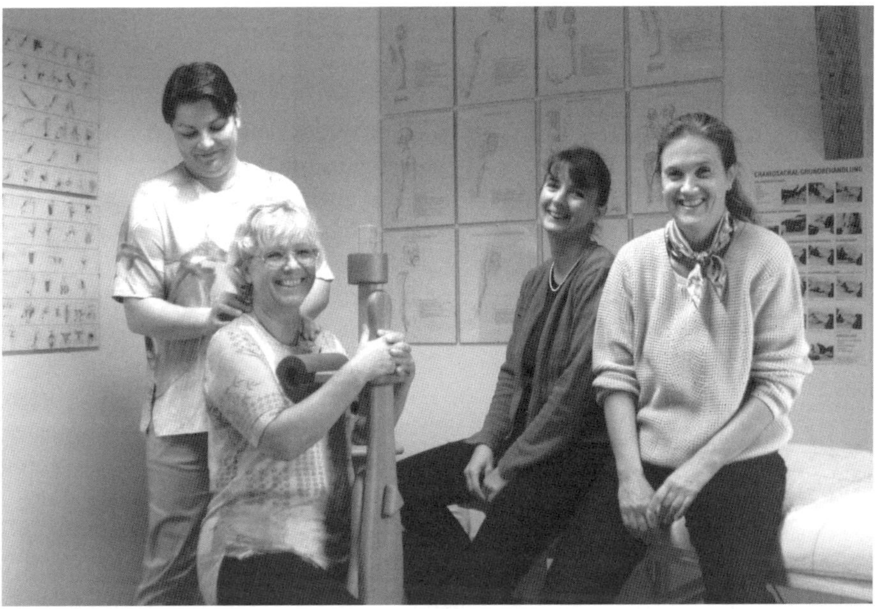

20 Dorn-Therapeuten auf der Frankfurter Buchmesse 2002

Großes Publikumsinteresse bei Vorführungen der Methode

Frank Ziesing

An allen fünf Tagen der Frankfurter Buchmesse 2002 zeigten Dorn-Therapeuten die Methode am Stand des Kamphausen-Verlags. Von morgens 10 bis abends 18 Uhr arbeitete jeweils zwei Stunden lang ein anderer Therapeut. Im allgemeinen demonstrierten die Therapeuten die Methode zunächst an Kollegen, und im Anschluss konnten sich Messebesucher für eine Demonstration zur Verfügung stellen. Visitenkarten der behandelnden Therapeuten und weiteres Informationsmaterial lagen für diejenigen aus, die sich für eine reguläre Behandlung nach der Messe interessierten. Während der Messetage bildeten sich am Stand häufig Schlangen von Besuchern, die eine Probebehandlung „über sich ergehen" lassen wollten.

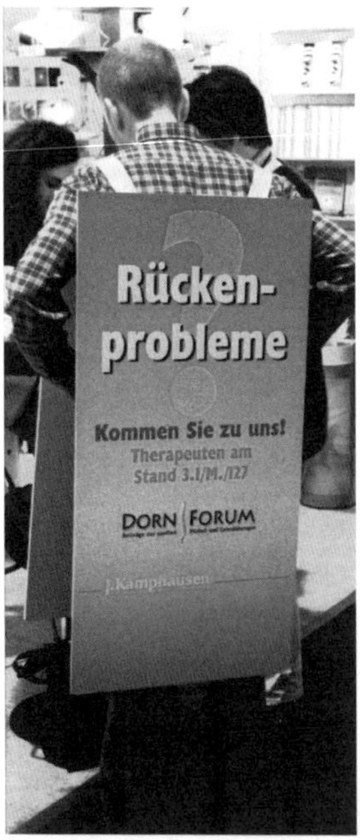
Rücken-
probleme
Kommen Sie zu uns!
Therapeuten am
Stand 3.1/M./127
DORN FORUM
J. Kamphausen

Ankündigung durch den „Sandwichman"
(Mann zwischen zwei Plakaten, wie ein Sandwich)

Alle Therapeuten arbeiteten kostenlos – nur der Eintritt wurde vom Verlag gezahlt. Mit viel Enthusiasmus führten die Therapeuten vor. Einige kamen aus der näheren Umgebung, aber einige hatten auch einen längeren Weg zurückgelegt – Josef Müller war sogar aus der Schweiz gekommen. Um 4 Uhr morgens aufgebrochen, zeigte er die Methode von 14 bis 16 Uhr und fuhr gleich danach wieder zurück, um gegen Mitternacht daheim zu sein.

Häufig kannten sich die Therapeuten untereinander noch nicht und waren erfreut, Bekanntschaft mit Kollegen zu machen. Dankbar begrüßten sie die Möglichkeit des Erfahrungsaustausches. Unterschiedliche Vorgehensweisen, Praktiken und Methoden wurden erörtert; dabei entstand die Idee von regionalen Therapeutentreffen, um auch zukünftig kollegialen Austausch zu ermöglichen.

Eine interessante Beobachtung am Rande: jeder Therapeut scheint in gewissem Maße bestimmte Patienten anzuzie-

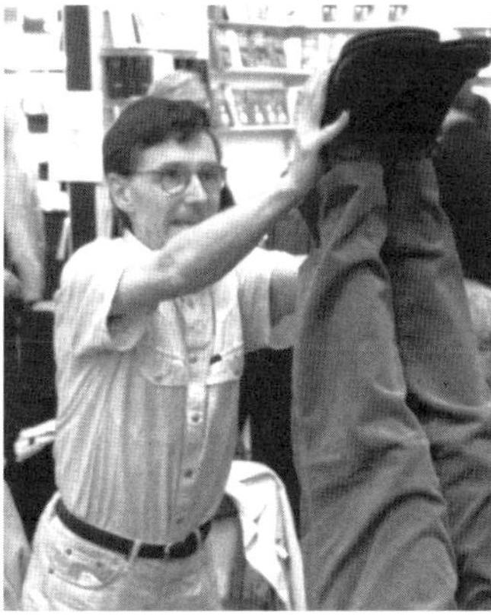

Hans Sauckel, 65779 Kelkheim

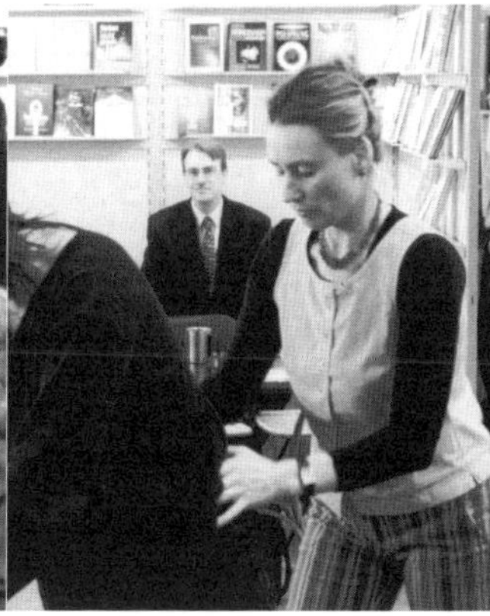

Sabine Roos, 65719 Hofheim

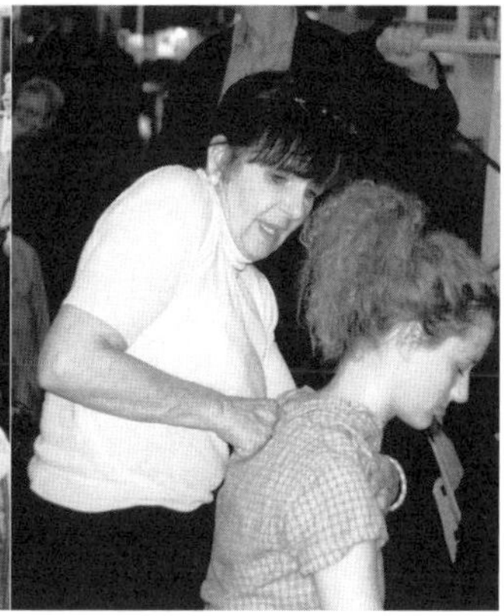

Antje Böker, 42853 Remscheid

hen. Amüsantestes Beispiel: der attraktive, gut aussehende Kollege aus der Schweiz, bei dem sich eine überraschend große Anzahl junger Frauen zur Probebehandlung anstellte.

Bericht einer Ausstellerin vom Nachbarstand

Am Sonntag vor der Buchmesse konnte ich mich nicht bewegen; laut Notarzt war es die Bandscheibe zwischen viertem und fünftem Lendenwirbel.

Am Mittwochmorgen war Messebeginn, und ich quälte mich mit stechenden Rückenschmerzen nach Frankfurt. Ich konnte kaum stehen, geschweige mich bücken. Am Nachbarstand wurde die Dorn-Methode demonstriert. Eigentlich hätte ich aufgrund der unerträglichen Schmerzen die Buchmesse unmöglich überstehen können – doch die wenigen Übungen mit der Dorn-Methode retteten mich. Wirklich empfehlenswert. Seitdem wiederhole ich jeden Abend und jeden Morgen die Handtuchübung.

Ulla Janaschek, Chiron Verlag

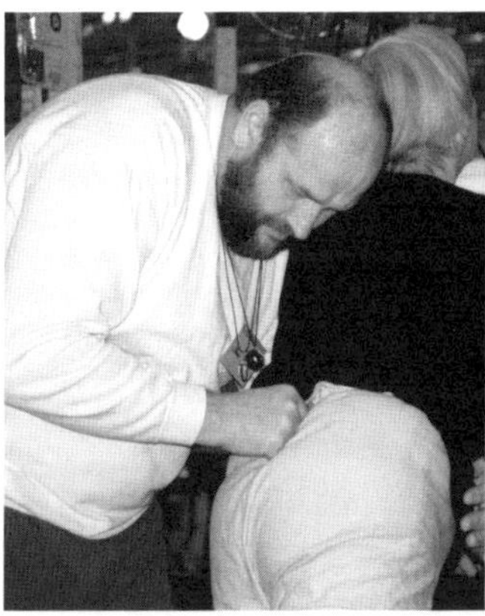

Hans-Arno Bauer, 57290 Neunkirchen-Siegerland

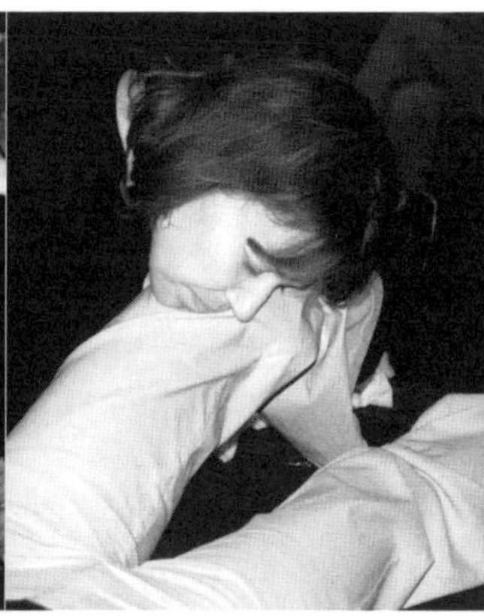

Monika Mirisklavos, 61462 Königstein/Taunus

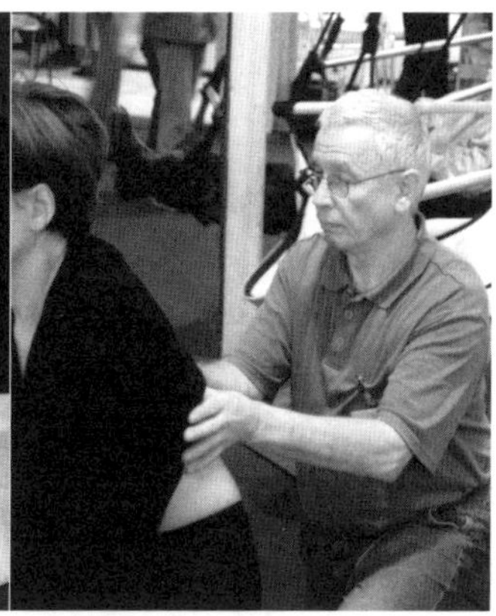

Peter Friz, 61348 Bad Homburg

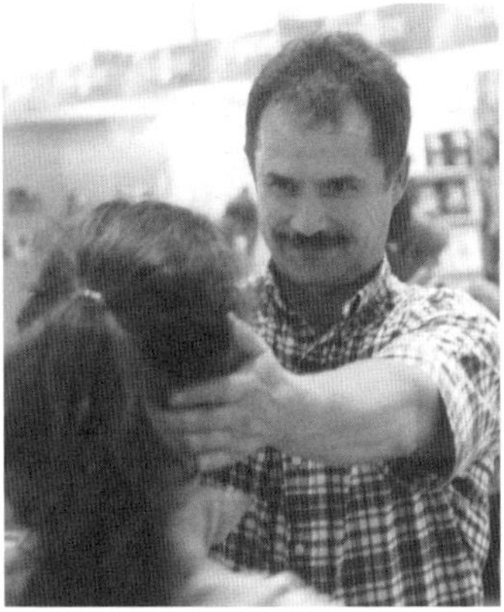

Josef G. Müller, CH-6373 Ennetbürgen

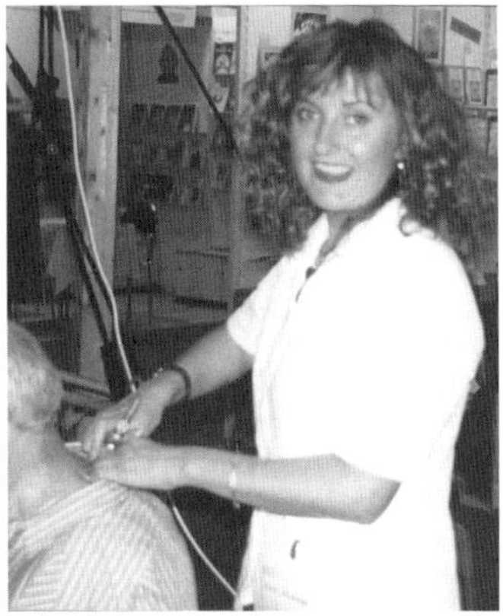

Mara Reimann, 79206 Beisach

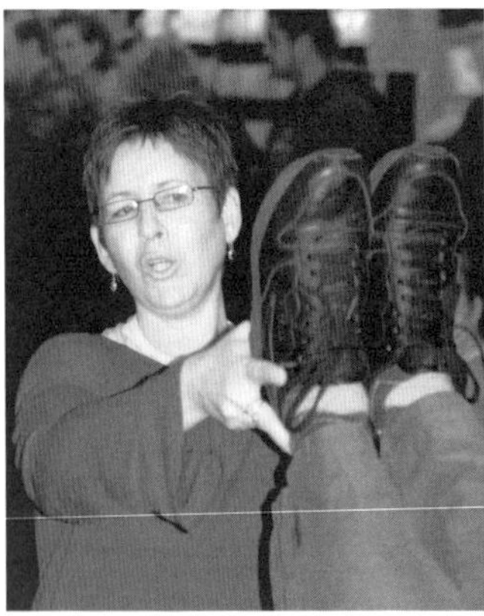

Beate Hellmann, 52062 Aachen

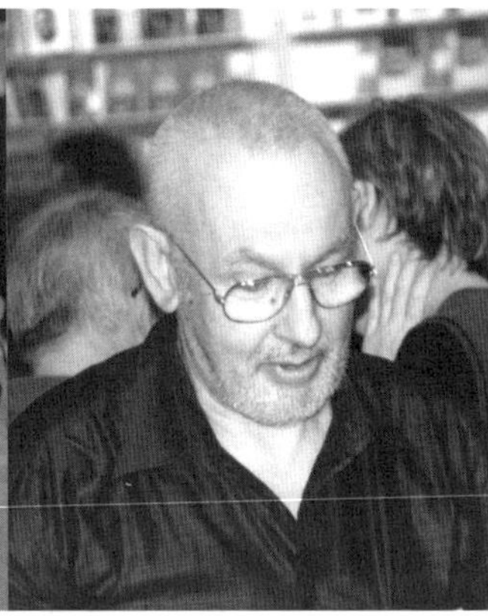

Jörg Engemann-Yobus, 51588 Mümbrecht

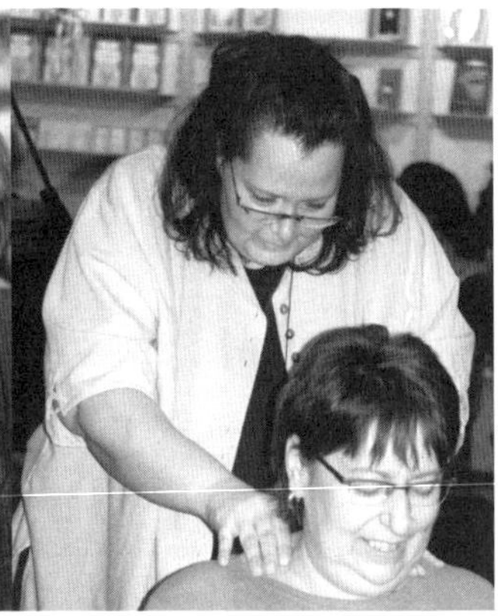

Judith Braun, 63179 Obertshausen

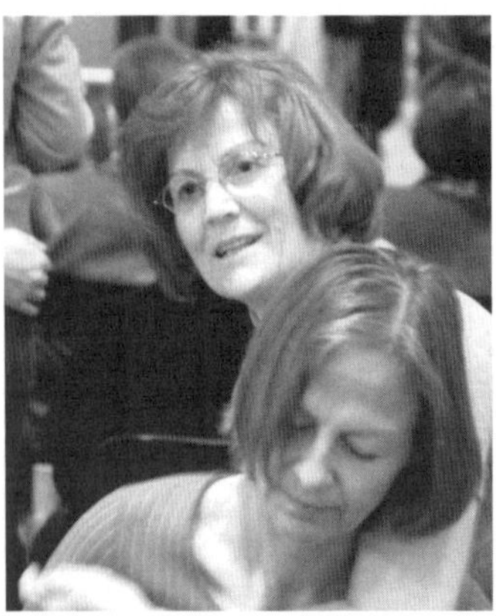

Jutta Bellstedt, 45770 Marl

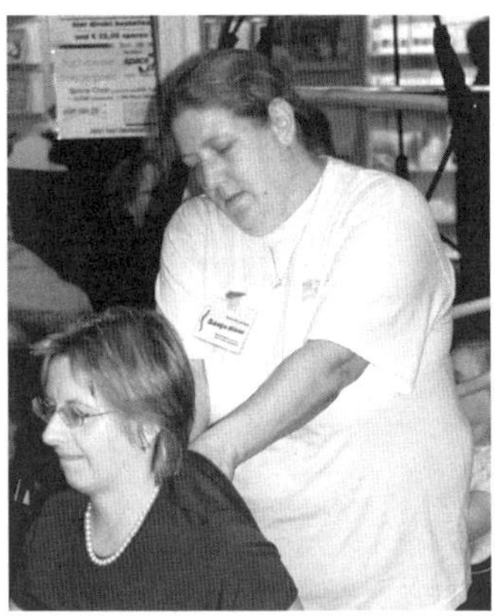

Sonja Rühl, 65201 Wiesbaden

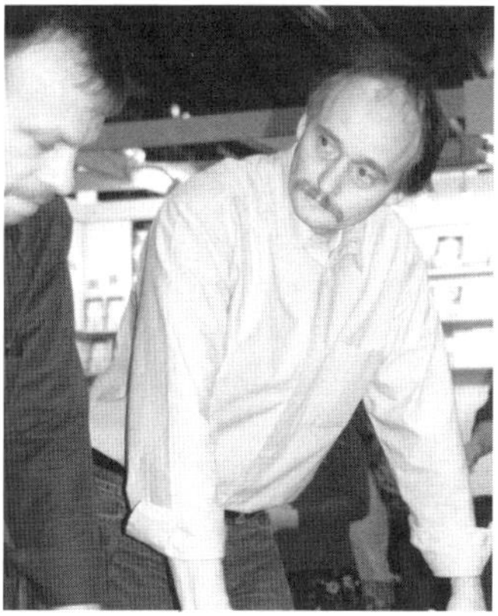

Klaus-D. Weber, 61191 Rosbach

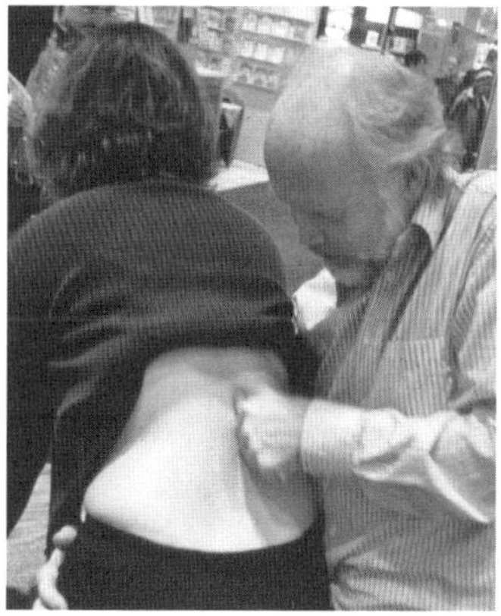

Helmuth Koch, 88131 Lindau

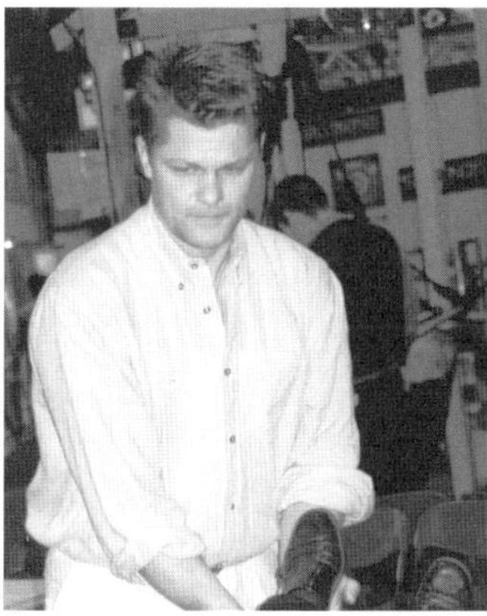

Oliver Bruno Schmid,
91541 Rothenburg o.d.T.

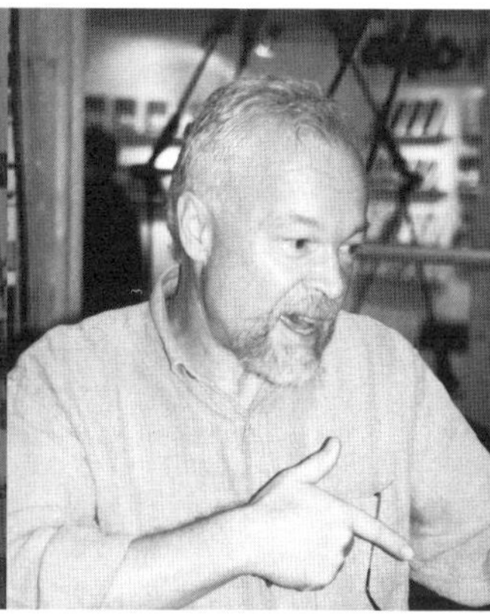

Peter Bahn, 63757 St. Augustin

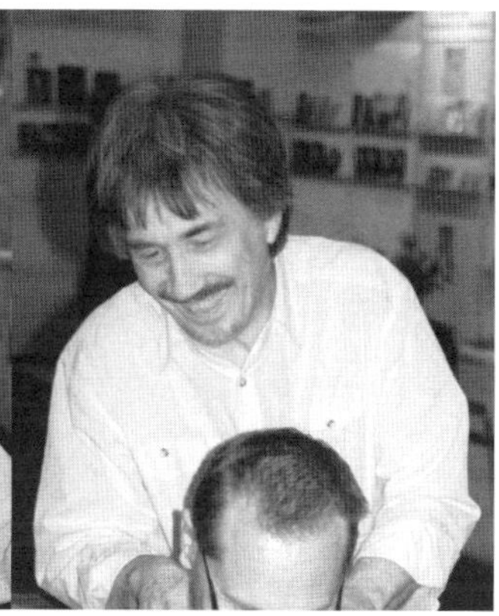

Franz Josef Neffe,
89284 Pfaffenhofen

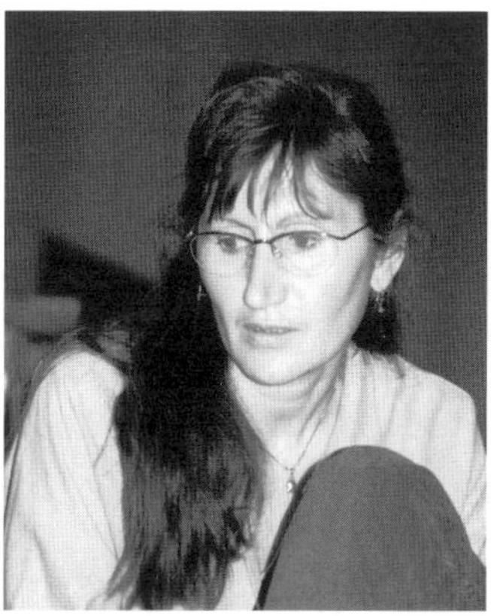

Hildegard Wansart-Hansen,
61267 Neu-Anspach

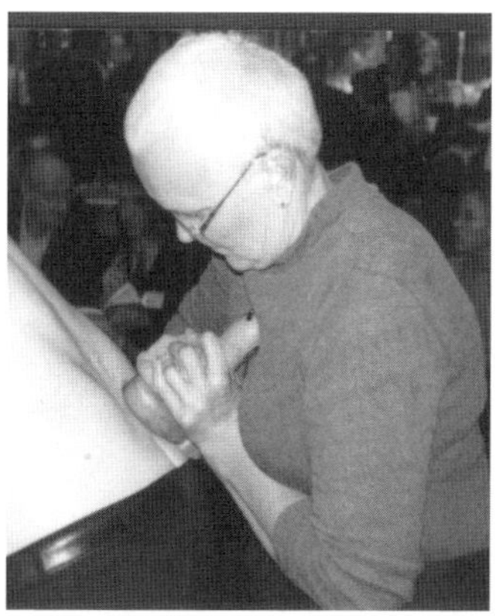

Eva Schmidt, 94060 Pocking

Publikumsforum

Wenn der Rücken schmerzt

Dietgard Kranke

Unser Körper ist ein wunderbares Geschenk Gottes. Er ist so unvorstellbar vollendet aufgebaut, dass ich vor Ehrfurcht nur staunen kann.

Nicht nur in den Füßen spiegelt sich unser gesamter Organismus; auch die Ohren haben die Form eines Embryos, dort finden sich viele Akupunkturpunkte. Die Zunge ist wie der menschliche Körper aufgebaut, und Furchen im mittleren Bereich spiegeln körperliche Beschwerden im Magen-Darmbereich. Jeder Zahn ist einem Organ zugeordnet. Ein Blick in die Augen zeigt dem Irisdiagnostiker mögliche Beschwerden. Der Teint gibt Aufschluss über körperliches Wohlbefinden. Gang, Haltung, Konstitution lassen auf Ursachen von Krankheit schließen. Die Reihe ließe sich beliebig fortsetzen.

Auch die Wirbelsäule spiegelt deutlich seelische Probleme. Jeder Wirbel ist einem oder mehreren Organen zugeordnet. Dort, wo Wirbelsäulenbeschwerden ihren Ursprung haben, liegt der Ansatzpunkt der sanften Dorn-Therapie.

Auf dem Dorn-Kongress 2001 in Memmingen trafen sich ca. 1.500 Therapeuten, Ärzte und Interessierte, um die segnenden Wirkungen der Dorn-Methode in Theorie und Praxis kennen zu lernen bzw. zu vertiefen.

Die Dorn-Methode geht davon aus, dass zunächst die Statik des Körpers stimmen muss, und beginnt deshalb eine Behandlung mit der Messung der Beinlängen. Nur weniger als 5 % aller Beinlängendifferenzen haben ihre Ursache in anatomischer Beinverkürzung. Meist liegt die Ursache vielmehr darin, dass das Hüftgelenk nicht mehr richtig in der Hüftgelenkpfanne ruht.

80 % aller Beinlängendifferenzen resultieren aus dem Austreten des Hüftgelenkes aus der Hüftpfanne. In den verbleibenden Fällen können Knie- oder Fußgelenk als Ursachenquelle angenommen werden. Mit einfachen Übungen können diese Differenzen ausgeglichen werden.

Wenn dann die Beine die gleiche Länge aufweisen, sollte die Hüftgelenkmuskulatur mindestens 14 Tage gezielt trainiert werden, damit sich das Hüftgelenk dauerhaft in der Hüftpfanne halten kann.

Im Anschluss wird sanft der Rücken behandelt. Leichte Wirbelverschiebungen können ausgeglichen werden, und den Patienten wird gezeigt, wie sie sich mit einfachen „Kunstgriffen" selbst helfen können. In hartnäckigen Fällen sind auch wiederholte Behandlungen notwendig.

Nachdem Pfarrer Fliege im ZDF vor einem Millionenpublikum diese Methode vorstellte, interessieren sich viele Chiropraktiker und Betroffene dafür; Heilpraktiker-Schulen nehmen sie in ihr Lehrprogramm auf.

Im Internet gibt es immer mehr Seiten, die der Methode gewidmet sind. Das zeigt schon die einfache Suche nach dem Stichwort „Dorn-Methode". Informieren können Sie sich unter anderem bei:

www.dorn-forum.net
www.dorn-methode.com
www.dorn-breuss-methode.de
www.dorn-seminare.de
www.dorntherapeuten.de

Aber auch die Dorn-Methode ist kein Allheilmittel. Der Mensch muss vor allem selbst gesund werden wollen.

Als Therapeuten geben wir jedem Patienten gezielte unterstützende Übungen seinem Krankheitsbild entsprechend mit nach Hause.

Wenn ein Patient einmal erlebt hat, dass er allein durch Übungen sein Hüftgelenk selbst einrenken kann, motiviert ihn das, mit dem Übungsprogramm fortzufahren.

Diese Übungen wirken für den gesamten Organismus aufbauend, und so wird ein Baustein gelegt für ein gesundes und freudvolles Leben.

Ich wünsche allen Menschen, dass sie mit gerader und gesunder Wirbelsäule ihren Weg gehen können und sich bester Vitalität erfreuen.

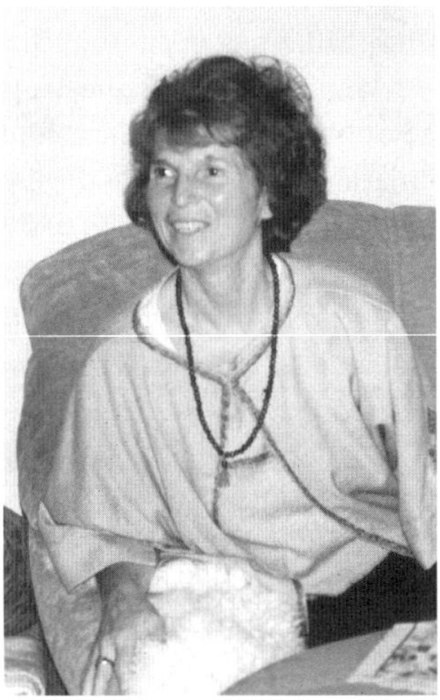

Dietgard Kranke
Autorin des Buches
„Yoga im Vorschulalter“
Exam. Altenpflegerin, Dorn-,
Fußreflexzonen-, Atemtherapeutin
Yoga für Erwachsene und Kinder
Neubrunnstr. 20
01445 Radebeul

Vorteile der Methode Dorn zur Behandlung schmerzhafter Erkrankungen am Bewegungsapparat

Michael Schlaadt

Was ist an der Methode Dorn so neu und genial gegenüber den etablierten ärztlichen chirotherapeutischen Methoden?

Behandlungsmethoden

Die Behandlung über die Wirbelsäule bei Funktionsstörungen am Bewegungsapparat oder bei funktionellen Erkrankungen der inneren Organe hat in der Medizingeschichte eine mehr als 4000 Jahre alte Tradition.

Die ältesten Berichte in der Medizingeschichte über ärztliche Behandlungen der Wirbelsäule sind aus Mesopotamien aus der Zeit vor 2000 v. Chr. Auch aus Indien, Asien und Ägypten gibt es vielfältige Quellen aus der Zeit vor unserer Zeitrechnung. Von etwa 460 v. Chr. an lehrte Hippokrates viele Techniken der Wirbelsäulenbehandlung, die sich über die römische Medizin und die Medizin des Mittelalters bis in unsere Zeit überliefert haben. Es wurden vielfältigste Apparate erfunden – meist auf der Grundlage von Hippokrates – zur Streckung und gleichzeitigen Einrenkung verschobener Wirbel. Die Apparate glichen eher Foltermethoden als einer liebevollen medizinischen Behandlung. Die heute noch häufig benutzte Glissonschlinge ist eine solche Erfindung aus der Zeit um 1650.

Wirbelsäulenbehandlungen in größerem Ausmaß fanden jedoch erst im 19. Jahrhundert statt. In den USA entstanden damals universitäre Schulen für Osteopathie und Chiropraktik. Ab 1870 entwickelte sich unter dem Arzt Andrew Taylor Still die ganzheitlich orientierte Osteopathie, die Schmerzen im Bereich der Wirbelsäule sowohl lokal als auch durch Therapie innerer Organe behandelte. Parallel dazu entwickelte sich die mehr spirituell orientierte Chiropraktik unter dem Laien David Daniel Palmer. Hier wurden „Wirbelverschiebungen" mit den Händen zurechtgerückt. Eine Variante behandelte alle Störungen von den Kopfgelenken aus. In England sind „bone-setter" als Laienbehandler bis in die heutige Zeit tätig.

In Deutschland setzte die Entwicklung in den 50er Jahren ein, als Einflüsse der amerikanischen Schulen zu uns kamen, und einheimische Orthopäden sich von Laienbehandlern unterweisen ließen. Seit den 80er Jahren findet die manuelle Medizin weite Verbreitung auch in Heilpraktiker- und Physiotherapeutenkreisen. Heute hat eine große Zahl von niedergelassenen Orthopäden die Zusatzbezeichnung „Chirotherapie".

Rolle der manuellen Medizin bei Wirbelsäulenbeschwerden

Seit man sich um die Bezahlbarkeit der Gesundheitssysteme kümmern muss, werden in allen Industrienationen Effektivitätsstudien durchgeführt. Dabei wurde die Wirksamkeit der unterschiedlichsten Behandlungsformen bei Rückenschmerzen vergleichend untersucht. Die Analysen zeigen, dass die Behandlungserfolge, mit egal welchen Methoden, wissenschaftlich gesehen relativ gleich sind. Unabhängig von der Diagnose hatten alle Methoden in etwa gleiche Ergebnisse. Auch innerhalb der Diagnosen war die Effektivität weitgehend gleich.

Die einzige Therapieform, die immer wieder eine leichte Überlegenheit in Kombination mit anderen Verfahren zeigte, war die Chirotherapie oder manuelle Medizin, und zwar unabhängig von der jeweiligen chirotherapeutischen Methode.

Innerhalb der Chirotherapie gibt es weltweit etliche Ansätze und Methoden, die sich teilweise gravierend unterscheiden. Dennoch zeigen alle Varianten eine gleich hohe Wirkung bei ähnlichen Erfolgsraten; Unterschiede zeigen sich vor allem bei den Nebenwirkungen.

Wenn also nicht einem einzigen chiropraktischen Verfahren diese Erfolge zugeschreiben werden können, so muss es einen gemeinsamen Nenner all dieser manuellen Methoden geben, unabhängig von der Technik: Chirotherapie oder ein verwandtes Verfahren ist nur von jemandem durchführbar, der sich auf einen tiefen körperlichen Kontakt mit dem Patienten einlässt, den Befund genau prüft und liebevoll jene Behandlung durchführt, die nach seiner Auffassung richtig ist. Letztlich beruht darauf der Erfolg der Chirotherapie. Man kann auch sagen: was heilt, ist die Energie der Liebe. Der Nachteil dieser Methode ist, dass sie zu ernsthaften Komplikationen führen kann, insbesondere an der Halswirbelsäule – entweder bei unguter Technik oder bei Behandlern, die zu schnell, zu hart und nicht liebevoll arbeiten. In meiner mehr als 20-jährigen ärztlichen Tätigkeit waren alle Menschen, die wir an der Halswirbelsäule operieren mussten oder die daran operiert worden waren, vorher in chirotherapeutischer Behandlung gewesen.

Ursachen für Beschwerden an der Wirbelsäule

Die Wirbelsäule ist eine Kombination aus aufrechter und flexibel biegsamer Säule.

Äußere Einwirkungen sind nicht Ursache von Wirbelsäulenbeschwerden; sie sind lediglich Anlass. Schockerlebnisse und Stressereignisse führen zu Energiefluss-Störungen im Körper, die sich dann auf der organischen Ebene manifestieren. Die „Haltung“ ist dabei der entscheidende Faktor. Haltung ist das äußere Erscheinungsbild und spiegelt gleichzeitig die innere Einstellung und den Seelenzustand wieder. Die „Haltung“ hat immer Doppelbedeutung: seelisch und körperlich. Degenerative Veränderungen entstehen erst dann, wenn durch falsche „Haltung“ die Belastung so zunimmt, dass sie die Belastbarkeit überschreitet.

Eine dauerhaft erfolgreiche Behandlung der Wirbelsäule ist nur möglich, wenn dem Patienten seine Blockaden bewusst werden, denn nur das Wissen um die innerer Haltung kann die äußere Haltung langfristig beeinflussen. Krankengymnastische Übungsbehandlungen allein zur Änderung der Haltung sind nicht effektiv, solange die innere Fehlhaltung noch dominant ist. Wut, Ärger, Aggression, Kummer, Angst und Depression verändern die äußere Haltung mit Auswirkung auf die Wirbelsäule. Diese innere Haltung manifestiert sich in der äußeren Haltung, wenn sie nicht korrigiert wird. Die Muskulatur stellt sich um und es kommt zu degenerativen Veränderungen an den Knochen.

Diagnose der Erkrankung

Vor jeder Therapie muss zuerst eine Diagnose erarbeitet werden. Nur wenn der Therapeut den dahinterstehenden Konflikt versteht und diesen dem Patienten vermitteln kann, ist dauerhafte Besserung möglich. *Bewusstsein ist der Schlüssel zum Gesund-Sein.*

Entschlüsseln der unbewussten Ebene mit Hilfe des Therapeuten

Wenn der Patient in ausreichender Zeit seine Problematik schildern kann, fallen erste Äußerungen zum dahinterliegenden Konflikt. Durch gezieltes Nachfragen kann der Verdacht erhärtet oder verworfen werden.

Was fehlt dem Patienten? Was ist der Grund der Kränkung?

Krankheit ist ein Zustand, der darauf hinweist, dass der Mensch in seinem Bewusstsein nicht mehr in Ordnung bzw. in Harmonie ist. Dadurch bildet sich im Körper ein Symptom und zeigt uns: Es fehlt etwas.

Das Fehlende zu integrieren, führt zur Heilung. Dabei ist es wichtig, immer die inneren Hinter-„gründe" der Krankheit zu beachten, damit wir sie nicht unter-„drücken", da sich sonst die Seele ein anderes Ventil sucht.

Was will der Schmerz dem Patienten sagen?

Wir entschlüsseln die Botschaft des Körpers, indem wir uns der Symbolik der Umgangssprache und Psychosomatik bedienen. Fast immer lässt sich durch Befragung der Lebensumstände ein Zustand finden, der den Patienten anspricht und im dem er sich wiederfindet.

Funktion und Symbolik der Wirbelsäule

Die Wirbelsäule liegt in der Mitte unseres Körpers und die Haltung ist Ausdruck der seelisch-körperlichen Ganzheit der Persönlichkeit. Wir sprechen davon, dass Menschen haltlos sind, dass sie buckeln, kriechen, dass sie eine steife Haltung haben oder aufrecht oder aufrichtig sind.

Deutung gelingt oft, wenn wir die Funktion der einzelnen Abschnitte beachten. Mit den oberen Kopfgelenken betrachten wir den Himmel. Oft liegt die Blockade darin, dass der Mensch gerade das nicht will. Durch Drehbewegung des Atlas auf dem Axis kann man den Horizont betrachten, aber auch den Kopf schütteln, um „Nein" zu sagen.

Mit der unteren Halswirbelsäule betrachten wir die Erde vor uns und können auch über die eigene Schulter auf die Schattenseite hinter uns blicken. Streben ist strecken und Demut ist beugen. Durch Beugung der unteren Halswirbelsäule verlassen wir die Ebene, und das bedeutet „Ja" zu dem, was ist. Beim Strecken sind keine Demut und kein „Ja" möglich. So lässt sich bei Störungen in diesem Bereich auf die dahinterliegende Störung schließen.

Manche sind halsstarrig, machen etwas Hals über Kopf, oder wollen mit dem Kopf durch die Wand.

Ist der Patient in der Opferhaltung, sitzt ihm die Angst oder sonst wer im Nacken; er spürt die Faust im Nacken, bekommt dann natürlich Nackenschläge und halst sich zuviel auf.

Die Brustwirbelsäule schützt das Herz und die Lunge als lebenswichtigste Organe. Dort im oberen Rücken (Herzchakra) geht es um Liebe, Herzensdinge, Selbstliebe und um das Gefühl, geliebt zu werden.

Viele Beschwerden in diesem Bereich haben ihre Ursache darin, dass Menschen nicht vergeben wollen oder können. Hier sind wir idealer Weise aufrecht (aufrichtig), stehen für etwas gerade, mit einem breiten Buckel. Wenn wir in der Opferhaltung sind, erlebt uns die Umwelt gebeugt, geknickt, mit dem Rücken zur Wand stehend oder katzbuckelnd.

Die Symbolik der Lendenwirbelsäule ist das Einstehen für mich selbst. Rückenprobleme hängen immer mit Rückhalt zusammen; entweder es steht jemand hinter uns, der uns den Rücken stärkt, oder nicht. Im letzteren Fall müssen wir es selber tun. In der Entwicklung des Kleinkindes spielt der „Rückhalt" der Mutter eine große Rolle. Beim Laufenlernen ist die Hand der Mutter körperliche Stützung zum Erwerb der Standfestigkeit, um nicht umzufallen (sich auf den Arsch setzen), und gleichzeitig seelische Stütze: das Gehaltenwerden dient zur Stützung des Selbstvertrauens und zur Geborgenheit. In der weiteren Entwicklung spiegelt die aufrechte Wirbelsäule das Maß der Selbstbehauptung und des Strebens nach Eigenständigkeit. Lebenslang bleibt jedoch unbewusst der Wunsch nach Anlehnung und steht im Widerspruch mit dem Streben nach aufrechtem Sich-Behaupten und für sich Ein- oder Gerade-Stehen. Bei 60 Prozent aller operationswürdigen Bandscheibenvorfälle finden sich vorausgehende Kränkungen am Arbeitsplatz oder Arbeitsplatzverlust mit fehlendem Rückhalt. Aus vielen Untersuchungen wissen wir, dass die einzige verlässliche Voraussage von Wirbelsäulengesundheit die Arbeitsplatzzufriedenheit ist, und dass sich bei tiefer Kränkung am Arbeitsplatz oder Mobbing die innere Haltung ändert und damit stark auf die Statik der Wirbelsäule auswirkt. Anders ausgedrückt, der Geist formt die Materie.

Im Berufsleben wird heute Belastbarkeit erwartet. Jedoch nur durch Anerkennung ist diese Belastbarkeit gewährleistet: wenn symbolisch jemand hinter uns steht. Anerkennung von Leistung oder Lob drückt Rückhalt aus. Dies zeigt, dass unsere Wirbelsäule in Zeiten seelischer Belastung vermehrter mechanischer Belastung ausgesetzt ist, und dass der Seelenzustand nie von den physischen Bedingungen getrennt werden kann – etwa wenn wir zu Kreuze kriechen in der Opferrolle und glauben unser Kreuz tragen zu müssen, oder wenn wir fühlen, dass man uns das Kreuz gebrochen hat.

Was nutzt dem Patienten seine Krankheit?

Krankheit erfüllt Bedürfnisse nach Umsorgt-Sein, Aufmerksamkeit, Zuwendung, Geborgenheit – Bedürfnisse, die der Gesunde nicht zu äußern wagte. Solche sekundären Krankheitsgewinne verschlechtern das Behandlungsergebnis.

Deshalb muss dieser Umstand vorher besprochen werden.

Behandlung

Rückenbeschwerden werden in 80 Prozent durch die falsche Therapie oder trotz der richtigen Therapie gelindert – ob wir wollen oder nicht. 20 Prozent machen Probleme und werden mit keiner alleinigen Therapie gelindert. Nur durch eine kombinierte Behandlung unter Berücksichtigung der ganzen Persönlichkeit aus Körper, Seele und Geist besteht eine Chance der Heilung.

Heilung ist immer die liebevolle Annahme des Schicksals in Verbindung mit einer möglichst liebevollen Behandlung.

Schmerzen am Bewegungsapparat können nur geheilt werden durch Einlassen auf den ganzen Menschen, ihn anschauen, verstehen und spüren, was ihm fehlt; durch anschließende liebevolle *Behandlung* ihm das Fehlende geben und aus der scheinbaren Ausweglosigkeit herausführen auf seinen eigenen Weg.

Die Methode Dorn ist eine lohnende Möglichkeit, den Patienten aus seinem Dilemma herauszuführen. Sie verbindet einen liebevollen körperlichen Ansatz mit einer Lösung vor dem seelisch geistigen Hintergrund. Sie deckt sich in den wesentlichen Punkten mit der uns bekannten Anatomie, Physiologie, Neurologie und Biomechanik der Wirbelsäule.

Die Methode Dorn ist, gerade weil sie ihre Wurzeln nicht in der ärztlichen Chirotherapie hat, einen völlig neuen und zeitgemäßen Weg gegangen.

In der Chirotherapie wird der Patient so gelagert (verdreht), dass nur noch das zu behandelnde Gelenk bewegt werden kann. Beim unbedarften Zuschauen kann man sich des Eindrucks nicht erwehren, dass der Patient in dieser Situation hilflos dem Therapeuten ausgeliefert ist. Einige Behandlungstechniken lassen an sportlichen Ringkampf denken, bei dem der Patient wehrlos im Schwitzkasten ist. Anschließend wird der Patient aus dieser Zwangsstellung heraus mit einem kurzen Impuls *manipuliert*. Genauso heißt der entsprechende Fachausdruck. Und das ist es auch: *Manipulation*. An der Halswirbelsäule hat diese Manipulation zumindest nach einigen großangelegten Studien zu ernsthaften Störungen des Gefüges, teilweise mit Verletzung der Arteria vertebralis, und zu Todesfällen geführt.

Bei der Methode Dorn geschieht etwas völlig anderes. Der Patient steht oder sitzt aufrecht und bewegt sich aus freien Stücken rhythmisch. Der Behandler steht liebevoll daneben und drückt den Patienten an der Stelle, wo er aus dem Lot geraten ist. Der behandelnde Daumen übt dabei einen sanften Druck aus. Der Impuls entsteht quasi im Kopf des Therapeuten, der dem Knochen dort, wo er drückt, zu sagen scheint: Na wie würde es dir da gefallen. Keine Manipulation, sondern es wird bewegt und gedrückt. Dabei kann dann das Wunder geschehen. Dem Körper gefällt es in seiner Mitte, und wenn wir den geistigen Hintergrund für das „aus der Mitte geraten sein" erkannt und dem Patienten mitgeteilt haben, bleibt es auch so.

Die Zeit der Manipulationen unser Patienten, die bei uns Rat suchen, ist vorbei – egal auf welcher Ebene und mit welcher Methode. Behandlung ist die Interaktion zwischen einem Ratsuchenden und einem, der die Fähigkeit hat, zu erkennen, was dem Patienten fehlt. Früher fragte man nicht: was hast du, sondern: was fehlt dir. Unsere Aufgabe ist, dem Patienten das Fehlende zu geben. Meist ist es Liebe, Energie und Achtung. Dies zu geben geht nicht durch Manipulation, sondern nur durch Annahme des Patienten in seinem So-Sein.

Ein lieber Rat noch am Ende: Behandle immer nur den, der behandelt werden will. Hüten wir uns davor, mit dieser wunderbaren Methode zu manipulieren. Gib dem Patienten, was ihm fehlt, aber nie etwas, von dem Du glaubst, dass er es noch gut gebrauchen könnte.

Was zusätzlich in meinen Augen noch ein entscheidender Vorteil ist: Die Methode ist in der von Dieter Dorn gezeigten Weise völlig komplikationslos. Mit dieser sanften Methode kann keine Schädigung der empfindlichen Strukturen stattfinden, weil die Krafteinwirkungen selbst bei nicht ganz korrekter Technik wesentlich unter den Alltagsbelastungen liegen. Das Verfehlen einer Trittstufe auf einer Treppe ist eine ungleich höhere Belastung. Genauso wie die Beschleunigungskräfte bei einer Vollbremsung mit 30 km/h um ein vielfaches höher sind als jede manuelle Einwirkung bei der richtigen Dorn'schen Methode. Ich habe jedoch auch „ver(dumm)besserte" Versionen gesehen, die mir die Haare zu Berge stehen ließen.

Aus den oben genannten Ausführungen geht ganz klar hervor, dass zur Behandlung der Wirbelsäule nach Dorn Liebe und Einfühlungsvermögen als wesentliche Voraussetzung gehören.

Mögen meine Gedankengänge dazu beitragen, dass diese wundervolle Methode die Verbreitung erfährt, die ihr zusteht.

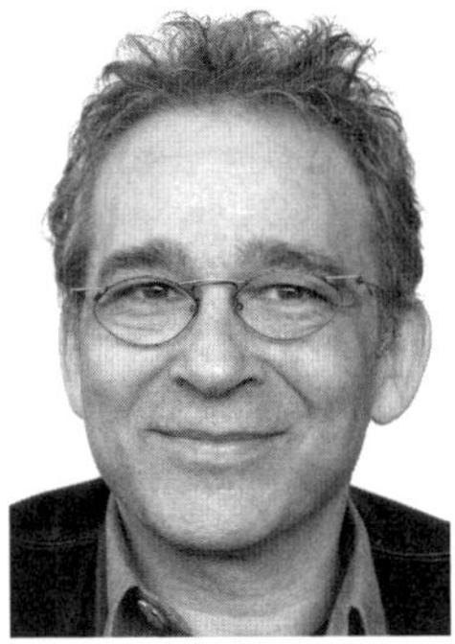

Michael Schlaadt

Jahrgang 1950, Studium der Medizin, Ausbildung in Schmerztherapie, Akupunktur, Neuraltherapie, Hypnose, Chirotherapie, Homöopathie, Naturheilverfahren.

1982-1985 Klinische Ausbildung in Rheumatologie, Radiologie und Chirurgie

1986-1988 Schmerz-Zentrum-Mainz, 1989-1990 Institut für Rückenleiden, Langenlonsheim, 1991-1994 eigene ganzheitlich orientierte schmerztherapeutische Privatpraxis in Stuttgart. Seit 1995 naturheilkundliche Privatpraxis in Lindau. Zahlreiche Veröffentlichungen auf den Gebieten Wirbelsäulenorthopädie, Behandlung schmerzhafter Erkrankungen unter ganzheitsmedizinischen Gesichtspunkten sowie Vortragstätigkeit in ganzheitlicher Medizin, Neuraltherapie, Schmerzbehandlung, Rundfunk- und Fernsehbeiträge.

1996 erster Dornkurs bei Helmuth Koch, 2001 bei Reinhard Neu und Dieter Dorn. Seither Kurse für Ärzte, Heilpraktiker und Physiotherapeuten.

Holdereggenstr. 1, D-88131 Lindau
Tel. 08382-28219, Fax 08382-25721

Gute Freunde soll man drücken … manchmal auch am Rücken

Fallbeispiel

Hans Sauckel

Vor einiger Zeit besuchte ich eine gute Freundin in ihrem Haus im Taunus. Kurz nach meiner Ankunft erzählte sie mir, das sie sehr beunruhigt über ihre körperlichen Beschwerden sei, die sie seit zwei Wochen plagten. Sie klagte über Herzschmerzen und Beklemmungsgefühle in der Brust. Beim Treppensteigen und bei körperlicher Anstrengung kam es auch zu Atemnot.

Wie gewöhnlich bei Befunden dieser Art, landete sie erst einmal beim Arzt, um das Herz untersuchen zu lassen. Da der Mediziner im EKG nichts gefunden hatte, wurde die Dame zu einem Langzeit-EKG und zu einer Ultraschalluntersuchung angemeldet.

Dank meiner Praxiserfahrung wusste ich, dass solche Beschwerden häufig von Wirbelfehlstellungen verursacht werden, und tastete durch die Kleidung ihre Wirbelsäule ab. Ich entdeckte, dass der zweite und dritte Brustwirbel verschoben waren. Durch die Fehlstellung wurden die jeweiligen Rückenmarksnerven abgedrückt, was die massiven Beschwerden ausgelöst hatte. Während die Freundin mit dem Arm pendelte, drückte ich die verschobenen Wirbel wieder in ihre Normalposition zurück. Da ich auf Besuch und nicht auf Behandlung eingestellt war, hatte ich lediglich meine Hände zur Verfügung. Doch auch ohne Öl-Massage ging es ihr nach fünf Minuten so viel besser, dass wir einen zweistündigen Spaziergang unternahmen. Obwohl die Beschwerden fast verschwunden waren, bat ich sie dann später zu einer einstündigen Komplettbehandlung mit Breußmassage und Dorn-Therapie. Nach dieser Behandlung war sie völlig beschwerdefrei und sagte daraufhin alle Termine für Langzeit-EKG und Ultraschall ab.

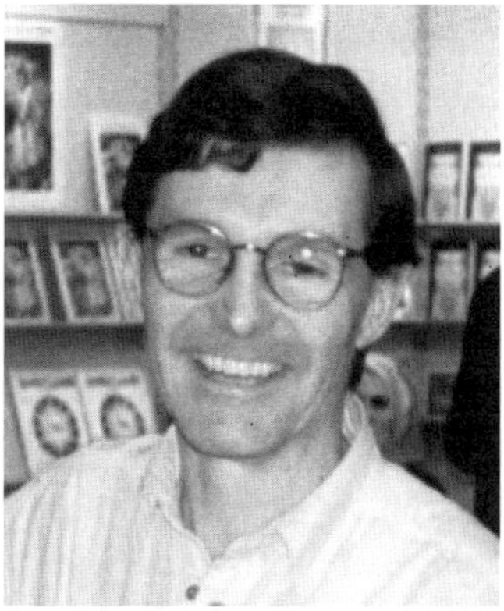

HP Hans Sauckel
Dorn-Therapeut und Ausbilder
Insterburger Str. 7
D-65779 Kelkheim
Tel. (+49)(0)6195-5686

Den Menschen aufrichten

Inge Beer-Lenis

Vor drei Jahren – damals praktizierte ich die Dorn-Therapie gerade ein Jahr – fragte mich eine Kollegin, weshalb ich ausgerechnet diese Methode ausübe, und was es damit auf sich habe.

Ich antwortete: „Was mir an dieser Methode besonders gut gefällt, ist ihre Einfachheit, verbunden mit hoher Effektivität. Patienten können mit den Selbstübungen teilweise *jahrzehntelange* Leiden in relativ kurzer Zeit in den Griff bekommen und überwinden. Somit werden Abhängigkeiten von Therapeuten oder Medikamenten eingetauscht gegen das Übernehmen von Selbstverantwortung für Gesundheit und Wohlbefinden."

„Und was bewirkt diese Methode?" Die Kollegin wollte es genau wissen.

„Durch den Ausgleich der Beinlängendifferenz und das Einrichten von Kreuzbein und Wirbeln stelle ich immer wieder fest, dass ein *Aufrichten* der Wirbelsäule und somit des *gesamten Menschen* geschieht. In der Mehrzahl der Fälle fühlt sich der Patient während oder nach Abschluss der Behandlung, die zwar sanft aber nicht schmerzfrei ist, leichter und *gerader.*"

In den letzten vier Jahren durfte ich wieder und wieder beobachten, wie selbst stark ausgeprägte Kyphosen (Buckel) und Skoliosen sich zurückbildeten in eine gerade und aufrechte Wirbelsäule.

Ich denke, dass wir uns aufgrund verschiedenster Lebensumstände manchmal verbiegen, irgendetwas oder irgendjemandem ausweichen, vergleichbar einem Baum, der schief wächst, um beispielsweise der für ihn schädlichen Strahlung eines Strommastes auszuweichen.

Das gleiche gilt für die buchstäbliche Last auf den Schultern oder die Angst, die uns im Nacken sitzt, was nicht selten zu Hals-Nacken-Schulter-Verspannungen und/oder dem bekannten „Sorgenbuckel" führt.

Oft schon habe ich beobachtet, dass das bewusste Auseinandersetzen mit der Wirbelsäule Prozesse in Gang brachte, die sich nicht nur auf das Ziel der Schmerzfreiheit beschränkten. Durch die Dorn-Methode können Schmerzen und Bewegungseinschränkungen oft völlig aufgelöst werden. Ganz selten kehren aber z.B. Ischialgien wieder und wieder zurück. In diesen Fällen arbeite ich nach Bedarf oder auf Wunsch des Patienten unterstützend zur Dorn-Methode mit der Cranio-Sakral-Therapie. Damit ist es in Zusammenarbeit mit dem Patienten möglich, seelische Ursachen für hartnäckige, immer wiederkehrende Beschwerden aufzuspüren.

Es ist eine schöne Arbeit, Menschen dabei zu unterstützen, schmerzfrei, aufgerichtet und aufrecht weiter ihrer Wege zu gehen.

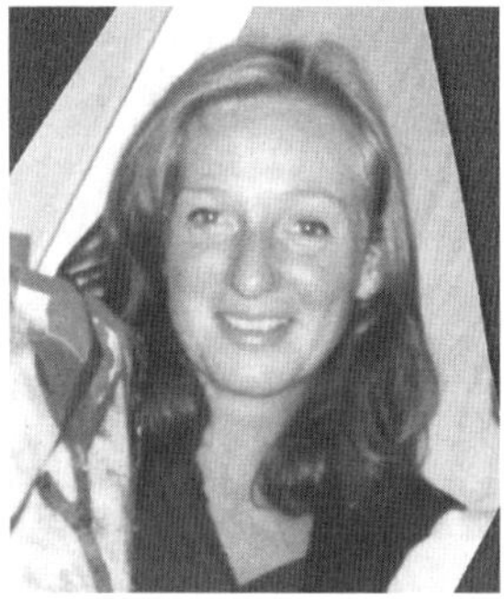

HP Ingrid Beer-Lenis
Forggenseestr. 50
81539 München
Tel. 089-6971821

„Da muss ich mal selbst ran“

Meine Erfahrungen mit der Methode Dorn

Karin Cornelius-Schmidt

Gehört hatte ich bereits von verschiedenen Kollegen/innen von der Methode Dorn und hatte immer vor, sie zu erlernen. Manchmal muss jedoch erst der *richtige Zeitpunkt* kommen – und oft kommt er eben später.

Ich hatte mich einige Jahre vorher in Chiropraktik ausbilden lassen, suchte aber noch nach einer Methode, die auf sanftere Art funktioniert. Nachdem ich schließlich an einem Grundseminar zur Methode Dorn teilgenommen hatte. begann ich sofort, mit dieser Methode zu arbeiten.

Einer meiner ersten Patienten wurde von seiner Frau an einem Samstag zu mir gefahren. Sie hatte von der Methode Dorn gehört und mich dringend um einen Termin für ihren Mann gebeten. Dieser habe große Schmerzen im Schulter-Nacken-Bereich und könne schon seit Wochen nicht mehr arbeiten. Dadurch leide er jetzt auch an Depressionen. Spritzen hätten nichts bewirkt. Da er selbständig sei, müsse er außerdem so schnell wie möglich wieder arbeitsfähig sein. – Dieser Mann kam jetzt mit einer Halskrause in die Praxis. Nach dem Einrichten der Halswirbelsäule und der Schultergelenke konnte er dann schmerzfrei und ohne Halskrause wieder nach Hause gehen. Da er viel am Computer saß, empfahl ich ihm, den Bildschirm in zweiwöchigem Rhythmus einmal auf die eine und dann auf die andere Seite zu stellen, damit er nicht immer zur gleichen Seite sehe. Nach diesem Erfolg war ich von der Methode Dorn überzeugt.

Im April 1999 fuhr ich dann zu Dieter Dorn. Dieser Mann strahlte so viel Ruhe und Frieden aus, dass man sofort erkannte: Hektik ist hier fehl am Platze. Das war das erste, was mir auffiel; das zweite war die Hingabe, mit der er behandelte. Man merkte sofort, dass er sich sehr mit der Materie auseinandergesetzt hatte; er wusste, wovon er sprach. Bei ihm lernte ich, mich an scheinbar hoffnungslose Fälle zu wagen, auf sanfte Art. Da war z.B. die alte Dame, die sich das Schlüsselbein verschoben hatte, und die wegen starker Schmerzen nachts ins Krankenhaus eingeliefert wurde. Dort bekam sie eine Spritze. Zwei Tage später kam sie zu mir, denn ihre Schmerzen waren immer noch da. Mir gelang es, ihr Schlüsselbein wieder zu richten. Sie war danach fast schmerzfrei. Es bestand nur noch ein leichter Druckschmerz, der bald auch verschwand.

Zurück zu Dieter Dorn:

Auch ich selbst hatte schon längere Zeit Rückenprobleme, mein Becken stand völlig schief. Weder mir selbst, noch von mir konsultierten Kollegen gelang es, mein Becken gerade zu richten. In dem Kursus behandelten wir uns gegenseitig, und Dieter Dorn schaute zu, korrigierte hier und da und gab zutreffende Kommentare. Er sah mein Becken und sagte: „Da muss ich mal selbst ran, das ist ja völlig verkantet." Mit einem kraftvollen Griff – bei dem selbst er ins Schwitzen kam – richtete er mein Becken wieder gerade, und seitdem *sitzt* es.

So lernte ich, nicht zu zaghaft an die Behandlungen heranzugehen. Wichtig ist immer das *Sehen und Beobachten:* Patienten im angezogenen und entkleideten Zustand beobachten, wie steht, geht, sitzt er? Und das *Fühlen mit den Daumen* – das erfordert viel Übung. Ich persönlich nehme auch Ringfinger und Mittelfinger zu Hilfe, um sicher zu erspüren, wo das Problem liegt, wo etwas verschoben ist. Bei fülligen, muskulösen Menschen mit harter Muskulatur ist das oft nicht leicht. Daher ist es wichtig, zuerst die Breuß-Massage mit erweichendem Öl durchzuführen und den Patienten eine Weile liegen zu lassen, damit das Öl einzieht.

Wichtig ist mir auch die *Antlitzdiagnose.* Oft haben Menschen mit verschobenen Wirbeln ein schiefes bzw. ungleichmäßiges Gesicht. Natürlich kann das auch am Kiefergelenk liegen. Man sollte sich den ganzen Menschen anschauen, wenn er in die Praxis kommt. Man bekommt dann schon einen Eindruck vom Zustand der Wirbelsäule und Gelenke.

Von ihren Erfolgen mit dieser Methode können sicher alle Therapeuten berichten. Es ist immer wieder erstaunlich, wie schnell sie funktioniert. Gerade Männer, die mein Arbeiten skeptisch verfolgten, sind hinterher restlos überzeugt. Denn es verschwinden eben auch die mit Wirbelverschiebungen einhergehenden Beschwerden. Wie z.B. bei einem Patienten, der mir erstaunt sagte: „Ich kann plötzlich besser sehen und auch meine Fußschmerzen sind verschwunden, obwohl Sie doch *nur* meinen Rücken behandelt haben."

Bei einer meiner ersten Patientinnen verschwand nach der Behandlung eine seit Jahren bestehende Blaseninkontinenz dauerhaft. Derartiges konnte ich nach meinen Behandlungen oft feststellen. Wichtig ist, dass der Patient zu Hause engagiert die empfohlenen Übungen macht. Aber auch, oder besser, besonders wichtig ist der seelische Aspekt. Alle Patienten berichten nach der Dorn-Therapie und Breuß-Massage, dass ihnen „irgendwie leichter sei", und alle verlassen mit einem lächelnden Gesicht die Praxis. Es gibt übrigens eine alte asiatische Weisheit:

Lasse niemanden zu Dir kommen,
der nicht glücklicher wieder geht.

Dank Dieter Dorn haben wir hier eine sehr wirkungsvolle und sanfte Methode der Wirbel- und Gelenktherapie, die mittlerweile auch die ihr gebührende Beachtung gefunden hat.

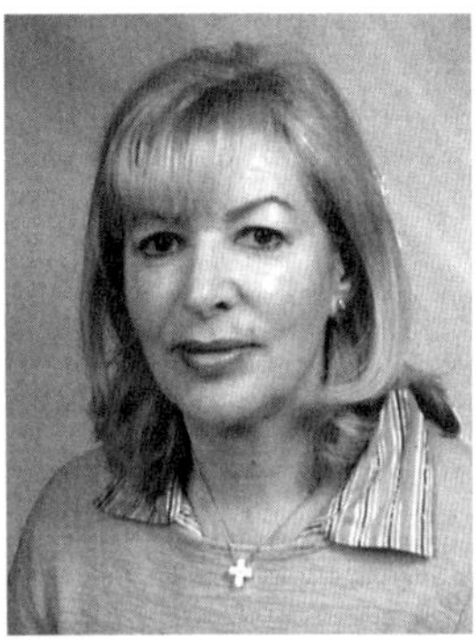

HP Karin Cornelius-Schmidt
Mühlenstr. 21, D-33397 Rietberg
Tel./Fax: 05244-975268

Gedanken und Anekdoten aus dem Alltag einer Dorn-Therapeutin

Karin Krieger

„Wunder dauern etwas länger“ nennt Dr. Graulich sein erstes Buch zur sanften manuellen Therapie nach Dorn. Ich finde diesen Titel „wunder“-bar, denn er erzählt von Wundern. Die ihre Zeit brauchen; die gelegentlich passieren. Ich glaube, es sind diese Wunder, die einen zum überzeugten Dorn-Therapeuten machen, der im Glauben an diese Wunder auch die schwierigsten Fälle übernimmt – immerhin ist ein guter Teil der Patienten „austherapiert“ – und voll Elan sich an die Arbeit macht. Es gibt einem dabei eine gewisse Sicherheit, zu wissen, dass bei sorgfältiger Arbeit nichts schief gehen, vieles verbessert werden, manchmal aber auch „ein Wunder“ getan werden kann. – Allerdings bin ich überzeugt davon, dass auch der liebe Gott hier seine Hände wesentlich mit ihm Spiel hat.

Würden nicht immer wieder diese kleinen und größeren Wunder passieren, hätte ich wahrscheinlich die Dorn-Therapie schon lange aufgegeben. Immerhin fügt man seinen Patienten/Klienten gelegentlich doch auch Schmerz zu …

… und auf keinen Fall darf es weh tun hörten wir immer wieder von unserem großen Lehrer, Herrn Dorn. Und als Regel erhielt ich dies auch von Herrn Koch, und gab es meinerseits weiter an jene, die bei mir die Dorn-Therapie lernten. Aber wie's so ist mit dem Pfarrer, der Wasser predigt, und Wein trinkt: ich wusste genau, dass oft genug die bei mir Hilfe Suchenden schmerzvoll wimmerten oder auch gelegentlich aufschrien, wenn ich mit dem Daumen an der entscheidenden Stelle Druck gab. Auch meinen Kolleginnen und Kollegen ging's nicht besser, und gar manches mal beratschlagten wir, wie wir vorgehen könnten, um der Dorn'schen Devise „auf keinen Fall darf's weh tun“ Folge zu leisten.

Als es mir dann zu meiner Freude möglich war, bei Dieter Dorn einige Praxistage zu machen, beschloss ich, den Meister ganz genau zu beobachten, wie ihm es gelang, schmerzfrei zu drücken. Am zweiten Tag meines Aufenthaltes, während ich gerade bei einem jungen Mann die Beingelenke einrichtete, korrigierte Herr Dorn bei einer älteren Frau die Wirbelsäule. Ich schielte immer wieder zu den beiden hin, sah, wie Dieter Dorn mit bereits sehr angestrengtem Gesicht, zusammengebissenen Zähnen und angespanntem Bizeps die Lendenwirbelsäule seiner (etwas kräftigen) Patientin bearbeitete, die ebenfalls die Zähne zusammenbiss und keinesfalls entspannt wirkte. Und dann kam ihr erlösender Schrei: „Auuu!“ Dieter Dorn unterbrach seine Arbeit sofort, strich sich die Haare aus dem Gesicht und wandte sich an die Frau: „Ja, was ist denn das? Das kann doch nicht wehgetan haben! Dass Dich ein Mannsbild einmal so richtig ordentlich drückt, das bist' wohl nicht mehr gewöhnt!"

... möglicherweise macht sich ein bis zwei Tage nach der Behandlung ein leichtes Ziehen bemerkbar ...

(Dr. Graulich in seinen Therapiezetteln)

Meine beste Freundin, seit der Geburt ihres ersten Kindes von vielen Leiden geplagt, war eine meiner ersten „Opfer". Vollgestopft mit umfangreichen Seminarwissen, total begeistert, meinem Charakter entsprechend, „Dinge ganz oder gar nicht zu tun", relativ bar jeder Erfahrung und mit der hehren Absicht, an meiner Freundin ein Wunder zu vollbringen, machte ich mich ans Werk, rückte und richtete einige Stunden, bis ich meinte, dass nun nichts mehr zu verbessern sei. Sie fühlte sich ein wenig angestrengt, aber nicht schlecht, wollte jetzt nichts als ins Bett.

Ich war's zufrieden, hatte mein Allerallerbestes getan. Am nächsten Morgen rief ich sie an, wie's ihr gehe. „Ich liege noch im Bett", sagte sie mir. „Es tut mir alles so weh, ich kann nicht aufstehen." Ich gedachte der Worte von Dr. Graulich (*... ein leichtes Ziehen ...*), tröstete sie, dass dies eine gute Heilreaktion und schon bald die große Heilung da sei. Aber auch am nächsten und übernächsten Tag war's nicht besser. „Ich fühle mich, als hätte ich alle Krankheiten, die ich je in meinen Leben gehabt habe, auf einmal und gleichzeitig. Ich fühle mich zum Sterben." Ich war sehr deprimiert, hatte meiner Freundin aus ganzem Herzen helfen wollen, und nun hatte ich alles verschlimmert. Ihr schlechter Zustand war beharrlich und ich ratlos, bis schließlich am siebenten Tag morgens das Telefon wieder läutete. „Hallo, Karin! Mir geht es herrlich! Ich bin aufgewacht, und nichts, rein gar nichts hat mir weh getan! Ich fühle mich so gut wie schon seit Jahren nicht!"

... und wieder ein kleines Wunder

Georg, ein junger Masseur, war Seminarteilnehmer und rief mich zwei Wochen danach an. „Hallo, Karin", sagte er, „ich möchte mich bei Dir bedanken". Ich war verwirrt. „Das ist nett von Dir, aber wofür?" „Ja, weißt Du", erwiderte er „bei Deinem Seminar, gleich nach der ersten halben Stunde, habe ich mir gedacht: oje, das ist schon wieder eine von den Wunderlehren, mit denen man heutzutage überschüttet wird, eine von den *meine ist die Beste*-Methoden, und ich war ärgerlich, Geld und ein Wochenende verschwendet zu haben. Aber heute, da ist einer meiner Klienten, ein Bauer, zu mir gekommen, der schon lange über starke Schulterschmerzen klagt, und ich konnte ihm bis jetzt nicht helfen. Und da habe ich mir gedacht, na ja, versuchen kann ich es ja mit dieser Wundermethode, schaden wird sie schon nicht. Und ich habe ihm die Schulter behandelt, wie Du es gezeigt hast, und seine Beschwerden waren weg. Jetzt bin ich doch sehr froh, diese Dorn-Methode gelernt zu haben."

Das „Schulter-Wunder"

war es, das auch aus mir eine begeisterte Dorn-Therapeutin machte. Als ich die Dorn-Therapie durch Helmuth Koch kennen lernte, hatte ich zwar bereits eine Ausbildung in klassischer Massage und Akupressur, war aber beruflich im PR- und Pressebereich tätig und dachte nicht im Traum daran, an andere Menschen Hand anzulegen, sie zu be-„handeln".

Meine Aufgabe war es, Veranstaltungen zu organisieren, und im Rahmen dessen nahm ich daran auch teil. Die Seminare von Herrn Koch waren gut besucht und das Interesse groß. Schließlich entstand der Wunsch, Übungstage zu machen. Helmuth Koch meinte, da ich nun bei allen seinen Seminaren teilgenommen habe, könne ich die Übungstage auch leiten. Gleich am ersten Übungstag geschah „mein" kleines Wunder: Ich führte bei einer 75-jährigen Teilnehmerin die Schultereinrichtung vor. Als sie sich wieder ankleidete, schrie sie vor Freude auf: „Jesusmaria, Kriegerin! Ich kann mir ja meinen Büstenhalter wieder ganz normal zumachen! So richtig, von hinten! Das konnte ich seit 25 Jahren nicht mehr". Von da an habe ich mich wirklich für die Dorn-Therapie interessiert, laufend weitergelernt und mehr und mehr praktiziert.

Viele kleine und große Erfolge haben mich zu einer überzeugten Dorn-Therapeutin gemacht.

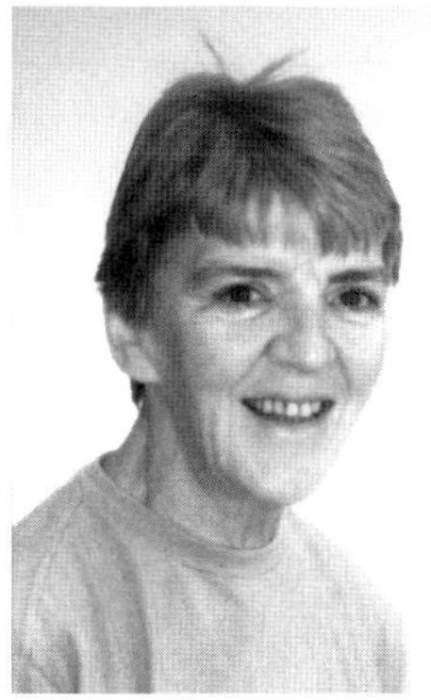

Karin Krieger
Schubertgasse 22
A-1090 Wien
Tel. +(43) (0)1-3196554
Email: Karin.Krieger@gam.at

Nur Mut, du kannst das schon

Ein Masseur erlernt die Dorn Methode

Oliver Moser

Erst möchte ich mich vorstellen: Mein Name ist Oliver Moser, ich bin 43 Jahre alt und seit 1979 staatlich geprüfter Masseur und medizinischer Bademeister. In meiner Berufslaufbahn bekam ich so einiges mit. Sei es an Krankheitsbildern, die ich mir nicht erklären konnte (z.B. Kreuzschmerzen, bei denen keiner wusste, woher sie kommen) oder aber auch an Fortbildungen. Bei den Fortbildungen war vieles schlichtweg unbrauchbar. Zwei Methoden jedoch, die mir übrigens von Patienten nahe gelegt wurden, möchte ich hier erwähnen: die Neuromuskuläre

Therapie (Triggerpunkte) und die Methode nach Dieter Dorn. Berichten möchte ich von meinen ersten Erfahrungen mit der Methode Dorn. Am Anfang stand ein Anruf bei Dieter Dorn. Seine Frau ließ mich erst gar nicht zu Wort kommen und sagte freundlich aber bestimmt: „Herr Dorn nimmt keine neuen Patienten mehr an!“ „Nein, Nein“, erwiderte ich, „ich möchte die Methode erlernen.“ Da war sie hörbar erleichtert und gab mir die Telefonnummer vom Schulungshaus in Amtzell. Ein Termin war schnell gefunden und auf ging's zum Basiskurs nach Amtzell. Dieter Dorn hielt den Kurs selbst. Zu Hause dann die ersten Versuche mit Freunden. Na ja, erstens war ich noch ziemlich unsicher und zweitens ist das so eine Sache, wenn man Bekannte überreden muss, sich behandeln zu lassen. „Der hat wieder was Neues ... wofür soll das überhaupt gut sein?“ Ihr werdet alle wissen, was ich meine. Kurz darauf zum Weiterbildungsseminar, wieder mit Dieter Dorn und Günther Groß. Danach fühlte ich mich schon ziemlich sicher. Zu Hause hatte es sich schon herumgesprochen, was ich da so trieb. Ein Jahr verging mit einigen kleinen Erfolgen. Zur Auffrischung besuchte ich noch einmal einen Fortbildungstag mit Dieter Dorn. Bei diesem Seminar nahm mich Dieter Dorn in die Therapeutenliste auf.

Zwei Wochen später rief mich ein Einheimischer an. Er sagte, er habe Beschwerden mit unbeschreiblichen Schmerzen, und ich mache doch die Methode nach Dieter Dorn. Ich hatte gerade Zeit, also fuhr er mit seinem Auto bei mir vor. Das Aussteigen aus seinem Auto bereitete ihm schon große Probleme. Ein circa 30 Jahre junger Mann mit einem Gang eines mindestens 85-jährigen. Im ersten Gespräch erzählte er mir, dass er zu Hause im Hotel beim Umbauen sei und sich wohl verhoben habe. Die Beinlängenkontrolle bereitete ihm große Schmerzen und zeigte einen Unterschied von mindestens vier Zentimetern. Die Ursache im Hüftgelenk war gleich behoben, nur konnte mein Patient nicht mehr aufstehen, die Schmerzen waren zu groß. Ich kam schon leicht ins Schwitzen und fragte mich bang: „Hast du etwas falsch gemacht?“ Ich ließ ihn sich auf den Bauch legen, was nur mit meiner Hilfe und unter großen Schmerzen gelang. Die Muskulatur im LWS-Bereich war sehr hart und verspannt. Erst einmal Schmerzbalsam mit einer Wärmflasche drauf. Anschließend ganz leichte Massage. Aufstehen war dennoch nicht möglich. Noch einmal Wärme. Mit vereinten Kräften gelang es dann, aufzustehen. Mittlerweile steigerte sich mein leichtes Schwitzen in Schweißausbrüche. Mir war bei der ganzen Sache nicht mehr wohl, doch ich ließ mir nichts anmerken. Jetzt noch die Wirbel richten, das ging problemlos, auf jeden Fall einfacher, als ich befürchtet hatte. Jetzt noch die Übungen, die er zu Hause machen sollte. Wir verblieben so, dass er mich am nächsten Tag anrief, um zu berichten wie es ihm gehe. Nun zum Auto. Beim Einsteigen musste ich ihm helfen, alleine war ihm das nicht möglich. Irgendwie war ich froh, als er fort war. Immer wieder die Frage: Hast du etwas falsch gemacht?

Am nächsten Tag bekam ich keinen Anruf, erst am übernächsten Abend um 21.00 Uhr. Dran war mein Patient. Meine erste Frage war, in welchem Krankenhaus er liege. Was, Krankenhaus? Er müsse doch umbauen und übrigens habe er

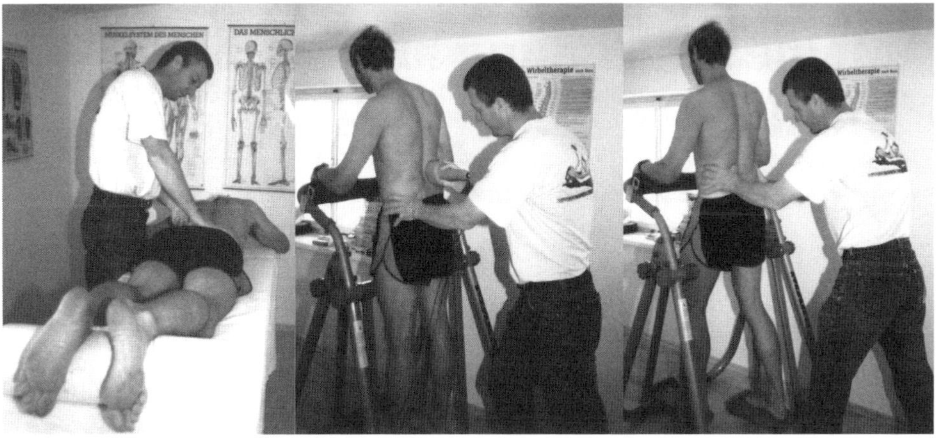

keine Schmerzen mehr. Mir fiel ein ganzer Felsbrocken vom Herzen.

Wenn es die Zeit erlaubt, verbinde ich die Dorn-Methode gern mit Wärmebehandlung, klassischer Massage und neuromuskulärer Therapie. Die Erfahrung zeigt, dass die Muskulatur an Becken, Kreuzbein und Wirbelsäule immer ebenfalls verhärtet ist. Das ist auch kein Wunder, wenn man bedenkt, mit welchen Schmerzen so manch ein Patient zu uns kommt. Bei einer entspannten Muskulatur lassen sich die Wirbelkörper natürlich leichter richten. Bei der Reihenfolge Wärme, Massage oder Dorn verlasse ich mich auf meinen Instinkt, denn jeder Fall ist anders. Wichtig ist, dass man sich bei der Behandlung nach Dorn strikt an sein Schema hält: Beinlängenkontrolle, *alle drei* Gelenke (Sprung-, Knie- und Hüftgelenk) nachschauen, wieder Beinlängenkontrolle und dann die Wirbelkörper richten. Nie die Hausübungen vergessen! Sie sind ein sehr wichtiger Bestandteil bei Erfolg und Misserfolg der Dorn Methode. Bei Patienten, die nach zwei bis drei Wochen wieder mit Schmerzen zurückkommen, weiß ich genau, dass sie die Übungen nach anfänglichem Erfolg vernachlässigt oder gar nicht mehr gemacht haben.

Ich werde auch dieses Jahr wieder nach Amtzell fahren, um Dieter Dorn zu treffen, Erfahrungen auszutauschen und Neuigkeiten zu erfahren.

Zum Schluss noch eine Äußerung von Dieter Dorn an mich, als ich noch unsicher war:

„Nur Mut, du kannst das schon."

An diesen Satz denke ich oft, und er bewahrheitet sich immer wieder.

Oliver Moser, Masseur und med. Bademeister
Fellhornweg 15,
D-87567 Riezlern
(Kleinwalsertal,
daher Telefon mit
österreichischer
Vorwahl!) Tel.
0043-5517-5065
oder Handy:
0043-676-
3359633

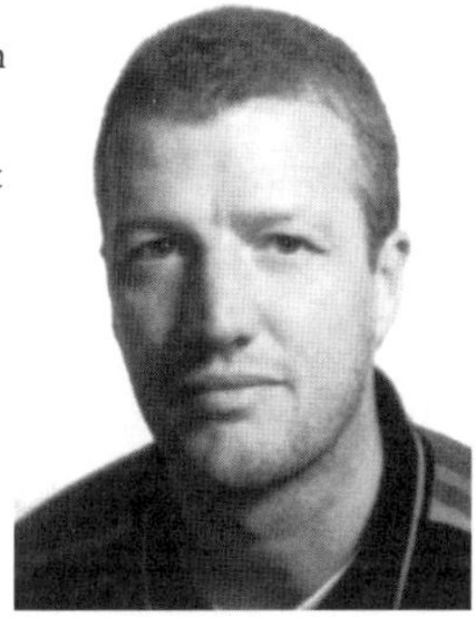

Meine Begegnung mit Rudolf Breuß

Zwei Methoden und der Wunsch zu helfen

Hans Illig

Hin und wieder hört man von einer *Dorn-Breuß-Methode*, so, als wäre diese Methode von Dieter Dorn und Rudolf Breuß gemeinsam entwickelt worden. Dem ist nicht so. Beide Methoden wurden getrennt erprobt und entwickelt. Rudolf Breuß (1899-1990) wusste nichts von Dieter Dorn (*1938), und Dieter Dorn wusste in den Entstehungsjahren der Dorn-Methode nichts von Rudolf Breuß. Dennoch gibt es Gemeinsamkeiten: Beide wollten auf sehr umsichtigem Wege dasselbe erreichen, nämlich jenen Menschen helfen, die von Rückenschmerzen geplagt werden. Beide haben ihr Wissen nicht für sich behalten, sondern an viele weitergegeben. Im Vordergrund stand der Wunsch zu helfen und nicht das finanzielle Interesse.

Mein Weg als Patient

Vor etwa 20 Jahren bekam ich massive Rückenschmerzen. Diese wurden so schlimm, dass ich mich eines Morgens nicht mehr aufrichten konnte. Ein in der Nähe wohnender Therapeut glaubte, er könne mich schnell wieder auf die Beine bringen. Er irrte sich, mein Zustand verschlimmerte sich mehr und mehr. Bald war mir sogar die Spritze eines Arztes recht, obwohl ich damit sonst sehr vorsichtig bin. Vorher hatte dieser Arzt versucht, meine Wirbelsäule einzurenken. All das führte nicht zur erhofften Besserung. Im Gegenteil: Die Schmerzen wurden unerträglich. Als nächstes sollte mir eine Infusion helfen, aber auch diese brachte keine Linderung. Es folgten weitere Infusionen mit dem Resultat, dass ich zusätzlich Magen- und Herzschmerzen bekam. Die Empfehlung des Arztes lautete: „Ab in den Operationssaal!"

Genau das konnte ich auf Grund meines Alters von 35 Jahren nicht akzeptieren. Irgendwie spürte ich *instinktiv* und *aus dem Bauch heraus*, dass mich jemand auch *ohne Skalpell* erfolgreich behandeln konnte. Ich hörte mich nach Alternativen um und fand schließlich einen unoffiziellen „Spezialisten", der 100 Kilometer entfernt wohnte. Die Autofahrt dorthin war eine Tortur, die ich nicht vergessen werde. Der Mann behandelte mich und sagte, dass die ersten Einrenkversuche an meiner Wirbelsäule eine massive Nervenentzündung ausgelöst hätten. Eine Operation sei aber nicht notwendig und alles käme wieder in Ordnung. Das machte mir trotz starker Schmerzen neuen Mut. Ich fuhr noch etwa zehnmal zu ihm. Meine Beschwerden besserten sich etwas – doch, wenn ich Zugluft ausgesetzt war, gab es Rückfälle. Insgesamt blieb ich recht wehleidig.

Eine Biobäuerin, die von meinem Leiden erfuhr, gab mir dann den Rat: „Du

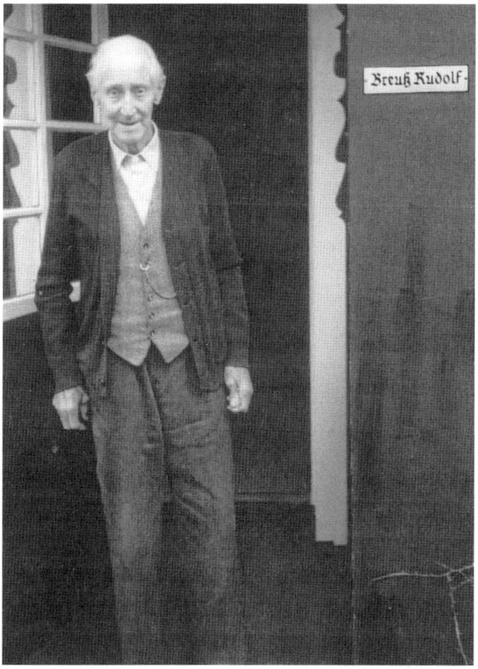

musst zum Breuß fahren, der kann dir gut helfen." Am Telefon meldete sich Rudolf Breuß prompt, doch er beteuerte, er sei fast 80 Jahre alt und könne die Behandlung nicht mehr durchführen. Er verwies mich an einen seiner Schüler. Dort bekam ich dann schnell einen Termin.

Die Behandlung verblüffte mich von Anfang an. Im Gegensatz zu anderen Therapien tat mir diese richtig gut: ich hatte ein ganz eigenartiges Gefühl, so, als wäre ich um fünf Zentimeter gewachsen. Die Behandlung wurde nach einer Woche wiederholt. Meine Schmerzen verschwanden völlig und sind bis heute nicht zurückgekommen.

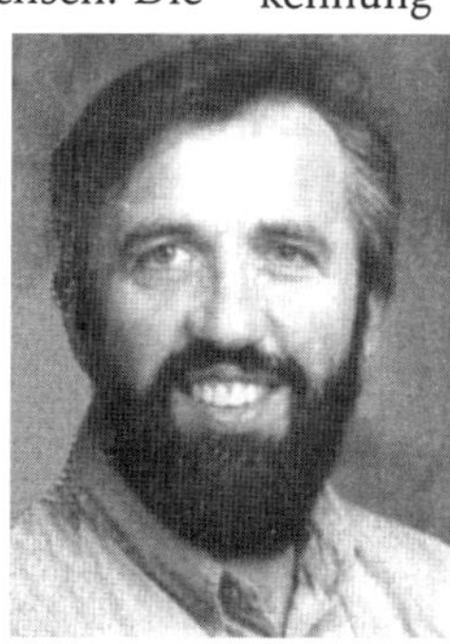

Da ich von der Behandlung äußerst angetan war und viele Menschen mit Rückenschmerzen kannte, fragte ich den Therapeuten, ob ich die Methode auch erlernen könne. Er war so freundlich, sie mir geduldig zu zeigen.

Eine beeindruckende Begegnung

Jahre später, als ich 1989 in Voralberg war, kam mir die Idee, jetzt Rudolf Breuß persönlich einen Besuch abzustatten. Ich hatte den starken Wunsch, ihn noch kennen zu lernen. Ich rief an und er willigte ein. Aus dem geplanten Kurzbesuch wurde ein halber Tag, an dem er mir von seinem Wirken erzählte: Er zeigte mir einen Schrank voll mit Dankschreiben und die selbst gebaute Wärmekammer mit Kohlefadenglühbirnen; und er erzählte mir die Geschichte von der Entstehung eines Gemüsesaftes, mit dem er viele Krebskranke geheilt hatte. Ich lernte Rudolf Breuß als einen bescheidenen, gläubigen Menschen kennen, der sehr viel Weisheit, Wärme und Menschlichkeit ausstrahlte.

Erst einige Jahre nach dieser Begegnung hörte ich von der Behandlungsform, die Dieter Dorn entwickelt hatte. Ich habe auch ihn als sehr hilfsbereiten Menschen kennen gelernt.

Beide Methoden – die von Breuß und die von Dorn – lassen sich sehr gut miteinander kombinieren. Ich wünsche mir, dass die Behandlungsformen die Anerkennung bekommen, die sie verdienen, und dass dann ein bisschen weniger an den Wirbelsäulen der Menschen operiert wird. Ein frommer Wunsch – ich weiß ...

Hans Illig
Dorn/Breuß-Therapeut
Maulham 5
A-4670 Vöcklamarkt
Tel.: (0043) – (0)664-402524

Als Dorn-Therapeutin in der Türkei

Angelika Godau

Wie hoch waren meine Erwartungen, als ich mich vor gut einem Jahr hierher auf den Weg machte ... Ich wohne nun unweit von Fethiye, einem kleinen Hafenstädtchen zwischen Ägäis und Mittelmeerküste. Malerisch gelegen zwischen blauem Meer und den hohen, im Augenblick schneebedeckten Gipfeln des Taurusgebirges.

Hier leben die Menschen, die auf irgendeine Art vom Tourismus profitieren, und hier leben die Bauern, an denen die Neuzeit irgendwie vorbeigegangen zu sein scheint. Wenn man von der allgegenwärtigen Satellitenschüssel auf jeder Hütte einmal absieht.

Beide Gruppen verbindet, dass sie im Falle von Krankheit oder Unwohlsein schnellstens den Arzt aufsuchen und vom ihm erwarten, eine Spritze gegen Schmerzen und Antibiotika gegen alle anderen Leiden zu erhalten. Etwas anderes kennen die wenigsten, und allem anderen misstrauen sie zunächst einmal gründlich.

Antibiotika werden wie Lutschpastillen verschrieben und gerne auch prophylaktisch verordnet. Alternative Medizin ist nicht nur für Patienten ein Fremdwort. Mit einem Chefarzt einer der hiesigen großen Privatkrankenhäuser machte ich in dieser Beziehung meine erste Erfahrung. Er fragte noch sehr interessiert, wie ich denn in Deutschland meine Patienten behandelt hätte. Da ich es für ziemlich unwahrscheinlich hielt, dass er je etwas von „Dorn-Therapie" gehört hätte, sagte ich: Akupunktur! Er zuckte fragend mit den Achseln. – Homöopathie? Kopfschütteln!

Chiropraktik, manuelle Therapien? Bilmiyorum! Kenne ich nicht!

Dann kam ihm aber doch noch die Erleuchtung und er sagte: „Galen"! Alle anderen anwesenden Ärzte stimmten darauf in ein herzhaftes Gelächter ein, in das er fröhlich einstimmte. Sie hielten das ganze für einen gut gemeinten, aber keineswegs ernst zu nehmenden Witz.

Nicht gerade die allergünstigsten Voraussetzungen, sich als Dorn-Therapeutin einen Namen zu machen ...

Dabei würde sich gerade hier für diese wunderbare Therapie ein unerschöpfliches Arbeitsfeld auftun.

In der Regel beginnen nämlich bereits die kleinen Kinder mit der Feldarbeit. Sie schleppen Steine, ziehen Gräben, klettern in den Bergen umher, um verloren gegangenes Vieh einzusammeln. Das ganze zumeist mit völlig unzureichender Ernährung und gar keinem oder – noch schlimmer – nicht passendem Schuhwerk.

Ich denke, es ist vor allen Dingen diese Kombination aus schlechter Ernährung und zu schwerer körperlicher Arbeit, die der Wirbelsäule und den Gelenken zusetzt. Ich habe noch nie so viele völlig krumme Menschen gesehen wie hier. Vor allen Dingen die Frauen leiden unter massiven Verkrümmungen der Wirbelsäule – vielleicht unter Morbus Bechterew, denn sie sind es, die die schwere Arbeit verrichten. Sie stehen in glühender Sonne auf dem Feld, schleppen Holz auf ihrem Rücken, bis man von ihnen selbst gar nichts mehr sieht. Abends hocken sie auf dem Boden, ein Bein unter den Körper gezogen oder sitzen Stunden lang auf ihren Fersen. Eine Haltung, die mir schon beim Zuschauen Rücken- und Kniegelenksbeschwerden verursacht.

Ich war noch nicht ganz in unser Haus eingezogen, da kamen meine ersten Patienten. Sie kamen direkt vom Feld, es war Zwiebelernte und der Geruch gewöhnungsbedürftig. Eine Frau stand mit schmerzverzerrtem Gesicht auf einem Bein in der Tür und zeigte auf ihr rechtes Knie. Ich zeigte auf die Liege und sie humpelte mühsam darauf zu. Sie hob langsam ihren Rock und zeigte wieder auf ihr Knie. Das konnte ich leider immer noch nicht sehen, da sie trotz der Hitze lange Flanellunterhosen trug. Mit Händen und Füßen versuchte ich ihr klarzumachen, dass sie diese ausziehen müsse, wenn ich sie untersuchen solle. Es folgte eine längere Diskussion mit ihrem Ehemann, von der ich natürlich kein Wort verstand; dann zog sie die Hose soweit hoch, dass ich ihr Knie betrachten konnte. Zu mehr war sie nicht bereit. Das Gelenk war stark geschwollen, heiß und gerötet. Dass sie Schmerzen hatte, war mehr als offensichtlich. Ich berührte vorsichtig die umliegende Muskulatur und versuchte dann, das Knie zu beugen. Mit einem Schmerzensschrei zog sie ihre Hosen wieder bis ganz nach unten und wollte mich nicht wieder an sich ranlassen.

Mit Wörterbuch als Dolmetscher machte ich ihrem Mann klar, dass ich ihr so nicht wirklich helfen könne, sie müsse sich schon untersuchen lassen.

Er schüttelte den Kopf und meinte, ich sei doch aus Almanya und eine „Hekim“, also solle ich nun mal was machen … Alle Erklärungsversuche scheiterten am Widerstand der Frau und am gegenseitigen Unverständnis.

Sie stieg von der Liege wieder herunter und verließ humpelnd den Raum. Tief enttäuscht und verärgert über meine Unfähigkeit.

Ich war geknickt und fühlte mich so hilflos wie schon lange nicht mehr. Der fremden Sprache noch nicht mächtig und unter Menschen, die nicht die leiseste Ahnung hatten, was ich mit ihnen vorhatte.

Am nächsten Tag stand ein Ehepaar mit einem 14-jährigen Jungen vor der Tür. Das Kind sah aus wie höchstens 12 und hing zwischen den Erwachsenen, weil seine Beine ihn nicht trugen. Mir wurde berichtet, der Junge habe seit ungefähr zwei Monaten starke Schmerzen in seiner linken Hüfte und könne das Bein nicht belasten. Ärzte hätten ihm Spritzen und Tabletten gegeben, jetzt solle er operiert werden. Die immerhin mitgebrachten Röntgenbilder brachten mich nicht weiter, und warum und vor allen Dingen wo er operiert werden sollte, konnte ich nicht in Erfahrung bringen. Genauso wenig gelang es mir, herauszubekommen, wann und womit denn diese Schmerzen begonnen hatten. Sie zuckten die Achseln und fanden meine Fragerei ganz offensichtlich lästig. Er hatte eben Schmerzen und nun sollte ich einfach etwas dagegen tun.

Ich prüfte die Beinlänge und stellte eine ca. 4 cm betragende Differenz fest. Der Versuch diese auszugleichen, gestaltete sich schwierig, weil der Junge beim Druck gegen meine Hand, offensichtlich starke Schmerzen hatte. Die Mutter stand sprungbereit neben mir, bereit, ihren Sohn zu beschützen. Ich versuchte zu erklären, was ich vorhatte, ohne jeden Erfolg.

Herausgerutschte Hüftgelenke gingen einfach über ihr Vorstellungsvermögen – und meine Sprachkenntnisse! Ich arbeitete vorsichtig weiter, und tatsächlich, die Beinlängendifferenz wurde geringer. Der Junge schien Zutrauen zu mir zu fassen und bemühte sich trotz Schmerzen um Mitarbeit. Nach ca. 15 Minuten waren beide Beine gleich lang, aber wie sich leider nach dem Aufstehen zeigte, waren die Schmerzen kaum weniger geworden. Nun wollte ich mir das Kreuzbein ansehen, stieß aber schon wieder auf Widerstand, denn dazu hätte er seine Jogginghose zumindest bis an die Pofalte herunter lassen müssen. Das erschien beiden Elternteilen suspekt und sie schüttelten energisch mit dem Kopf. Yok! Ich zuckte mit den Schultern und erklärte, dann leider nicht weiterhelfen zu können. Darauf hin redete der junge Mann schnell und eindringlich auf seinen Vater ein, der schließlich zögernd zustimmte, mich seinen Sohn an so exponierter Stelle untersuchen zu lassen.

Ich stellte fest, dass das Kreuzbein völlig gerade, aber der dritte Lendenwirbel nach links verschoben war. Auch die Muskulatur war hart und druckdolent. Meine Massage wurde aufmerksam und sehr misstrauisch beäugt und der Knabe immer wieder gefragt, ob ich ihm Schmerzen zufüge. Er verneinte das, aber ich war mir einigermaßen sicher, dass das nicht der Wahrheit entsprach. Etwa zehn Minuten versuchte ich, den Muskel weicher zu bekommen, und begann dann vorsichtig damit, den verschobenen Wirbel einzurichten. Um das so sanft wie möglich zu bewerkstelligen, musste nun der junge Mann natürlich auf einem Bein stehen und das andere vor und zurückschwenken. Ich konnte nur vermuten, was seine Eltern in diesem Augenblick über mich und meine Fähigkeiten dachten; es war sicher nichts Positives. Nach weiteren fünf Minuten schien mir alles im Lot zu sein, ich versorgte die gereizte Stelle noch mit Therm-Öl und ließ ihn dann seine Hosen wieder anziehen.

Nun kam es drauf an: Konnte er laufen, ohne mit dem Bein wegzuknicken, oder konnte er nicht? Er setzte sehr vorsichtig ein Bein vor das andere – an beiden Händen von den Eltern gehalten … Nach drei Metern knickte er wieder ein und die Miene von Mutter sprach Bände …

Ich erklärte mühsam, dass das nicht immer so schnell gehe und es im Laufe der nächsten Tage besser werde. Sie sollten auf alle Fälle in einigen Tagen wiederkommen. Ich habe die drei in meiner Praxis nie wieder gesehen!

Dafür den Jungen etwa zehn Tage später, er fuhr freihändig auf einem Fahrrad daher!

Am darauf folgenden Wochenende kam ein Ehepaar aus Istanbul. Die junge Frau hatte Probleme in Höhe der Taille und ihr Mann starke Schulterschmerzen.

Meine Frage, woher sie denn überhaupt von mir wüssten, wurde mit Erstaunen aufgenommen. „Nun, das habe sich doch rumgesprochen“, meinte der Mann lakonisch. „Eine deutsche Ärztin, die Leute ohne Bezahlung behandelt.“

Leicht geschockt stellte ich klar, dass ich weder Ärztin sei, noch grundsätzlich ohne Bezahlung arbeite. Ich habe lediglich zwei Bauern unentgeltlich behandelt, weil die einfach kein Geld übrig gehabt hätten.

Trotzdem ärgerte ich mich jetzt über mich selbst, denn ich war sehr deutlich davor gewarnt worden, auch nur einen Handschlag ohne Gegenleistung zu tun. Zum ersten würde ich damit die – zugegebenermaßen weit verstreut liegenden – Ärzte verärgern und das wäre gar nicht gut; und zum zweiten gelte auch hier, wie überall auf der Welt, der Grundsatz: Was nix kostet, taugt auch nix.

Die beiden waren nun ein ganz anderes Kaliber als „unsere“ Dörfler, die größtenteils nicht einmal eine Schule besucht hatten. Sie kamen aus der Großstadt, hatten Geld, waren bereit zu bezahlen und erwarteten dafür aber mindestens ein Wunder.

Die junge Frau hatte geradezu eine Modellfigur; alles war tadellos, bis auf den elften Brustwirbel, der schon beim geringsten Druck sehr schmerzte. Sie erzählte mir, die Beschwerden habe sie nun schon so lange, wie sie jedes Wochenende mit dem Bus von Istanbul nach Fethiye und wieder zurückfahre. Genaueres Nachfragen ergab, dass sie jeden Freitag gegen 20.00 Uhr in den Bus stieg, um nachts im Sitzen zu schlafen und morgens ihr Ziel zu erreichen. Diese schiefe Haltung hatte ihre Wirbelsäule buchstäblich krumm genommen und mit eben dieser schmerzhaften Blockade reagiert.

Es war nicht ganz einfach, den Schaden zu beheben, aber die kluge junge Frau verstand, was ich von ihr wollte und arbeitete gut mit. Nach knapp 30 Minuten war sie beschwerdefrei und hochzufrieden.

Die Beschreibung des Ehemannes und seine Behandlung erspare ich mir, es ist ein unerfreuliches Thema. Ihm fehlte eigentlich gar nichts, er wollte nur mal ausprobieren, wie die Deutsche das „so macht“, möglichst nichts dafür bezahlen und immer neue Leiden an sich entdecken.

Seine Frau lachte ihn aus und erzählte mir, ihren Mann würden alle Ärzte Istanbuls kennen, er sei ein perfekter Hypochonder.

Als er dann am darauf folgenden Sonntag wieder auftauchte, diesmal mit seiner kompletten Großfamilie, die ich „mal eben durchchecken“ sollte, platzte mir dann doch der Kragen. Ich machte ihm unmissverständlich klar, diese Therapie sei Arbeit, erfordere viel Wissen und Können und sei weder meine Freizeitbeschäftigung noch zu seiner Unterhaltung da.

Er schaute mich vollkommen überrascht an und sagte: „Wieso? Wenn Sie wollen, bezahle ich was dafür!“

Dass seiner Frau sein Benehmen sichtlich peinlich war, tröstete mich ein wenig über soviel Ignoranz hinweg

So oder ähnlich verliefen die meisten meiner Erlebnisse mit der einheimischen Bevölkerung, und ich gab daher meine diesbezüglichen Bemühungen schnell wieder auf.

Trotzdem habe ich natürlich auch aus diesen negativen Erfahrungen etwas gelernt:

Es geht einfach nichts ohne die Mitarbeit des Patienten, und das erfordert Wissen um die Zusammenhänge im eigenen Körper. Ansonsten ist es fast unmöglich, jemandem zu erklären, warum er dieses tun und anderes wiederum lassen muss.

Und ich habe auch gelernt, dass wir in dieser Hinsicht in Deutschland schon ein ganz schönes Stück des Wegs zum mündigen Patienten gegangen sind.

Nun gibt es hier aber nicht nur die einheimische Bevölkerung, sondern auch – zumindest in der Saison – Touristen aus allen möglichen Ländern. Und während des ganzen Jahres die „Kolonisten", die Europäer die hier dauerhaft wohnen.

Und beide kamen schon im ersten Jahr reichlich. Einige mehr zufällig, andere ganz gezielt; sie machten Urlaub in der Türkei, um sich von mir in dieser Zeit gründlich behandeln zu lassen. Welch eine vergnügliche Arbeit! Ausgeruhte Menschen, die nicht gleich nach einer Behandlung wieder zurück an ihren Arbeitsplatz mussten und die Muße hatten, alle Anweisungen gründlich zu befolgen. Dazu der Luxus der schier unendlichen Zeit!

Zeit, um in aller Ruhe eine Anamnese zu erheben, dabei auf der Terrasse in der Sonne zu sitzen, den allgegenwärtigen „Çay" zu trinken, ganz entspannt eine Untersuchung durchführen zu können, ohne Termindruck und den nächsten Patienten „im Nacken".

Das kam meiner Vorstellung schon sehr viel näher, und mir machte meine Arbeit schnell wieder viel Freude.

Bald entdeckte ich auch, wie unterstützend das Meerwasser nach einer Dornbehandlung ist:

Zweimal täglich bei Wassertemperaturen von ungefähr 27 Grad gemütlich schwimmen oder stehend Arme und Beine gegen den Wasserdruck bewegen, hat eine ungeahnte Wirkung. Schnell lösen sich hartnäckige Verspannungen und Steifigkeiten auf, und der ganze Körper wird wieder elastischer.

Eine Patientin kam mit einer hartnäckigen Schulter-Arm-Symptomatik, deren Schmerzen bis in die Finger ausstrahlten. Es war ihr nicht einmal mehr möglich, irgendetwas mit der rechten Hand hochzuheben; selbst schreiben konnte sie nicht mehr.

Nach der Überprüfung von Schulter- und Ellbogengelenk mit der Dorn-Therapie und einer ausgiebigen Behandlung der gesamten Muskulatur zeigte ich der Frau „meine" Übungen im Meer:

Sie stand bis etwas über Brusthöhe im Wasser und bewegte den rechten Arm soweit nach vorne und hinten, wie sie es ohne größere Schmerzen aushalten konnte. Dann die aneinander gelehnten Hände mit den Handflächen nach außen klappen und das Wasser zur Seite wegdrücken. Das Ganze zweimal täglich etwa 10 Minuten. Nach einer Woche waren die Beschwerden restlos verschwunden und sind es bis heute – fast ein Jahr später – geblieben.

Noch etwas ist mir hier im Umgang mit Patienten aufgefallen:

Sie alle kommen in einem sehr verspannten Zustand. Das spiegelt sich nicht nur in ihrem Verhalten wider, sondern vor allen Dingen in ihrer Muskulatur.

Schon nach wenigen Tagen lässt die Verspannung dann deutlich nach und damit oft auch die Schmerzen.

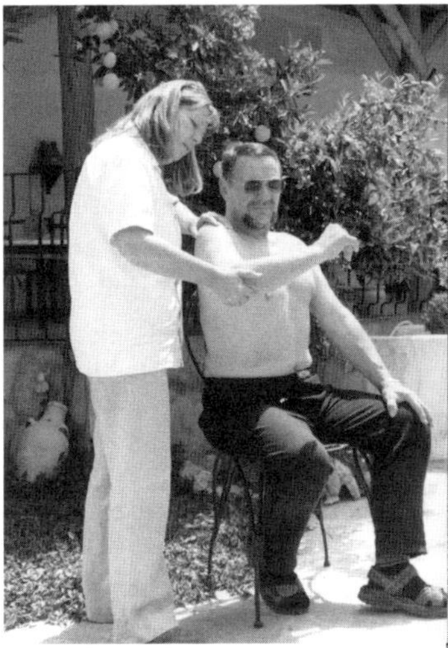

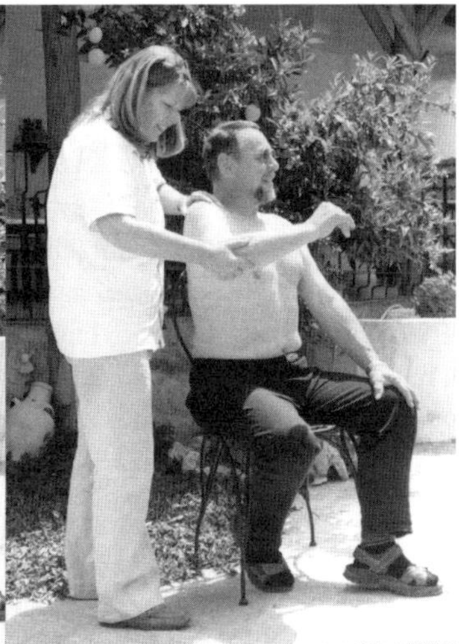

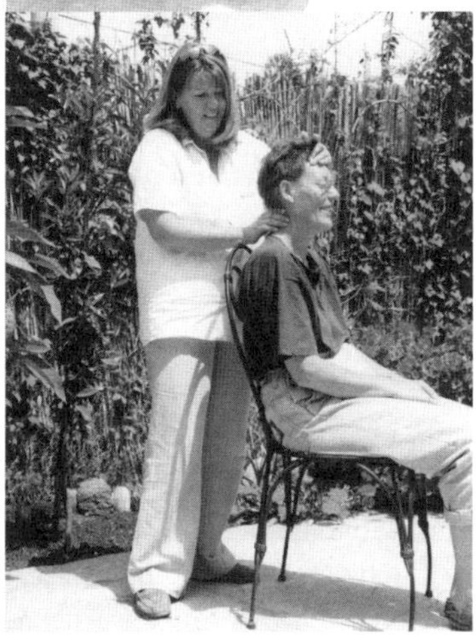

Für den Behandler bedeutet das leichteres Arbeiten und schnelleren Erfolg.

Zugegeben, ich arbeite unter optimalen Bedingungen und mit Patienten, die in Urlaubsstimmung sind, und die Behandlung einfach als zusätzliche Annehmlichkeit erleben. Aber immerhin „opfern“ sie etwas von ihrer kostbaren Urlaubszeit – freiwillig!

Dazu kommt noch ein nicht zu unterschätzendes Moment: Bedingt durch die herrschenden Umstände kommt man den Patienten, die ja eigentlich Urlauber sind, sehr viel schneller näher, als das im Praxisalltag gewöhnlich der Fall ist.

Man schwimmt zusammen, redet über Land und Leute, verabredet sich bei gegenseitiger Sympathie hier und da zum Essen oder zu gemeinsamen Ausflügen.

Dabei wird natürlich geredet. Über dies und das, über Probleme, Sorgen, Krankheiten. Man erfährt so ganz „nebenbei“ viel mehr als in einer normalen Anamnese und kann so schneller Rückschlüsse auf bestehende Beschwerden erkennen und aufzeigen.

Das trägt ebenfalls zu einem deutlich schnelleren Heilungsverlauf bei.

Ich habe in meinem ersten Sommer viele Menschen kennen gelernt, behandelt, begleitet und verabschiedet. Die meisten sind entschlossen, in diesem Jahr wiederzukommen.

Wenn auch Sie an einem „Dorn-Urlaub“ interessiert sind, können Sie gern mit mir Kontakt aufnehmen. Ich kümmere mich auf Wunsch um Ihren Flug, ein Hotel, den Transfer von und zum Flughafen und zeige Ihnen Land und Leute.

Angelika Godau, Postfach 152
48301 Fethiye/Yaniklar, Türkei
Email: agodau@aol.com
Tel.: 0090-543-4914568

Erfahrungsberichte sagen alles

Peter Wiermann

Es ist immer wieder eine Freude, wenn Anrufe eingehen mit dankbaren Kommentaren wie diesem:

„Wie Sie ja wissen, hatte ich vor Ihren Korrekturgriffen nach der *Methode Dorn* recht starke Rückenschmerzen, aber nachdem Sie mir *nur mal eben* im Stehen einen einzigen Lendenwirbel wieder richtiggestellt hatten, war zwar nicht sofort, aber nach Stunden wieder alles okay. Am Folgetag hatte ich überhaupt keine Beschwerden mehr, ganz im Gegenteil – ich fühle mich seitdem pudelwohl!"

So oder ähnlich lauten immer wieder die Dankesbekundungen!

Erfahrungsbeispiel: Rechte Hand ließ sich nicht mehr zur linken Schulter führen:

Ein Patient, der zu mir kam, war nicht mehr in der Lage, die rechte Hand zur linken Schulter zu führen. Üblicherweise begutachtet man eigentlich zuerst die Schulter, aber mein Interesse richtete sich mehr „intuitiv" zuerst auf die Wirbelsäule.

Ich fand, was ich vermutet hatte – eine leichte linksseitige Skoliose der Wirbelsäule im LWS-Bereich. Natürlich hatte der Betreffende auch dort Beschwerden, aber die Schultergelenk-Blockade und die damit verbundenen Schmerzen waren ihm „wichtiger", d.h. die Schmerzen dort waren größer!

Zuerst prüfte ich die Beinlängen und korrigierte auf gewohnte Art und Weise Sprunggelenke, Knie- und Hüftgelenke. Danach richtete ich in der Hauptsache den dritten Lendenwirbel.

Die Verdrehung des Wirbels hatte anscheinend einen so starken Einfluss auf die Meridiane (*sicher nicht nur über die Nervenbahnen*), dass mit der Korrektur schlagartig die Symptome an der Schulter verschwanden.

„Ich bekomme meine Hand wieder auf die Schulter und meine Herzschmerzen (*von denen ich als Behandler erst jetzt beiläufig erfuhr*) sind auch weg – toll! Wie haben Sie das bloß gemacht?"

Meine Antwort: „Tja, das sind nun mal die erstaunlichen Ergebnisse der so einfachen und doch so wirksamen Wirbel- und Gelenkkorrektur nach Dorn, über die ich selbst auch noch immer staune und die mich noch immer so fasziniert."

EINFACHHEIT ist das WICHTIGSTE bei dieser Methode!

Alle Verkomplizierungen führen eher von der „Methode Dorn" weg! Schließlich stammt diese Methode aus dem Volke, also aus der „Volksmedizin". Herr Dorn hat als Finder dieser Methode seinen ehrwürdigen Familiennamen zur Verfügung gestellt und ließ diese von ihm über den Zeitraum von ca. 30 Jahren weiterentwickelte Methode *nicht* patentieren! Das Recht dazu hätte ihm zugestanden!

Die Einfachheit bei der Durchführung der *Methode Dorn* führt dann auch zu dem gewünschten Erfolg (wenn nicht gravierende organische Dispositionen dagegen stehen).

Anmerkung: Alle weiteren von uns Dorn-Therapeuten mit angewandten Behandlungsmethoden sind zwar eventuell hilfreich, jedoch nicht Bestandteil der Dorn-Therapie. Eigentlich sollte diese auch nur als solche durchgeführt werden – ansonsten werden die Hilfesuchenden verunsichert! Fremdtechniken sollten daher dem Hilfesuchenden angekündigt und eindeutig benannt werden.

Mein Erfahrungsbericht als ehemals Betroffener und heutiger „Gesund-heits-Pfleger" nach DORN

Vier Wochen mit gleichbleibenden Schmerzen in der Lendenwirbelsäule und kein Ende der „Pein" in Sicht! Die Schmerzen waren nicht mehr auszuhalten.

Als Masseur, der tagein und tagaus an der Massagebank arbeitet, vertraute ich den herkömmlichen Methoden kaum. Ohnehin hatten Streckungen auf speziellen Geräten aus meinem alten Praxisbestand keinen Erfolg gezeigt.

Was tun? – „Versuch es doch einmal mit der Methode nach Dorn", riet mir eine Freundin aus Pirmasens. – „Ja, aber wie komme ich an die Adresse eines Dorn-Kundigen?" – „Nichts einfacher als das!" antwortete sie mir. Sie gab mir eine Telefonnummer, unter der ich dann nur noch meine Postleitzahl zu nennen brauchte, und schon bekam ich per Post umgehend eine Liste von Dorn-Therapeuten in meiner Nähe.

Auf der Fahrt zur Therapeutin fühlte ich mich mit meinen damals 48 Lebensjahren wie ein „alter Mann" und hatte enorme Schmerzen; sogar noch beim Ein- und Aussteigen aus dem Auto und auf dem Weg zum Therapieraum, der in geschmackvollem und behaglichem Stil eingerichtet war – in dem aber nur eine Massagebank und ein Beratungsschreibtisch mit entsprechenden Stühlen standen.

Dann, nach kurzer einweisender Beratung und etwa 30-minütigen seltsamen, mir völlig neuartig erscheinenden „Beinpendelbewegungen", hatte ich endlich mal wieder das Gefühl, auf meinen Beinen stehen zu können – und was noch besser war: der Schmerz ließ langsam nach.

„Tja", sagte die Heilpraktikerin, „das bleibt aber nur so, wenn Sie fleißig ihre Übungen machen, und zwar circa vier bis sechs Wochen lang, damit alles an seinem jetzigen Platz bleibt!"

Nichts leichter als das: in der Hauptsache hatte ich mich mit einer Seite des Rückens an die rechtwinklige Kante eines Türrahmens zu stellen und – je nachdem, ob für Brustwirbel- oder Lendenwirbelsäule, – die Arme oder das eine Bein zügig durchzupendeln.

Außerdem sollte ich fleißig das „Fahrgestell einziehen", was bedeutete: ich konnte unter Zuhilfenahme des „Hebelgesetzes" die Hüftgelenke ganz alleine in ihre ursprüngliche Lage zurückbewegen – *eine feine Sache und sooo einfach!*

Der Hinweis, nach der Korrektur täglich wenigstens zwei bis drei Liter Flüssigkeit (am besten Leitungswasser oder ähnliche „stille Ge-Wässer") zu trinken, ließ sich ebenfalls recht einfach befolgen.

Ebenso unkompliziertwaren die Tipps für meinen beruflichen Alltag: ich sollte regelmäßig bei meiner Arbeit die Seiten der Massagebank wechseln, wegen der dann gleichmäßigeren Belastung der Großgelenke und der Wirbelsäule.

Ich fühlte mich nach dieser wirklich einfachen Korrektur „wie ein junger Gott", und keineswegs mehr wie vorher! Eigentlich wollte ich nun unseren Pkw heimwärts fahren, aber meine Frau riet mir davon ab – und sie hatte ja Recht: „Versuch nicht gleich wieder, Bäume auszureißen!"

So fuhr sie das Fahrzeug nach Hause. Ich saß als Beifahrer daneben und staunte nur über meinen jetzigen sich gut anfühlenden Zustand.

Ich schreibe dies voll Begeisterung; ich hätte mich schon längst den Händen eines Dorn-Therapeuten anvertrauen sollen. Übrigens, in der Therapeutenliste stehen auch Ärzte als Dorn-Therapeuten, falls jemand dies bevorzugt ...

... ja aber dann!

Dann folgte ein paar Monate später die Ausbildung in der „Methode Dorn" und sogar bei mir – ich geb's ja zu – gab es nach einer erneuten Wirbelsäulenkorrektur eine Phase der Übungs-Nachlässigkeit. Folge: die Beschwerden stellten sich wieder ein. Mittlerweile hatte meine „bessere Hälfte" mit Herrn Dorn telefoniert, um zu hören, was man denn noch zusätzlich machen könnte oder was ich denn wohl nicht „mitbekommen" hatte während der Unterweisung. Seine kurze Antwort war nur: „Üben! Der Peter übt nicht genug."

Das hatte gesessen. Mit überaus schlechten Gewissen begann ich schleunigst wieder mit den Dorn-Übungen und siehe da, es besserte sich – sogar *ohne erneute Behandlung* – zusehends! Nach dieser Erfahrung kann ich nur empfehlen: Üben, Üben, Üben!

Ich wünsche jedem Hilfesuchenden, in seinen schmerzhaften Stunden einen „überzeugten Dorn-Therapeuten" in seiner Nähe zu finden.

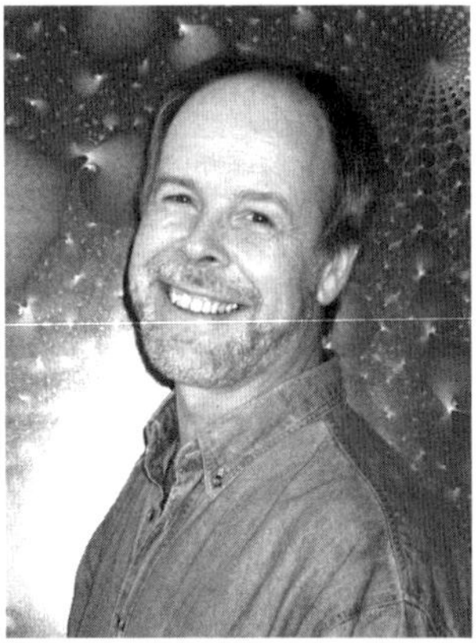

Peter Wiermann
Ziegelfeldstr. 29, 84329 Wurmannsquick
Tel. 08725-967411
Email: wmope@web.de
www.dorntherapie-bayern.de

Wie ich zur Dorn-Methode kam – und meine ersten Erfahrungen danach

Erika Laut

In meine Praxis für Massage, Lymphdrainage, Chinesische Fußreflexzonenmassage, Edelsteintherapie usw. kam eines Morgens meine Patientin Petra zur Behandlung. An diesem Morgen erzählte sie mir von einem Wochenende, auf dem sie die Dorn-Methode erlernt hatte. Sie hatte die Methode gleich bei ihrer Mutter und Großmutter mit Erfolg angewandt. Je mehr sie mir über die Einfachheit und die Selbsthilfeübungen berichtete, desto mehr zog es mich zur Dorn-Methode. Das musste ich unbedingt erlernen, um meinen Patienten noch besser helfen zu können.

Noch am gleichen Tag kam ein junger Mann, der auch von dieser wundersamen Methode sprach und mich bat, sie zu erlernen, um seine Wirbelsäule zu richten.

Meine Schwester machte schließlich diesen Dieter Dorn ausfindig, und zusammen mit ihr nahm ich an zwei Seminaren von Dieter Dorn und Günter Groß teil.

Erfahrung Nr. 1

Ein Architekt kam mit dem Rezept zehnmal Massage und Wärmetherapie. Diagnose: Bandscheibenvorfall HWS 5, 6, 7; außerdem HWS- und WS-Syndrom.

Ich stellte fest, dass sein oberer Rücken und der Hals-Nacken-Übergang bretthart waren – vor Schmerzen. Er bewegte sich bereits in einer Schonhaltung. Während ich ihn massierte, erzählte ich ihm von Dieter Dorn und dessen Methode: „Wenn Sie zu mir Vertrauen haben, würde ich bei Ihnen gerne diese Dorn-Methode anwenden.“ Er stimmte zu.

Bei der ersten Behandlung prüfte ich von den Sprunggelenken bis zur Halswirbelsäule und Schulter, Ellenbogen und Handgelenken alles durch und drückte die blockierten Wirbel zurecht. Sein Beinlängenunterschied betrug 3 cm. Das andere Bein hatte sich schon angepasst und war ebenfalls aus der Hüfte subluxiert. Nach der Behandlung war mein Patient begeistert, nach einer Woche waren jedoch noch einige Schmerzen da.

Die zweite Behandlung machte ich nur an der Halswirbelsäule und am oberen Rücken. Siehe da, der Schmerz verschwand. Ich massierte den Patienten und, um sicher zu sein, behandelte ich ihn noch einmal mit der Dorn-Methode am oberen Rücken und an der Halswirbelsäule. Er bekam danach Bewegungstherapie zum Muskelaufbau verordnet, und so konnte ich hinterher regelmäßig mit der Dorn-Methode prüfen, ob alle Wirbel in ihren richtigen Stellungen geblieben waren.

Durch die Behandlung wurde die angesetzte Operation überflüssig. Mein

Patient war schmerzfrei, sehr zufrieden und glücklich. Er sagte mir zum Schluss, bestimmt hätte er seine Schilddrüsenoperation umgehen können, hätte er schon früher von der Dorn-Methode gewusst. Seine Geschichte verbreitete sich in Ehingen schnell.

Erfahrung Nr. 2

Da war Carolin, ein 11-jähriges Mädchen aus meinem Heimatort. Ihre Mutter kam mit ihr in die Praxis und klagte über Ärzte und Krankenhäuser und darüber, dass bislang niemand ihrer Carolin helfen konnte. Mir wurde das schon ganz peinlich, aber sie war nicht zu bremsen. Ein Heilpraktiker, bei dem sie jetzt war, habe ihr gesagt, mit Carolins Wirbelsäule stimme etwas nicht. Deshalb komme sie jetzt zu mir mit der Bitte, Carolin anzuschauen und ihr eventuell zu helfen. Sie habe gehört, dass ich eine neue Methode nutze. Damit meinte sie natürlich die Dorn-Methode.

Carolin, ihre Tochter, stand ruhig da; blass, mit nach vorne gezogenen Schultern und sehr in sich gekehrt. Sie litt unter ständigen Blinddarmschmerzen, kollabierte immer wieder und überall, zu Hause, in der Schule usw.; dabei versagte ihre Atmung und sie wurde ganz blau. Am Schulsport, ihrem Lieblingsfach, konnte sie nicht mehr teilnehmen. Mutter und Kind waren verzweifelt.

Ich behandelte Carolin noch am selben Tag. Die Messung ergab 3 cm Beinlängenunterschied! Einen Zentimeter konnte ich im rechten Sprunggelenk (Subluxierung durch Sportunfall) verringern, einen weiteren Zentimeter bei der Hüftkorrektur, und den letzten durch Korrektur am Becken und unteren Rücken. Beim Nachmessen waren die Beine gleichlang, Becken und unterer Rücken gerichtet. Dann nahm ich mir die Wirbelsäule vor: Schrägstellung des 1. und 2. LW; der 12. BW war nach innen verschoben aufgrund einer Schräglage im Mutterleib während der Schwangerschaft; die Brustwirbel 1, 2, 3 mussten ebenfalls gerichtet werden. Carolin ließ trotz Schmerzen alles über sich ergehen (es war jedoch bei weitem nicht so schlimm, wie die Krankenhausaufenthalte und die Cortisongaben). So lobte ich sie zum Schluss für ihre Tapferkeit und ihre Geduld.

Danach behandelte ich sie noch mit der Breuß-Massage, die ihr Entspannung, Ruhe und Ausgeglichenheit vermittelte. Als sie mit ihrer Mutter nach Hause ging, war sie mehr als zufrieden. Carolin schlief am Abend friedlich ein, ohne Bauch- und Blinddarmschmerzen, die sie über Jahre hinweg geplagt hatten. Ich behandelte sie danach noch zweimal mit der Dorn-Methode.

Es ist ein großes Wunder! Carolin ist schmerzfrei; sie kollabiert nicht mehr, ihre Lungen funktionieren richtig, ihre Nerven und Meridiane sind frei von Blockaden. Bis heute, drei Jahre nach der Behandlung, gab es keinen Krankenhausaufenthalt mehr, und das, obwohl Ärzte aus dem hiesigen Krankenhaus gesagt hatten, sie müsse mit den Schmerzen leben und es sei höchstwahrscheinlich psychosomatisch. Doch gerade auch diese Schmerzen muss man ernst nehmen und behandeln. Es ist für mich eine Freude, wenn sie mich anruft und sagt: „Erika, kannst du bei mir mal durchschauen, ob alles an der richtigen Stelle sitzt?" Sie macht fleißig ihre Selbsthilfeübungen, schon über Jahre hinweg. Durch das Pendeln zwischen zwei Stühlen richtete sich auch der 12. Brustwirbel, der nach innen verschoben war. Immer, wenn ich sie sehe frage ich natürlich: „Machst du deine Übungen?“ – „Ja, natürlich!“ strahlt sie mich dann an.

Ähnlich konnte ich anderen bei Knie-, Schulter- und Hüftproblemen helfen. Ich halte mich streng an die Methode, die ich bei Dieter Dorn gelernt habe. Ebenso gebe ich die Selbsthilfeübungen weiter und kontrolliere regelmäßig nach. Liebevoll!

Da ich jetzt im Biberacher Krankenhaus arbeite, konnte ich mein erstes Einsteigerseminar anbieten und mit acht Teilnehmern durchführen. Auf den Stationen erzähle ich viel über den wunderbaren, selbstlosen, aufopferungswürdigen Menschen Dieter Dorn und seine Methode.

Erika Laut
Finkenburg 9
89584 Altsteußlingen-Ehingen
Tel. 07395-924719

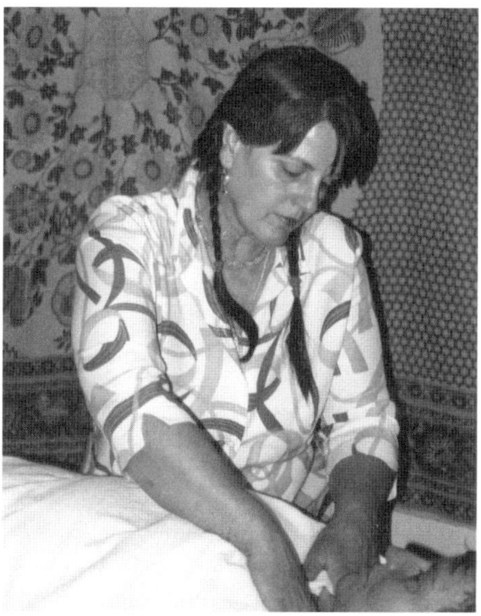

„Dornfortsätzungen"

Jörg Engemann-Yobus

Liebe Leserinnen und Leser! Ich durfte bei Helmuth Koch die ersten Handgriffe erlernen und in den folgenden Jahren regelmäßig als Assistent mein Wissen und Können bei seinen Ausbildungs-Seminaren vertiefen und festigen.

Dann stellte ich fest, dass ich als Fortsetzung dazu auch von den Menschen, die zu mir kamen, viel lernen konnte. Oft waren es nur Kleinigkeiten, die aber doch wesentlich sind. Lassen Sie mich das mit einem guten Essen vergleichen: Die Basis eines Pfeffersteaks ist ein gutes Stück Fleisch (das ist meine Ausbildung). Es sind aber schließlich die Soße, die Gewürze und das Ambiente (das ist das, was ich von den Menschen lernte), die ein Pfeffersteak vollenden. Ich bin dankbar für diese teilweise versteckten, verdeckten oder verschlüsselten Informationen und Hinweise.

Dornfortsätzungen Nr. 1

Jeder ist so gesund, wie er es sich erlaubt

Albert ist über 70 Jahre alt, als er sich vor einem Jahr auf Anraten seiner Tochter an mich wendet. Ich stelle eine massive Beinlängendifferenz von über 5 cm fest, korrigiere diese und übe mit ihm die Handtuchübung. So kann er selber für die Beseitigung der Hüftgelenks-Subluxation sorgen, die nach meiner Erfahrung in einem solchen Fall eine gewisse Zeit lang regelmäßig wieder auftaucht. Schließlich bat ich ihn, wiederzukommen, damit ich das Ergebnis überprüfen und festigen könne.

In den folgenden Wochen und Monaten erkundigte ich mich bei seiner Tochter, die ich aus anderen Gründen ohnehin regelmäßig traf, nach seinem Gesundheitszustand. Albert selbst war nicht mehr erschienen und meldete sich auch nicht. Ja, es gehe ihm gut, das Bein sei nicht mehr rausgerutscht, und Schmerzen habe er auch keine mehr. Er könne sogar wieder im Garten arbeiten.

Freudig erzählte ich anderen von Albert – natürlich unter anderem Namen, wie auch hier. Dann traf ich vor einigen Tagen einen Kegelbruder, der mir berichtete, dass es Albert durchaus nicht gut gehe. Letzte Woche hätten sie sogar frühzeitig den Kegelabend beendet, weil Albert zu große Schmerzen hatte.

Fazit: Man kann die Pferde zur Tränke führen, aber man kann sie nicht zum Saufen zwingen.

Dornfortsätzungen Nr. 2

Der Rücken ist das Gedächtnis der Seele

Berta (Name geändert) kam zu mir und konnte kaum laufen. Eine gründliche Prüfung ergab eine geringe Beinlängendifferenz (weniger als ein cm) und Fehlstellungen der Wirbel L5 bis L3. Mir fiel auf, dass nicht die übliche Blockade des Ilio-Sakral-Gelenkes festzustellen war. Nach entsprechender Korrektur war der Schmerz verschwunden und Berta war glücklich. Mir ließ das ganze jedoch keine Ruhe, denn die Wirbelfehlstellungen waren offensichtlich nicht durch einen Beckenschiefstand verursacht. Außerdem gab mir zu denken, mit welcher Leichtigkeit die Korrektur erledigt war. Also sprach ich noch ein wenig mit Berta und erfuhr nebenbei, dass Berta zusammen mit ihrem Ehemann seit drei Jahren mit dem Neubau ihres Hauses beschäftigt war. Meine Bemerkung, der Körper habe sich mit der Wirbelverschiebung jene Auszeit geholt, die Berta ihm nicht gegeben hatte, quittierte sie mit heftigem Kopfnicken. Volltreffer!

Jörg Engemann-Yobus
Schmiedeweg 21
D-51588 Nümbrecht
Tel. 02263-903788
Fax 02293-3422
Email: ananda-studio@web.de

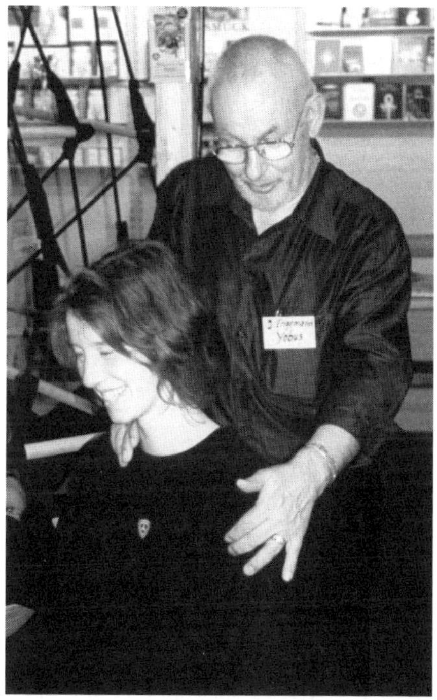

„Yobus" in bester Laune mit zufriedener Patientin auf der Buchmesse 2002

Hüftfehlstellungen

Ursachen, Auswirkungen, und einfache Behebung durch die Dorn-Methode

Gamal Raslan

Wie kommt es zur erworbenen Beinlängendifferenz? Sie ist ein Ergebnis unserer „zivilisierten" Lebensweise: Wir sitzen oft stundenlang in unseren Autos und am Arbeitsplatz, außerdem schlagen wir beim Sitzen gerne unsere Beine übereinander – eine Angewohnheit, die beispielsweise Naturvölkern vollkommen abgeht.

Doch schon bei den Kleinsten beginnen die Zivilisationsprobleme. Eigentlich können wir froh sein, dass unsere Kinder nach der Geburt so optimal versorgt werden, wenn da nicht der „Collis-Test" wäre ...

Der Collis-Test (vertikale Hängereaktion)

Der Collis-Test ist ein neurologischer Test bei Kleinkindern zwischen dem 1. und 7. Lebensmonat. Das Baby wird im Wechsel an einem (!) Bein hochgehalten, um die muskuläre Reizantwort zu prüfen. Durch das Gewicht des Kindes kann jedoch dabei das Gelenk aus seiner Pfanne rutschen, da die Muskulatur des Babys noch zu schwach ist, um das Hüftgelenk optimal zu stabilisieren. So können Verschiebungen bis zu 5 mm entstehen, was bei einem Baby viel ist und im Laufe des Wachstumsprozesses zu Problemen führen kann. Ein Millimeter bei einem Kleinkind kann bei einem Erwachsenen schon mehr als einen Zentimeter

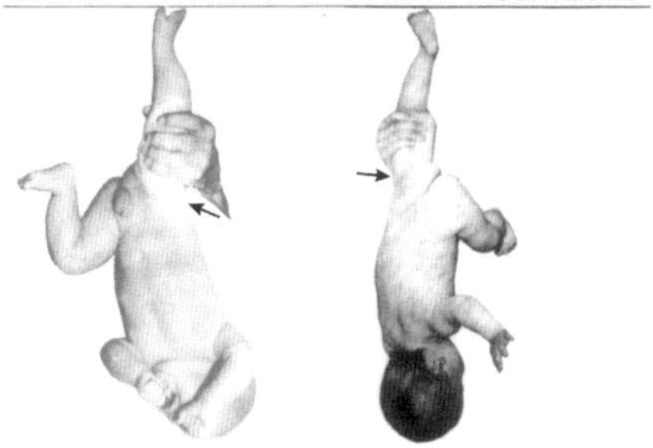

bedeuten. Zwar wird der Test normalerweise beidseitig durchgeführt, doch es ist nichts dabei gewonnen, wenn beide Gelenke aus der Pfanne rutschen. Bei herausgerutschten Hüftgelenken (Hüftluxation) wird Kleinkindern oft eine Spreizhose verschrieben. Wie viele dieser Spreizhosen könnte man Kleinkindern ersparen, wenn auf Alternativen zum Collis-Test zurückgegriffen würde!

Ein Beispiel aus der Praxis:

Eine Mutter kam mit ihrem fünfjährigen Sohn zu mir in die Praxis. Der Junge klagte seit über einem Jahr über ständig stärker werdende Schmerzen im rechten Hüftgelenk. Ich konnte eine Beinlängendifferenz von 1,5 cm feststellen. Die Befragung der Mutter ergab, dass das Kind weder einen Unfall noch einen Sturz hinter sich hatte. Auf die Frage, ob der Collis-Test durchgeführt worden sei, konnte sich die Mutter daran erinnern. Der Test war nur an einem Bein durchgeführt worden und außerdem hing das Kind ca. 20 Sekunden kopfüber nach unten, weil sich der Reflex verzögerte.

Der Junge wurde nach Dorn behandelt, und ich zeigte ihm die Selbsthilfeübung zur Hüftkorrektur. Nachdem er zwei Wochen lang die Übung durchgeführt hatte, waren seine Schmerzen verschwunden; die Beine waren gleichlang geblieben und die sich abzeichnende Wirbelsäulenverkrümmung durch die Fehlstatik war verschwunden.

Untersuchungen in Kindergärten haben gezeigt, dass schon viele Kindergartenkinder mit unerkannten Beinlängendifferenzen durchs Leben gehen bzw. in diesem Alter eher hüpfen und springen. Würde hier das Hochhalten der Babys an einem Bein unterbleiben, dann wäre schon eine mögliche Ursache späterer Beschwerden beseitigt.

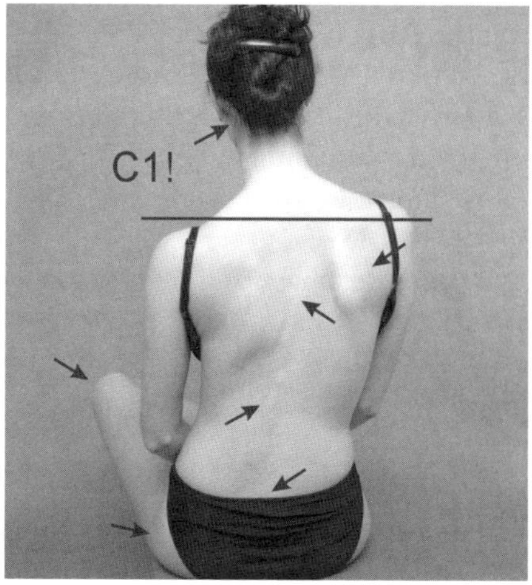

Hauptbelastungspunkte bei übereinander geschlagenen Beinen

Das Übereinanderschlagen der Beine

Hier gibt es eine Wechselwirkung. Wir schlagen unbewusst die Beine übereinander, da wir unterschiedliche Beinlängen haben, und entlasten dadurch die Hüftgelenke. Jedoch werden dabei die Beinlängenunterschiede verstärkt, ohne dass sie sich wieder von alleine in ihre anatomisch korrekte Stellung zurückversetzen. Der Oberschenkelknochen rutscht durch die Hebelwirkung und durch kleine Vibrationen weiter aus dem Gelenk heraus. Beim Aufstehen verhindert das Anspannen der Muskulatur das Zurückgleiten des Knochens in das Gelenk und somit in den normalen Zustand. Das Bein bleibt sozusagen „länger“. Das wiederum führt dazu, dass wir die Beine übereinander schlagen, weil dadurch die Hüfte entlastet wird, wodurch wiederum der Knochen aus der Gelenkpfanne rutscht – ein Teufelskreis. Als Folge gibt der Oberschenkelschaft beim Laufen durch den vergrößerten Gelenkspalt Mikroschläge an das Hüftgelenk ab. Hierdurch können Entzündungen entstehen und in der Folge eine unbewusste Schonhaltung. Außerdem wird die Venenpumpe durch das Übereinanderschlagen der Beine behindert und so die Krampfaderbildung gefördert. Zudem werden Akupunkturmeridiane gequetscht, was zu einem verminderten oder ungleichmäßigen Energiedurchfluss führt.

Warum sind gleich lange Beine so wichtig?

„Ungleich“ lange Beine können zu einer Instabilität im unteren Sprunggelenk führen. Durch die Fehlbelastung kommt es beim Laufen häufig am „kürzeren“ Bein zum Einknicken des Fußes. Dem „kürzeren“ Bein fehlt die Stabilität von der Basis her und somit der Bodenkontakt. Über das obere Sprunggelenk kann man nicht mehr richtig abrollen. Während man mit der „langen" Seite „aufstampft", belastet man mit der „kurzen" Seite die Ferse zu stark. Die Folge ist häufig ein Fersensporn durch Überbelastung.

Zudem gibt es noch so genannte propriozeptive Nervenverbindungsbahnen, die vom Fuß ausgehen. Diese sind für die Wahrnehmung der Gelenkstellung im Raum zuständig. Bei einer Fehlbelastung der Füße werden darüber verfälschte Impulse ans Gehirn gesendet, was sich in einer gewissen Gangunsicherheit bemerkbar macht. Nach dem Beinlängenausgleich ist dann eine Stabilisierung beim Abrollen zu erkennen.

Auch Kiefergelenksprobleme können von einer durch unterschiedliche Beinlängen ausgelösten Fehlstatik herrühren. Das ist den Kieferchirurgen zwar bekannt, doch fehlt ihnen häufig das Wissen, wie man hier einfach Abhilfe schaffen kann. Es gibt allerdings inzwischen einige Kieferspezialisten, die Patienten vor einer notwendig gewordenen Operation – wie etwa bei irreparablen Abnutzungserscheinungen – zum Richten der Beinlängendifferenz in eine Dorn-Praxis überweisen!

Doch der wohl wichtigste Faktor ist die ungleichmäßige Durchblutung und Versorgung der beiden Gehirnhälften durch die Beinlängendifferenz. Zum einen enthält das Gehirn durch die Fehlbelastung bzw. unterschiedliche Belastung der Füße und die sich daraus entwickelnden Wirbelsäulenverschiebungen Fehlinformationen. Zum anderen erfolgt eine Fehlversorgung der beiden Gehirnhälften über die Zwischenwirbellocharterie des ersten Halswirbels (Arteria vertebralis). Das kann bei Kindern mit einer rechtsseitigen Beeinträchtigung eine eventuelle Hyperaktivität noch verschlimmern und bei linksseitigen Beeinträchtigungen zu Konzentrationsschwächen führen. Auch hier wird häufig beobachtet, dass das Richten der Beinlängen und des ersten Halswirbels diese Symptome zum Abklingen bringt.

Warum erfolgt bei Dorn die Behandlung von der Mitte her?

Grundsätzlich sollte jeder in seiner Mitte ruhen. Wenn dies nicht der Fall ist, weil z.B. das Becken verschoben ist, müssen die Wirbelsäule und die Gelenke unterhalb der Hüfte Beinlängendifferenzen ausgleichen. Dadurch können sich einzelne Wirbel verschieben, die dann wiederum auf Nerven drücken. Es können z.B. Schmerzen in den Kniegelenken entstehen. Die Wirbelsäule umhüllt den Rückenmarkskanal, der die Versorgung des Gehirns sicherstellt. Nervenwurzeln zwischen den Wirbeln sind gleichsam als Schaltstellen für die nervöse Versorgung der Organe zuständig. Wirbelfehlstellungen führen deshalb zur Fehlinformation der Organe; das Zellgedächtnis des Zellgewebes verändert sich. Außerdem behindern Blockaden den Energiefluss.

Was passiert nun funktionell bei der Übung zum Ausgleich der Beinlängen?

Die Muskulatur wird durch das Anspannen der Streckermuskulatur und das Entspannen der Beinbeugemuskulatur und der daraus resultierenden Entlastung sozusagen überlistet. Beim Ausatmen wird das Hüftgelenk durch den Zug am Oberschenkel über die lockere Muskulatur zusammengeschoben und die Gelenkkapsel in die richtige Position gebracht.

Gerade die Übung zum Beckenschiefstand sollte man öfter wiederholen, damit die Anpassung der Muskel- und Bandstrukturen aktiviert wird. Es findet so eine schnellere „Umprogrammierung" des Zellgedächtnisses statt. Häufiges Wiederholen ist möglich, da das Gelenk durch diese Übung nicht ausleiern kann. Im Gegenteil, die Kapsel wird, wie oben erwähnt, in die richtige Position gebracht, und es findet ein Ausgleich der Muskelzüge statt.

(gekürzter Auszug aus dem Buch: *Der sanfte Weg zur Mitte: Die Dorn-Methode.* Siehe Kap. Rezensionen)

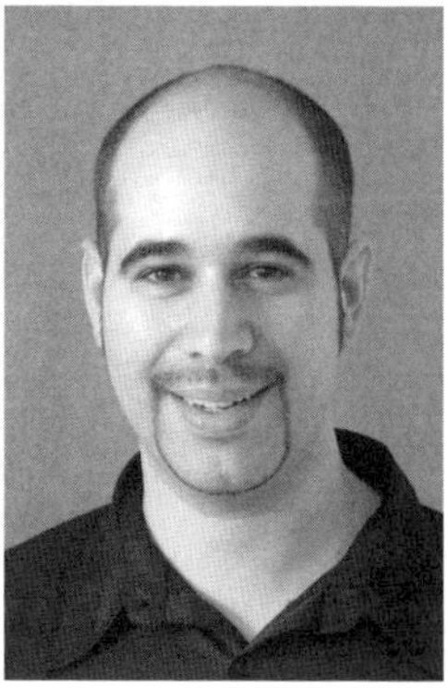

PhT Gamal Raslan
Joh.-Georg-Gademann-Str. 4
97424 Schweinfurt
Tel. 09721-782250
Email: kontakt@gamalraslan.de
www.gamalraslan.de

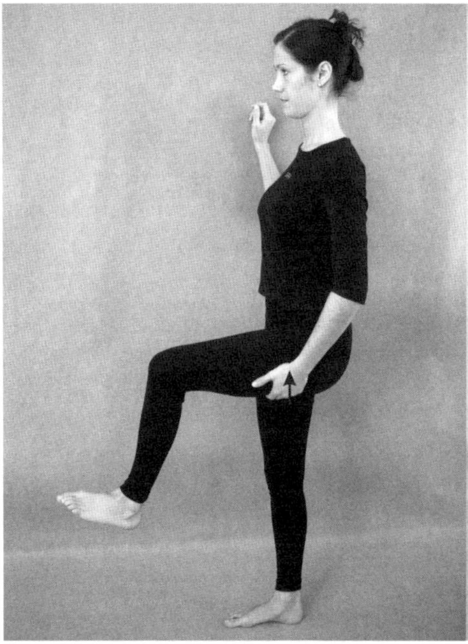

Die bekannte Selbsthilfeübung zur Hüftkorrektur: Anfangsstellung

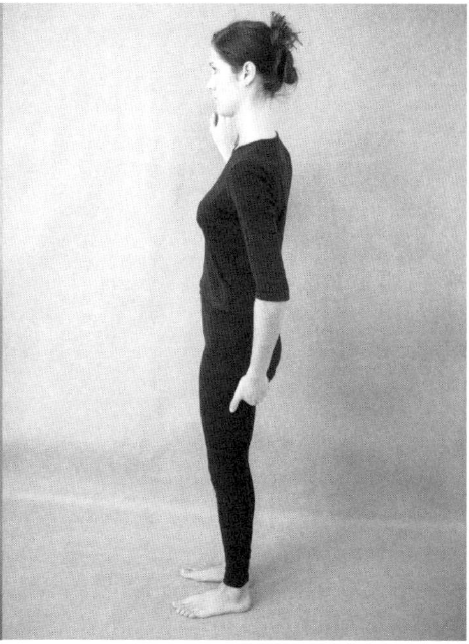

Endstellung

Kinder

Eine Chance für Pädagogen – ein Spiel für Kinder

Dorn-Therapie: bei Bildung und Erziehung ein ungeheurer Bedarf

Franz Josef Neffe

Viele Kinder haben Haltungsschäden

Die Zahlen[1] sind erschreckend und sprechen für sich: In Deutschland haben mehr als 50 Prozent der 8- bis 18-Jährigen Haltungsschwächen oder -fehler. Etwa ein Drittel dieser Altersgruppe war 1996 übergewichtig, das sind doppelt so viele Kinder und Jugendliche wie 20 Jahre zuvor. 40 Prozent aller Kinder klagen über Rückenschmerzen. Etwa drei Viertel der Erstklässler hat eine schwache Bauchmuskulatur, bei über 30 Prozent ist die Beweglichkeit eingeschränkt, und die Hälfte aller Kinder kann nicht einmal 30 Sekunden auf einem Bein stehen.

Offensichtlich nehmen die Probleme nicht ab, sondern wachsen Jahr für Jahr, obwohl man in den Schulen schon über ein Jahrzehnt gegen sie kämpft: Immer wieder begegnen mir Kinder mit Bein- und Fußfehlstellungen, mit Blockaden in der Wirbelsäule, dem Becken, den Schultern oder den Schädelknochen. Ich zeige ihnen dann, wie amüsant und einfach es ist, eine Beinlängendifferenz zu messen und zu beseitigen. Das kann von den Kindern als „Spiel" verstanden und bei jeder Party ein Renner werden.

Das ist Volksheilkunde

Und denken wir noch einen Schritt weiter: Stellen Sie sich einmal den zehnjährigen Florian vor, der seinen Vater anweist, sich zu Hause auf die Couch zu legen, ihm die Beine anhebt, und ihm dann zeigt, dass ein Bein länger ist als das andere. Und wie er seinen Vater das Bein dann mit der Hand in Richtung Hüfte ziehen und es ablegen lässt – und plötzlich sind beide Beine gleich lang. Das „Spiel" macht Florian auch mit Opa und Tante, die anschließend nicht mehr humpeln. Dann lernt es der Lehrer und auf einmal greift es um sich: in der Familie, der Nachbarschaft, der Schule, einfach überall. Das ist Volksheilkunde.

Von der Theorie zur Praxis

Die Dorn-Methode bietet viele Möglichkeiten. Sie ist zum Beispiel geeignet, um im Biologie- oder Sportunterricht Theorie praktisch erfahrbar zu machen. Sie weckt das Verständnis dafür, wann Dehnung etwas Positives bewirkt und wann sie Schaden anrichtet. Außerdem ist sie ein Gesundheitstraining der besonderen Art: sofort und ohne Hilfsmittel zu praktizieren und schnell wirksam.

Man könnte Pädagogen in Seminaren konkret erlebbar machen, was es – nicht nur für Kinder und Jugendliche – bedeutet, sich dauerhaft krumm oder schief zu bewegen. Die Dorn-Methode liefert Techniken, nach denen viele Menschen seit langem suchen – auch und vor allem Pädagogen. Denn nur 6,3 Prozent[2] aller Lehrer beendeten 1996 in Bayern ihr Berufsleben an der gesetzlich vorgeschriebenen Altersgrenze – in anderen Bundesländern sieht es nicht viel anders aus. Daran sind Gelenk- und Wirbelprobleme maßgeblich beteiligt. Ich bin davon überzeugt, dass es im Bereich Bildung und Erziehung bei Pädagogen wie Schülern einen ungeheuren Bedarf für die Dorn-Therapie gibt.

1) Die Zahlen stammen aus dem Jahr 2002 von Prof. Dr. Dr. H. Zöpfl und K. Zierer, Universität München, Lehrstuhl für Schulpädagogik, Institut für Kinder- und Jugendforschung.
2) Passauer Neue Presse vom 19.4.1997

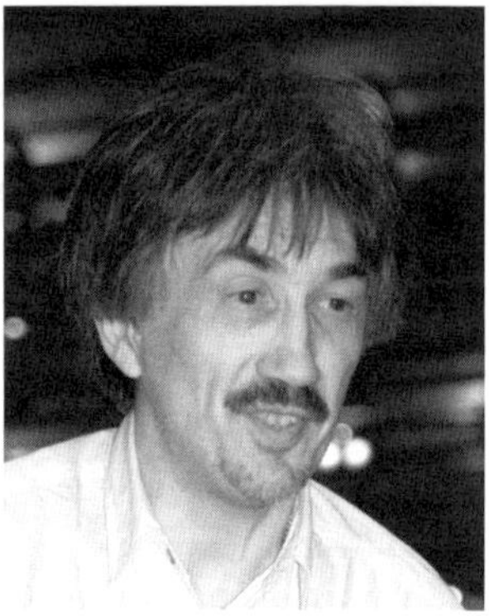

Franz Josef Neffe, Dipl. Päd.,
Original-Dorn-Ausbildung
Webergasse 10
D-89284 Pfaffenhofen-Beuren
Tel. u. Fax 07302-5580

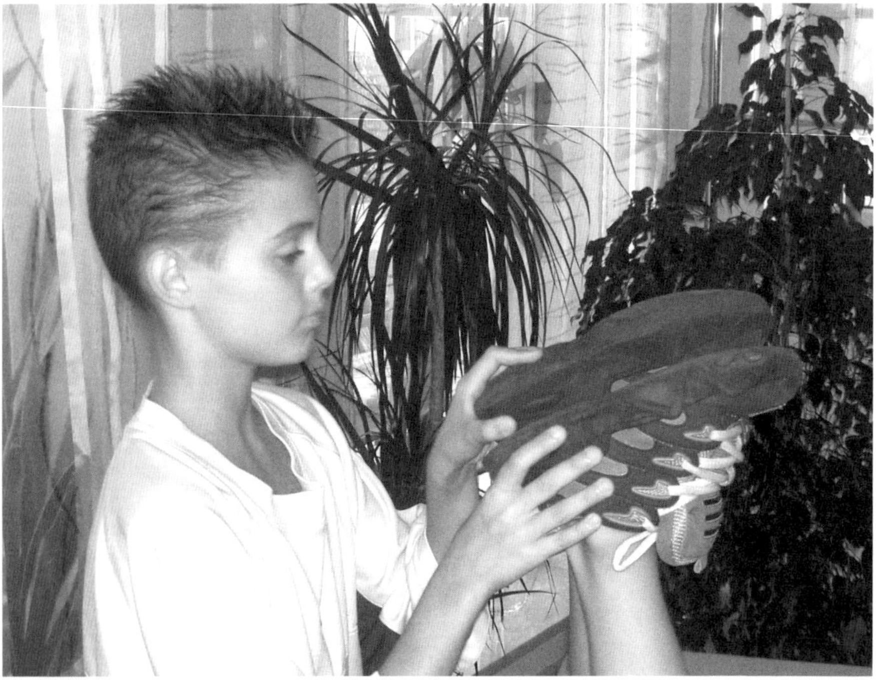

Ein Spiel für Kinder

Kinder brauchen eine gerade Wirbelsäule und ausgerichtete Gelenke

Ein wichtiger Beitrag zur Volksgesundheit.

Helmuth Koch

Mit der Dorn-Methode haben viele Therapeuten ein „Handwerkszeug" zur Verfügung, mit dem sie bei Rücken- oder Gelenksproblemen einfach, schnell, ungefährlich, sanft und ohne Medikamente helfen können. Durch diese manuelle Arbeit an von Schmerz geplagten, in der Bewegung eingeschränkten und kranken Menschen haben Dieter Dorn und viele andere langjährige Dorn-Therapeuten einen Erfahrungsschatz zusammengetragen, der weit über die Beseitigung von Ischias oder Halswirbelsäulen-Problemen hinausgeht. Durch die vielen Dorn-Selbsthilfeübungen ist heute fast jeder in der Lage, nach einer Dornbehandlung zukünftig Rücken- und Gelenkbeschwerden zu vermeiden.

Schon bei Babys und Kleinkindern ist es wichtig, die Wirbelsäule und die Gelenke zu kontrollieren und zu korrigieren, damit eine solide Basis für das zukünftige Leben gelegt wird. Viele spätere Probleme werden in der Kindheit gesät.

Das Knochengerüst hat in der körperlichen Entwicklung eines Menschen zentrale Bedeutung. Es gibt uns nicht nur unsere Form, Stabilität, Beweglichkeit und Belastungsfähigkeit, sondern es beeinflusst bei Fehlhaltungen sämtliche Organe und Steuerungssysteme unseres Körpers.

Die Dorn-Methode weiß um die Zuordnung von speziellen Wirbeln und Organen und auch die Zugehörigkeit mehrerer Wirbel zu bestimmten Meridianen unseres Körpers. Ein verschobener Wirbel, das verschobene Kreuzbein oder Becken können „weit"-reichende Auswirkungen haben. Hier besteht Übereinstimmung mit der allgemeinen Meridianlehre.

Zu den Kindern

Welche Auswirkungen haben verschobene Wirbel und Gelenke bei Kindern? Sie befinden sich in einer Phase der körperlichen Entwicklung, in der Fehlstellungen des Knochengerüstes eine Behinderung oder Blockade in der Entwicklung von Organen und Körpersystemen bedeuten.

Bei Babys und Kleinkindern können folgende Zeichen darauf hinweisen, dass irgendetwas verrutscht ist:

Ungewöhnlich viel Schreien, Unruhe, Trägheit, Durchschlafprobleme, Verdauungsstörungen, ungewöhnliches Verhalten, erhöhte Krankheitsanfälligkeit, verzögerte Entwicklung, Kleinwuchs, Schiefhals, kindliche Skoliose, Schwäche,

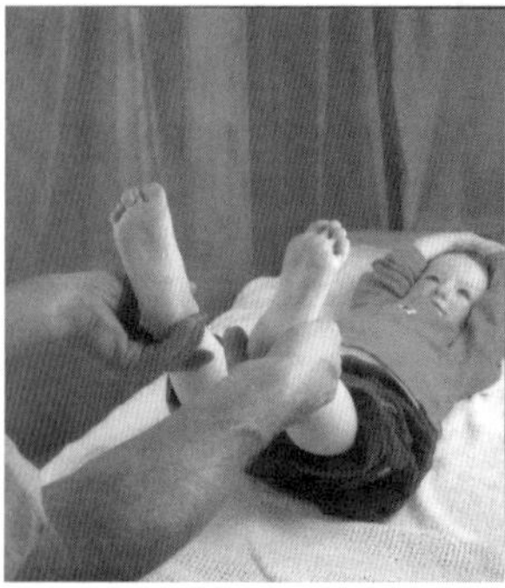

Beine hochnehmen zur Beinlängenkontrolle

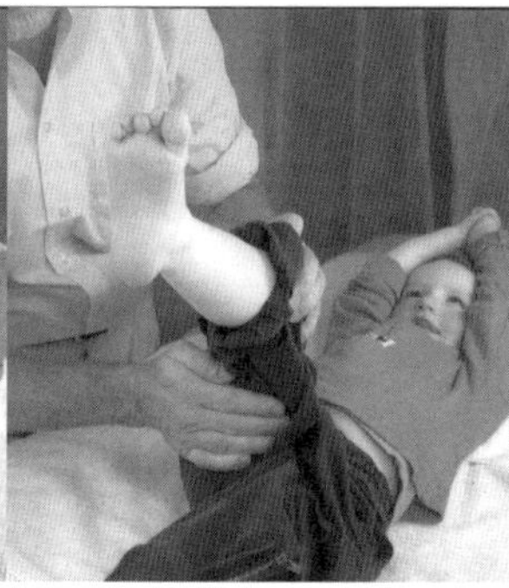

Handhaltung zu Beginn der Hüftgelenkskorrektur

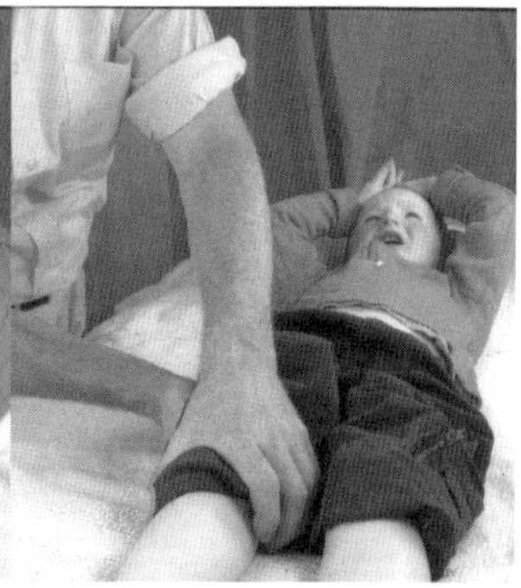

Handhaltung zum Ende der Hüftgelenkskorrektur

unsymmetrische Bewegungen (beim Zappeln, Krabbeln, Laufen, Fußstellungen, Pofalten, Greifen, Kopfdrehen), Hautprobleme, Neurodermitis, Augenprobleme, schlechtes Sehen und Hören, Ohrprobleme, vermeintliche Erbkrankheiten, Lernschwäche, Konzentrationsstörungen, Überaktivität, Blasenprobleme, Bettnässen, Bewegungsunlust, schlechte sportliche Leistungen, Mangel an Bewegungsfreude, Neigung zum Übergewicht, häufige Erkältungen, Husten, Asthma, Bronchitis, Herzprobleme, Bluterkrankungen, frühe Zahnprobleme.

Meist werden diese Symptome klassischen Erkrankungen zugeordnet – häufig fälschlicherweise. Es können einfach nur verschobene Wirbel oder ein verdrehtes Kreuzbein oder verrutschte Gelenke dahinter stecken. Das wäre dann sehr leicht und ohne den Einsatz von Medikamenten zu korrigieren, wenn die Mutter, der Vater, der Therapeut oder Arzt nur wüssten, wie! Dorn-Therapeuten können das!

So wie bei den Erwachsenen ständiges Arbeiten mit den Selbsthilfeübungen nach Dorn notwendig ist, um in einem ausgeglichenen körperlichen Zustand zu bleiben (nach der Dornbehandlung), ist es auch bei den Kleinen notwendig, das Knochengerüst und die Gelenke immer wieder zu kontrollieren und zu korrigieren. Wir sehen bei Erwachsenen häufig, dass durch kleinste Verschiebungen von Wirbeln und Gelenke über einen längeren Zeitraum gravierende Probleme auftauchen, die dann nicht mehr mit dem Knochengerüst in Verbindung gebracht werden.

Bei Babys und Kleinkindern zeigen sich Probleme durch verschobene Wirbel und Gelenke etwas anders. Die Dorn-Methode ist hier ideale Hilfe für alle, die mit Babys und Kleinkindern zu tun haben – Mütter, Väter, Großeltern, Hebammen, Kinderärzte, Krankenschwestern, Physiotherapeuten, Krankengymnasten usw. Ebenfalls für diejenigen, die mit älteren Kindern und Jugendlichen zu tun haben – Kindergärtnerinnen, Lehrer, Sportlehrer usw.

Regelmäßig sollten die Beinlängen kontrolliert und die Gelenke reingeschoben werden. Das dürfen wir nicht den Ärzten überlassen. Besonders den Müttern müssten wir Mut machen, es bei ihren Kindern zu tun.

Wie kommt es bei Babys oder Kleinkindern zu verschobenen Wirbeln und Gelenken?

Bei den heutigen Geburten kommt es manchmal zu starken Kräfteeinwirkungen, vor allem am kindlichen Kopf, die zu Verschiebungen an der Halswirbelsäule und oberen Brustwirbelsäule führen können. Bei großen Babys kann es auch Probleme mit den Schultern geben, während der untere Körperteil bei der Geburt meist ohne äußere Kraftwirkung heraus„flutscht". Das Herausrutschen der Hüftgelenke aus den meist noch nicht voll entwickelten Hüftgelenkspfannen wird meist nach der Geburt verursacht, durch falsches Hochheben, Halten, Drehen und Ablegen des Babys. Ungünstiges Tragen, Fallenlassen und sonstige Krafteinwirkungen können schon zu Hüftgelenks-, Lendenwirbel- und Kreuzbein-Verschiebungen führen. Vieles wird durch unbewusste, natürliche Bewegungen des Babys wieder in Ordnung gebracht, aber das hat seine Grenzen. Manchmal bleiben die Verschiebungen bestehen.

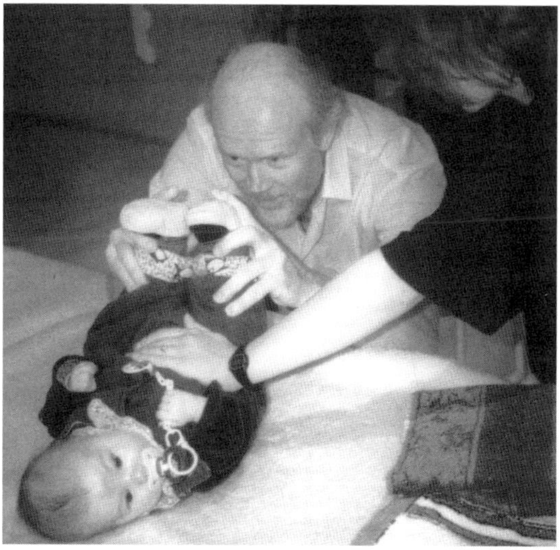

Beinlängenkontrolle beim Baby

Wie werden Babys und Kleinkinder nach der Dorn-Methode behandelt?

Das Baby wird auf einem Tisch auf den Rücken gelegt, die Mutter legt die Hand auf dem Bauch des Kindes, damit der Rücken flach auf dem Untergrund liegen bleibt. Der oder die Dorn-Therapeutin nimmt dann die Füße des Babys in beide Hände. Beim Hochnehmen beider Beine muss der Therapeut dann die Knie des Babys soweit wie möglich sanft strecken. Die Zeigefinger liegen auf den Fersen. So kann der Therapierende die Beinlängen-Differenzen gut erkennen.

Bei beiden Beinen werden dann die Hüftgelenke „hineingeschoben". Dabei wird ein Bein hochgenommen, also das Hüftgelenk um ca. 90 Grad abgewinkelt. Bei leichtem Finger- oder Ballen-Druck auf den oberen Teil des Oberschenkels in Richtung Bauch wird das Bein gestreckt hingelegt. Das kann einige Male wiederholt werden. Dann der gleiche Vorgang mit dem anderen Bein; die Kontrolle der Beinlängen-Differenz wiederholen, wie oben beschrieben. Danach sollten beide Beine gleich lang sein. Dies müsste den Müttern beigebracht werden, damit sie es beim Wickeln machen können.

Kontrolle und Korrektur der Wirbelsäule:

Das Baby wird mit entkleidetem Rücken an die Brust der Mutter gelegt. Die Mutter steht, auf ihrer einen Hand

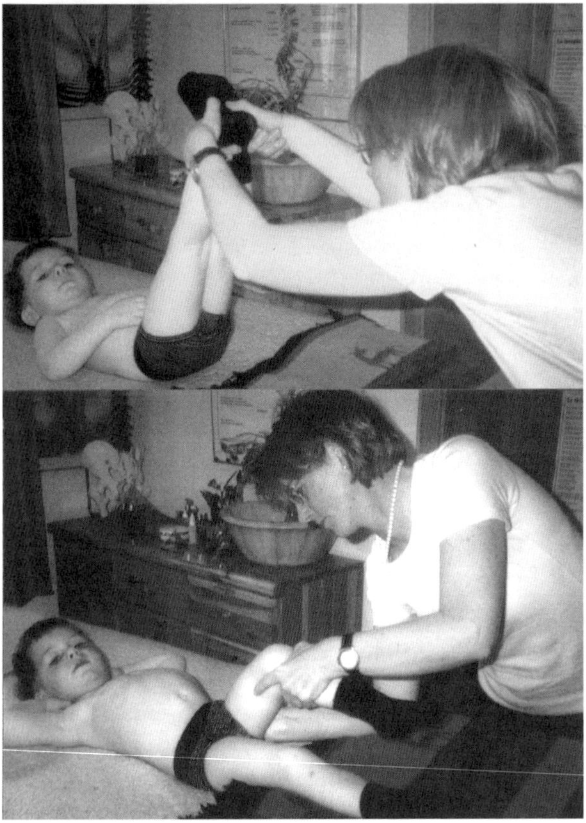

Kontrolle der Beinlänge von der Mutter und Korrektur des „längeren Beines".

delbewegungen – in die Ordnung geschoben. Beim Pendeln der Beinchen oder Ärmchen oder des Kopfes hilft die Mutter mit. Auf keinen Fall darf der Dornbehandler dabei chiropraktische Griffe anwenden oder mit einbeziehen!

Schwangerschaft

Schon bei der Entwicklung des Kindes im Mutterleib und besonders bei der Geburt selbst sollte der Rücken der Mutter möglichst ausgeglichen sein. Besonders die Lendenwirbelsäule und das Becken sollten in bester Position stehen. Ein schiefes Becken und verschobenes Kreuzbein, meist durch ungleiche Beinlängen ausgelöst, machen es der Mutter und dem Kind nur unnötig schwer.

sitzt das Baby mit dem Po, die andere Hand hält das Baby am oberen Rücken fest. Der Dorn-Therapeut kann nun von hinten mit beiden Daumen das Kreuzbein, die Lendenwirbelsäule und die untere Brustwirbelsäule über die Dornfortsätze abtasten. Wenn die Hand der Mutter zum Kopf hoch oder zur unteren Brustwirbelsäule abgleitet, kann der Dorn-Therapeut die obere Brustwirbelsäule und die Halswirbelsäule abtasten. Findet der Therapeut Wirbelabweichungen, so werden die verschobenen Wirbel wieder mit geringem Druck – unter Pen-

Babys

Die von uns häufig festgestellten Beinlängenunterschiede durch herausgerutschte Hüftgelenke, auch bei Babys, werfen die Frage nach der Ursache auf. Heutzutage wird das wohl kaum noch durch den Geburtsvorgang selbst ausgelöst, eher durch falsches Handling der Eltern nach der Geburt. Eine weitere mögliche Ursache liegt in der noch nicht ausgeformten Hüftgelenkspfanne, also in „angeborener Hüftgelenksdysplasie". Die logische Folge ist dann die Spreizhöschen-Therapie. Wie weit das sinnvoll ist, können wir noch nicht beurteilen. Für sinnvoller halten wir, dass die Eltern lernen, wie sie die Hüftgelenke ihrer Sprösslinge selbst korrigieren können, kombiniert mit einer Beratung über richtiges Hochheben, Drehen und Ablegen des Kindes.

Kleinkinder

Verschobene Wirbel und Gelenke machen sich bei Kleinkindern besonders durch Fuß-Fehlhaltungen, unsymmetrische Pofalten beim Stehen, häufiges Hinfallen, vermehrte allgemeine Krankheitsanfälligkeit, Bewegungsunlust usw. bemerkbar. Mit Beginn des Schulalters kommen die Probleme durch Fehlhaltungen, bedingt durch das viele Sitzen und das Schleppen der Schulsachen, dazu. Schmerzen haben die Schulkinder zu Anfang meist nicht.

Wenn der Zahnarzt schon jetzt immer wieder ein Loch in den Zähnen ausfüllen muss, obwohl fleißig die Zähne geputzt werden, könnte der Grund auch ein blockierter 3. Halswirbel sein, so dass der Zahnbereich ungenügend versorgt wird.

Jugendliche

Bei Jugendlichen spiegelt sich die innere Haltung häufig in ihrer äußeren Haltung. Wie gehen sie mit ihren Problemen in der Schule, in der Ausbildung, mit den Eltern und Geschwistern und mit ihren Freunden um?

Die verschobenen Gelenke (besonders das Hüftgelenk), das schiefe Becken oder das verschobene Kreuzbein können diese Probleme verstärken und zusätzliche Probleme bereiten. Vom Zustand der Gelenke und Wirbel hängen auch Körperkraft, Vitalität, Ausdauer, Leistungsfähigkeit, Beweglichkeit, Widerstandskraft und vieles mehr ab.

Mögliche körperliche Einschränkungen wirken sich in dieser Lebensphase stark auf die seelisch-geistige Entwicklung aus.

Beispiele: Bettnässen/Blasenprobleme (L3), Ischias (LWS-Probleme), Skoliose (Brustwirbelsäule), Rundrücken (obere Brustwirbelsäule), Fußprobleme (Kreuzbein-Blockade), usw.

Helmuth Koch
Webergasse 13
D-88131 Lindau
Tel. 08382-23319, Fax 946239
Email: info@dornmethode.com
www.dornmethode.de

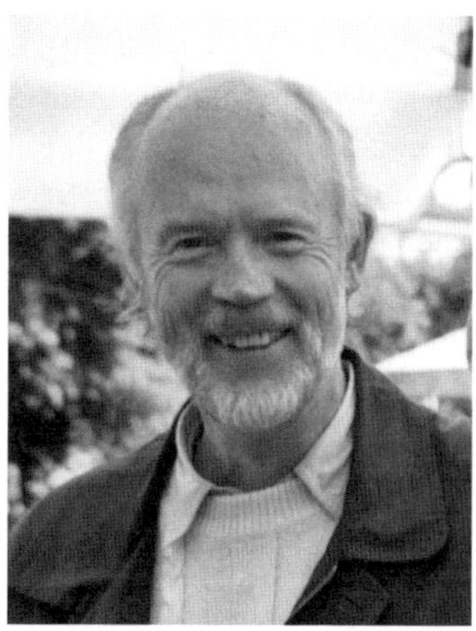

Interessante Begegnungen und Erfahrungen bei Kindern

Hildegard Steinhauser

Schon lange hatte ich den Wunsch, mich mehr mit dem Thema „Wirbelsäulen- und Gelenkprobleme bei Kindern“, auseinander zu setzen. Nun ist es aber meist so, dass von Eltern, Lehrern und Erziehern kaum wahrgenommen wird, wenn Kinder schief und krumm gehen.

Das Problem beginnt meist mit der Geburt. Das Baby, das 9 Monate geborgen im warmen Bauch der Mutter verbrachte, kommt nun unter großer Anstrengung auf diese kalte Welt. Das ist ein großer Schock für das Baby, und es kann kaum Luft holen. Wie war das noch vor etwa 30 Jahren? Die Hebamme oder der Arzt nahmen das Baby an einem Beinchen hoch, es bekam einen leichten Klaps auf den Po und schon fing es an zu schreien. Aber was passierte nun bei dem Halten an einem Beinchen? Es wurde aus der Hüftpfanne herausgezogen, und die Folge davon waren zwei ungleich lange Beinchen, was meist mit einem Spreizhöschen behoben werden sollte. Eigentlich begann hier schon der Leidensweg dieses kleinen Menschenwesens. Bei den heutigen Geburtsverfahren kann das nicht mehr passieren. Heute ist wohl eher die etwas unerfahrene Handhabung durch Eltern, Großeltern und Familie die Ursache.

Das Baby wächst heran, doch das Hüftgelenk wurde nie eingerichtet. Man kann sich vorstellen, dass dieses heranwachsende Kind durch die ungleich langen Beine unter Beeinträchtigungen im Rücken, Becken und den Beinen leidet; deshalb auch keine Lust hat, sich sportlich zu betätigen. Lieber sitzt es vor dem Computer oder Fernseher und stopft sich aus Langeweile mit Essen und Getränken voll.

Wie schön ist es doch Kinder zu beobachten, die herumtollen und fröhlich sind: hier kann man sicher sein, dass die Beine und der Rücken gerade sind.

Ich denke, es wird langsam Zeit, Eltern, Lehrer, Pädagogen und auch Großeltern anzuregen, es den Kindern vorzumachen:

- gerade zu sitzen (meist lümmeln sie sich in einen Sessel oder Stuhl)
- regelmäßig Sport zu treiben
- sich vernünftig zu ernähren, denn auch das führt dazu, gesund und fröhlich zu sein.

Wir können nicht am Tisch mit aufgestützten Ellbogen herumhängen, aber von unserem Kind erwarten, dass es gerade und manierlich da sitzt.

Man kann sich gar nicht vorstellen, was Kinder alles sehen, hören und aufnehmen, auch wenn sie spielen; sie haben ein viel größeres Aufnahmedepot als wir Erwachsenen, deshalb sollten wir immer darauf achten was wir sprechen und tun, wenn Kinder in unserer Nähe sind. Wir wollen ihnen doch gute Vorbilder sein, oder?

1.Praxisfall

Ein Ehepaar kam mit einem 8 Jahre alten, zierlichen kleinen Bub zu mir; er war recht verschüchtert. Die Mutter erzählte ganz aufgeregt, dass der Bub starke Schmerzen im Rücken habe, deshalb keinen Sport mehr treiben könne, und dass der Arzt ihm ein Korsett verschrieben habe.

Der Bub weigerte sich mit Recht, das Korsett anzuziehen. Die verzweifelte Mutter hatte im Fernsehen von der Dorn-Methode erfahren, und ich solle doch bitte ihrem Kind mit dieser Methode helfen.

Ich beruhigte das Kind und bat es, sich mit dem Rücken auf die Liege zu legen. Er kletterte hoch, so dass ich seine Beinchen hochnehmen konnte, um zu sehen wie unterschiedlich lang sie sind. Und siehe da, das rechte Beinchen war 3 cm länger als das Linke. Ich richtete es ihm ein und zeigte ihm, wie er es zuhause selbst ein paar Mal täglich einrichten solle, damit die Beinchen immer gleich lang sind.

Die Eltern zeigten mir nun die Schuhe des Buben. Genau an dem Bein, das sowieso schon länger war, hatte er eine Absatzerhöhung von ca. 2 cm. Das heißt, das schon längere Beinchen wurde durch die Absatzerhöhung nochmals um 2 cm verlängert. Durch diese ungleich langen Beinchen entstand ein beträchtlicher Beckenschiefstand, so dass auch der 4. und 5. Lendenwirbel verschoben waren.

Ich richtete das Kreuzbein ein und drückte die Lendenwirbel gerade. Nach der Behandlung hatte der Bub keine Schmerzen mehr. Ich zeigte den Eltern, was sie selbst machen können, wenn sich wieder etwas verschieben sollte und bat sie, die Absatzerhöhung sofort entfernen zu lassen.

Zur Vorsorge machten wir nach acht Wochen noch einen Termin. Zur großen Freude aller hatte der Bub keine Schmerzen mehr – konnte wieder Fußball spielen – und das Korsett ging an den Absender zurück.

2. Praxisfall

Eine Frau rief mich aus München an und bat um einen Termin für ihre 16-jährige Tochter. Das Mädchen, eine Ballett-Tänzerin, kam ziemlich aufgelöst hier an. Ihr Arzt hatte eine starke Skoliose diagnostiziert, die nur noch durch eine Operation behoben werden könne. Um die Wirbelsäule zu begradigen, hatte er vorgeschlagen, einen Metallstab in die Wirbelsäule einzuoperieren. Die Folge wäre, dass das Mädchen ihren heiß geliebten Beruf nicht mehr ausüben könnte.

Mutter und Tochter waren verzweifelt und ratlos.

Die Beinlängenkontrolle ergab einen Längenunterschied von 3 cm, das Becken war stark nach links hinten gekippt und es bestand eine leichte Skoliose im Brustwirbelbereich.

Ich beruhigte Mutter und Tochter, begradigte die Beine der Tochter und richtete ohne großen Kraftaufwand ihr Becken und die Brustwirbel – ihr Rücken war gut beweglich. Das Mädchen hatte schon nach der ersten Sitzung keine Schmerzen mehr.

Auch hier verabredeten wir zur Vorbeugung einen weiteren Termin. Ich beauftragte die Mutter, in der Zwischenzeit immer wieder bei ihrer Tochter die Beinlängen zu kontrollieren und sie anzuhalten, täglich mindestens drei Mal die Hüftgelenke einzurichten, so dass eine so große Beinlängendifferenz nicht mehr entstehen könne.

Beim zweiten Termin war die Skoliose nicht mehr zu sehen. Mutter und Tochter waren glücklich und wir traininerten noch einmal die Übungen, die die Tochter unbedingt weiter machen sollte.

In beiden Fällen war es so, dass die Kinder als Babys Spreizhöschen getragen hatten und sich daraus diese Fehlhaltungen entwickelten. Deshalb müssen wir Vorsorge tragen, dass es erst gar nicht so weit kommt, – dass schon bei Kindern und Jugendlichen Rückenprobleme auftreten.

Hier haben vor allem Eltern die Aufgabe, ihre Kinder in der Entwicklung aufmerksam zu beobachten: Gehen sie schief, stehen die Füße nach innen oder außen, haben sie X-Beine? Das sind immer Indizien für unterschiedlich lange Beine, Beckenschiefstand oder Verschiebungen im Lendenwirbelsäulen-Bereich.

Wenn so etwas zutrifft, muss dafür gesorgt werden, dass die Kinder oder Jugendlichen die Beinlängenkorrektur selbst machen und dies als tägliche Übung ansehen. Kinder finden diese Hausaufgabe meist sehr lustig und spielerisch und machen sie mit großer Begeisterung.

Hildegard Steinhauser
Buch-Autorin „Die Dorn-Therapie"
Lindauer Zentrum für die Dorn-Methode
Webergasse 13
D-88131 Lindau
Tel. 08382-23319, Fax 946239
Email: info@dornmethode.com
Internet: www.dornmethode.de

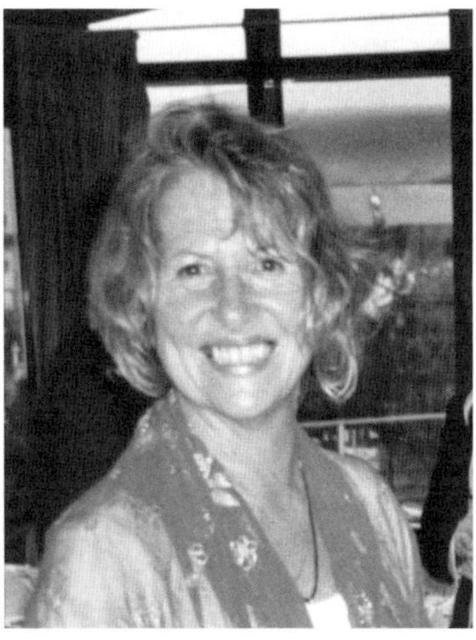

Der Einsatz der Dorn-Methode in der Schwangerschaft und im Wochenbett

Susanne Kluge

Schwangere Frauen leiden häufig an Kreuz- und Rückenschmerzen, gegen Ende der Schwangerschaft auch an Schmerzen am Schambein (der Symphyse). Die Gründe dafür sind zum einen die relativ rasche Gewichtszunahme, teilweise bis zu 20 kg und mehr. Zum anderen wirken die Schwangerschaftshormone auf die knorpeligen Verbindungen des Bewegungsapparates ein, um über die Auflockerung der Symphyse eine Verbreiterung des Beckens und somit des Geburtskanals zu erreichen.

Mit der Dorn-Methode steht eine nichtinvasive Therapieform zur Verfügung, die für Schwangere ideal ist, da sie dabei keine Medikamente einnehmen müssen. Meist reichen wenige Sitzungen aus, um die Beschwerden zu beseitigen oder deutlich zu verringern. Häufig werden die Beschwerden durch Beinlängendifferenzen und Verschiebungen im Kreuz-Darmbeingelenk (ISG) hervorgerufen. Selten muss an der Lenden- oder Brustwirbelsäule manipuliert werden, im Bereich der Halswirbelsäule kommen nur „alte" Beschwerden vor, keine durch die Schwangerschaft aktuell hervorgerufenen.

In den Geburtsvorbereitungs-Kursen sind die Frauen und Paare sehr dankbar für die Übungen, die sie selbst vorbeugend durchführen können, um Rückenschmerzen zu vermeiden. Auch bei Frauen mit bekannter Rückenproblematik ist die Dorn-Therapie lohnend.

In unserer Hebammenpraxis kombinieren wir sie bei Bedarf mit Akupunkturbehandlungen. Seit wir die Dorn-Methode einsetzen, brauchen wir jedoch viel weniger Nadeln! Wir nehmen an, dass Frauen, die mit der Dorn-Methode in der Spätschwangerschaft behandelt wurden, seltener starke Rückenschmerzen bei der Geburt haben. Lohnend wäre hier eine wissenschaftliche Untersuchung.

Nach der Geburt, vor allem schwerer Kinder, kann es zu Symphysenschmerzen oder gar einer so genannten Symphysendehnung kommen. Die Schulmedizin hat hier wenig anzubieten; manchmal erhalten die Wöchnerinnen einen korsettähnlichen Gurt, um den Beckengürtel zusammenzuhalten. Echte Symphysendehnungen sind glücklicherweise selten, so dass wir noch nicht über Erfahrungen mit der Dorn-Methode berichten können.

Häufig kommt es vor, dass durch eine schwere Geburt das knöcherne Becken verschoben wird und die Frauen danach an Kreuz- und Symphysenschmerzen leiden. Hier lässt sich meist mit einer einzigen Dorn-Behandlung des ISG Beschwerdefreiheit erreichen – sehr zur Verwunderung und Erleichterung der Betroffenen, die ja häufig gerade einen mehrtägigen Krankenhausaufenthalt hinter sich haben, bei dem sie niemand von ihren Schmerzen befreien konnte. Nicht selten werden den Frauen deshalb in der Klinik starke Schmerzmittel wie Voltaren verabreicht und mitgegeben, die sie nach der Dorn-Behandlung glücklicherweise wegwerfen können.

Im Verlauf der Stillzeit gewöhnen sich viele Frauen eine schlechte Haltung an, und Schmerzen im oberen Rückenbereich und Nacken sind eher die Regel als die Ausnahme. Durch einseitiges Hüfttragen der schwerer werdenden Kinder können Schmerzen im Lendenwirbelbereich hinzukommen. Neben einer Haltungsschulung im Rückbildungskurs mit Einüben sinnvoller Bewegungsmuster und Stillpositionen sind Frauen auch im späteren Wochenbett über eine Dorn-Behandlung dankbar, und erstmalig wäre auch jetzt eine ergänzende Massage nach Breuß sinnvoll – leider übersteigt das den zeitlichen Rahmen eines normalen Wochenbettbesuches. Im Rückbildungskurs können die Frauen vorbeugende Übungen erlernen, und so im Sinne der Vorbeugung Beinlängendifferenzen bei sich selbst und an anderen erkennen und behandeln.

Hier ist die Arbeit der Hebamme mit der Dorn-Methode zu Ende, zumindest bis zur nächsten Schwangerschaft!

Susanne Kluge, Hebamme
Hartmannstr. 4
D-89073 Ulm
Tel. 0731-6020001
Email: sklu@gmx.net

Endlich schwanger

Hildegard Fischer

Meine langjährige Freundin und Arbeitskollegin konnte nicht schwanger werden, obwohl bei ihr und ihrem Mann angeblich alles in Ordnung war, wie etliche Tests und Untersuchungen zeigten. Sie zogen im Juni 2000 aus beruflichen Gründen in die USA. Als meine Freundin im Herbst 2001 wieder in Deutschland war und auch mich besuchte, gab ich ihr eine Dorn-Beratung. Dabei stellte ich fest, dass der 3. und 4. Lendenwirbel nicht in der richtigen Position waren und korrigiert werden mussten. Sie verzog bei leichtem Drücken auf die Übeltäter auch gleich mächtig das Gesicht. Ich brachte die zwei Wirbel ziemlich schnell in die richtige Position, sodass sich das Gesicht meiner Freundin zunehmend erhellte. Claudia flog zwei Tage darauf wieder Richtung Detroit. Der Flug verlief gut und sie hatte danach keine Probleme mit dem sonst so geplagten Kreuz.

Im Dezember 2001 kam endlich wieder ein Lebenszeichen von ihr per Email: sie sei schwanger! Diesmal war es an mir mein Gesicht zu verziehen, aber aus Freude. Während ihrer Schwangerschaft pflegten wir regen Kontakt; mindestens einmal die Woche schilderte sie mir ausführlich die Neuigkeiten. Am 5. August 2002 erblickte das Baby das Licht der Welt. Claudia mit Ehemann und ich freuten uns riesig.

Hier ist ein Foto, auf dem ich die kleine Emilia halte. Sie ist nun schon bald ein Jahr alt.

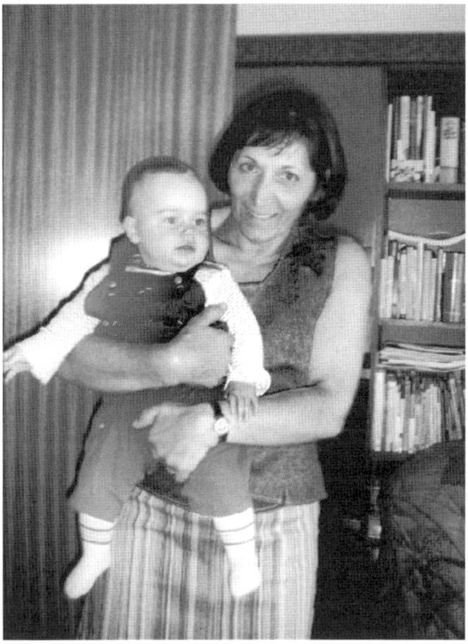

Emilia und die stolze Rückgrad-Beraterin Hildegard Fischer

Und noch ein Erfolg: Wie ich erst kürzlich von einer Kundin erfuhr, verhalf die Dorn-Breuß-Methode erneut zu einer lang ersehnten Schwangerschaft. Die besagte Kundin hatte zwei erfolglose künstliche Befruchtungen und das komplette Repertoire der üblichen Behandlungen hinter sich. Sie kam zu mir zur Dorn-Breuß-Massage. Danach ging es ihr gar nicht gut, und sie nahm zur Unterstützung die Notfalltropfen von Dr. Bach. Ich hörte dann sehr lange nichts von ihr. Vor kurzem jedoch traf ich sie zufällig auf einem Parkplatz. Sie präsentierte mir strahlend eine Babytragetasche und erklärte voller Stolz: „Hier ist das Ergebnis!" Zuerst verstand ich nicht recht und fragte nach, welches Ergebnis sie meine. „Das Ergebnis der Massage", antwortete sie. Das Mädchen war gerade sechs Wochen alt. Es muss sofort im Anschluss an die Massage geklappt haben, denn auch diese Frau bekam ihre Menstruation danach nicht mehr. Auch hier war unter anderem der dritte Lendenwirbel der Übeltäter gewesen.

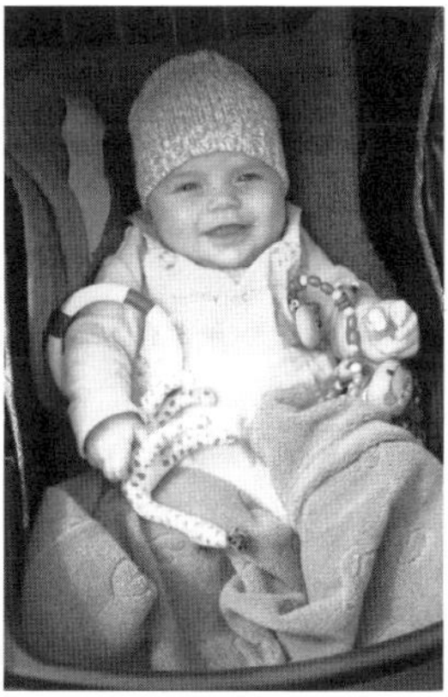

Ich hoffe, auch in Zukunft von vielen positiven Erfahrungen berichten zu können.

Hildegard Fischer
Gesundheitsberaterin
Richard-Burckhardstr. 4
D-72805 Lichtenstein
Tel. 07129-694041, Fax 694042

Hilfe für den 17 Monate alten Jan

Inge Petersen

Vor einigen Wochen war ich bei Helmuth Koch und Milly Gueisbuhler zu einem Dorn-Aufbaukurs in Luzern. Am ersten Kurstag ging es darum, wie wichtig es sei, Babys, Kleinkinder und größere Kinder auf Wirbelfehlstellungen, Beinlängendifferenzen etc. zu untersuchen. Dabei wurde anhand einer Puppe gezeigt, wie Babys und Kleinkinder auf dem Arm gehalten werden, damit man Wirbelkorrekturen durchführen kann.

Nach dem zweiten Kurstag besuchte ich die Familie meines jüngsten Sohnes, die entzückenden Nachwuchs haben: Jan, zu dieser Zeit 17 Monate alt. Ich traf eine bedrückende Situation an. Jan hatte seit zwei Tagen schlimme Asthmaattacken, hatte die Nacht davor kaum geschlafen, nichts mehr gegessen, war bleich und apathisch. Ich war zutiefst erschrocken, nie hatte ich ihn so gesehen und erlebt. Er ist mein erstes Enkelkind; ich habe eine tiefe seelische Beziehung zu ihm.

Nach dem ersten Schock nahm ich die Tabelle mit den Wirbel-Organ-Verbindungen zur Hand, denn ich hatte ja die Unterlagen vom Kurs noch dabei. Aha – dritter Brustwirbel. Da zeigte ich Erik, meinem Sohn (Astrid, meine Schwiegertochter war gerade nicht da), wie er den Kleinen halten sollte, damit ich den dritten Brustwirbel untersuchen konnte. Gesagt, getan, natürlich war der dritte Brustwirbel stark nach rechts verschoben. Ich nahm Jans Ärmchen, bewegte es auf und ab, gleichzeitig korrigierte ich seinen Wirbel. Dies wiederholte ich ein paar Mal. Jan zeigte keine großen Reaktionen, wahrscheinlich weil er gesundheitlich ziemlich angeschlagen war. Ich kontrollierte gleich noch seine Beinlängen; das linke Beinchen war viel länger. Ich zeigte deshalb Erik gleich, wie er die Korrektur jeweils selber ausführen kann.

Dann setzten wir uns zusammen auf die Couch, um Jan ein wenig zu trösten, zu liebkosen und einfach mit ihm zusammen zu sein. Inzwischen hatte ich Hunger bekommen und mir fiel ein, dass ich noch etwas zum Essen in der Tasche hatte: Reissalat mit Gemüse. Als ich das Essen auspackte, machte Jan plötzlich ganz große Augen und zeigte merkliches Interesse. Ich gab ihm ein Löffelchen voll, er nahm es mit sichtlichem Appetit, dann noch einen Löffel und noch einen und so weiter, bis das Gefäß leer war. Dann wollte er von der Couch runter, krabbelte plötzlich in der Wohnung umher, gab fröhliche Laute von sich. Erik und ich sahen uns ungläubig an, ja, Erik machte große Augen und verstand die Welt nicht mehr. Und ich war natürlich auch sehr erstaunt, aber vor allem sehr erfreut und erleichtert!

Am nächsten Tag, schon ziemlich früh, rief mich Astrid, meine Schwiegertochter an und sagte: „Inge, was hast Du mit Jan gemacht?“ Im ersten Moment erschrak ich und dachte, du meine Güte, was ist denn jetzt passiert. Da beruhigte Astrid mich und sagte: „Als ich nach Hause kam, schlief Jan tief und fest. Er schlief die ganze Nacht durch und hatte keinen einzigen Asthmaanfall mehr. Er erwachte gut gelaunt und war fröhlich wie sonst auch immer.“

Astrid war vor meiner Ankunft mit dem Kleinen beim Arzt gewesen, der aber keinen anderen Rat gewusst hatte, als das Verschreiben irgendwelcher Tabletten und die Überweisung zu einem Spezialisten. Den Termin beim Spezialisten hat Astrid dann gleich wieder abgesagt.

Zwei Tage später, am Tag bevor ich in den Urlaub verreiste, besuchte ich nochmals mein Enkelkind Jan und untersuchte wieder seinen dritten Brustwirbel. Er fühlte sich gut an, ich korrigierte aber noch einmal zur Sicherheit. Diesmal hielt Jan nicht mehr so ruhig, sondern drehte den Kopf nach hinten um zu sehen, was ich tat. Scheinbar erinnerte er sich doch an die erste Behandlung, die wohl nicht so schmerzlos war, wie ich dachte. Diese Reaktionen hatte er dann später auch wieder!

Aus dem Urlaub rief ich an und fragte, wie es Jan gehe. Denn ich war doch irgendwie unruhig. Astrid sagte, Jan gehe es gut und er habe keinen einzigen Anfall mehr bekommen. Was er aber noch hatte, war eine chronische Bronchitis; die war aber seit seiner Geburt da. Ich denke, dass diese Bronchitis ursächlich mit den späteren Asthmaattacken zusammenhängt, und dass diese mit der Zeit ausgeheilt werden kann.

Vor circa drei Wochen rief mich Astrid an und sagte, Jan hätte wieder Asthmaanfälle. Ich war äußerst erschrocken und fragte, was passiert sei. Jan war vor einigen Tagen aus dem Bett gefallen! Ich fuhr sofort hin, natürlich war sein dritter Brustwirbel wieder verschoben. Nachdem ich diesen gerichtet hatte, war alles wieder gut.

Inge Petersen
dipl. Fußreflexologin und Dorn-Therapeutin
Sagenstr. 1
CH-6264 Pfaffnau
Tel. u. Fax 062-7541168

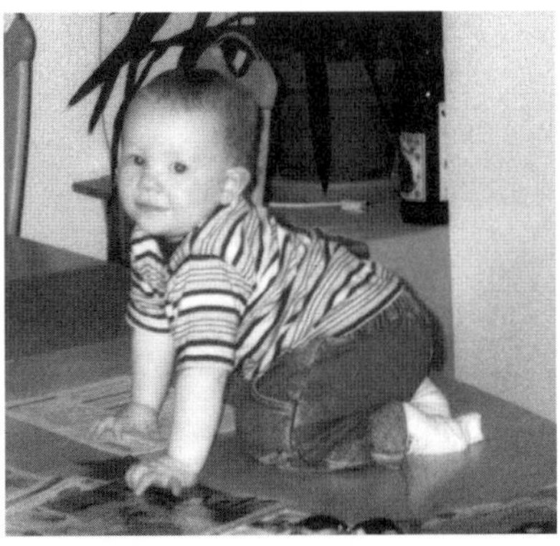

Jan, 17 Monate alt

Saskia und Florian

Ulla Wolf

Praxisfall:

Die Mutter von Saskia, 5 Jahre alt, rief an: Saskia habe Schmerzen in den Beinen und möge nicht mehr laufen.

Abends war ich bei der Familie und schaute mir die Beinlängen an. Das rechte Bein war 2 cm länger. Das Bein wurde gerichtet; Saskia stand auf und hatte keine Schmerzen mehr. Leider machte die Mutter mit dem Kind nicht die Übungen. Drei Tage später rief sie wieder an: „Saskia will wieder nur getragen werden und hat große Schmerzen."

Ich bestelle das Kind zu mir und schaue alles an, die Beinlängen sowie die Wirbelsäule. Beinlängen und Becken werden gerichtet, die Wirbel sind in Ordnung. Die Schmerzen verschwinden sofort.

14 Tage später tobte Saskia immer noch beschwerdefrei herum und zeigte mir begeistert das Hüpfen auf einem Bein. Beschwerden hat sie seitdem nicht mehr gehabt.

Praxisfall:

Florian, 13 Jahre alt, musste nachts immer häufiger auf die Toilette, und beim Stehen stand sein Bauch stark hervor.

Die Untersuchung zeigte eine Beinlängendifferenz von einem Zentimeter rechts. Ich zeigte ihm die Selbstkorrektur auch als Übung für zu Hause. Er stand dann von der Liege auf und sagte: „Ich stehe ja ganz anders." Danach richtete ich noch sein Kreuzbein und den dritten Lendenwirbel, der nach links verschoben war.

Eine Woche später erzählte mir seine Mutter, Florian brauche nachts nicht mehr auf die Toilette. Es gehe ihm gut.

Ulla Wolf
Schlattweg 34
27249 Mellinghausen
Tel. 04272-1203
Fax 04272-1203

Behandlungen von Jugendlichen

Milly Gueisbuhler

Praxisfall:

Ein 14-jähriger Junge (Volleyballspieler) besucht den Arzt wegen starker Rückenschmerzen. Der Arzt stellt Beckenschiefstand und Verkrümmung der Brustwirbelsäule fest und schickt die begleitende Mutter und den Jungen zu einem Physiotherapeuten. Die Mutter entscheidet sich, zu mir zu kommen (sie hatte gehört, dass ich die Knochen geradeschiebe). Meine Untersuchung ergibt: Rechtes Bein um 4 cm sublixiert, linkes Bein um 2 cm, herausgerutschtes Hüftgelenk, verschobenes Kreuzbein, und 4. bis 8. Brustwirbel verschoben. Alles wird korrigiert und dem jungen Mann zeige ich die Hausaufgaben. Diese macht er fleißig (Reinschieben der Hüftgelenke, besonders abends) und ist seitdem ohne Beschwerden. Er ist sehr sportlich (spielt inzwischen in der A-Mannschaft Volleyball) und ist zu einem aufrechten, geraden jungen Mann herangewachsen.

Praxisfall:

Ein Mann spricht mich vor unserem Haus an: Er habe eine Tochter, die an Rückenschmerzen leide. Obwohl er selbst Masseur sei, könne er ihr nicht helfen. Wir verabredeten einen Termin und die Mutter kam mit dem 15-jährigen Mädchen zu mir.

Ihre Schmerzen hatte die Tochter im oberen Rücken. Sie war im 8. Schuljahr und musste lange auf der Schulbank sitzen. Dazu kam der Stress mit den Prüfungen. Ich korrigierte ihre Beinlängen (beide Beine 2 cm subluxiert) und zeigte ihr, wie sie es selbst machen muss. Dann kam die Korrektur der Wirbelsäule. Die oberen Brustwirbel (3.-5.) waren verschoben. Anschließend erhielt sie eine sanfte Breuß-Massage. Sie schlief dabei entspannt ein und verließ mich danach schmerzfrei. Als sie noch einmal in meine Praxis kam, gab ich ihr zusätzlich Bachblüten zur Bewältigung des Schulstress.

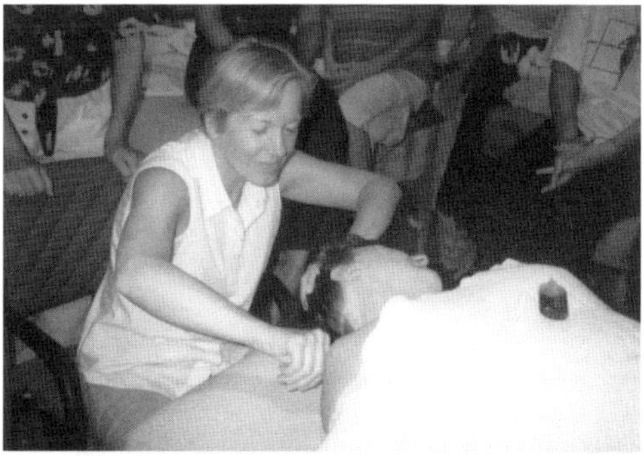

Hier zeige ich in einem Kurs mit Helmuth Koch die von mir entwickelte Nackenmassage. Sie ist bei Patienten nach der Dorn/Breuß-Behandlung sehr beliebt.

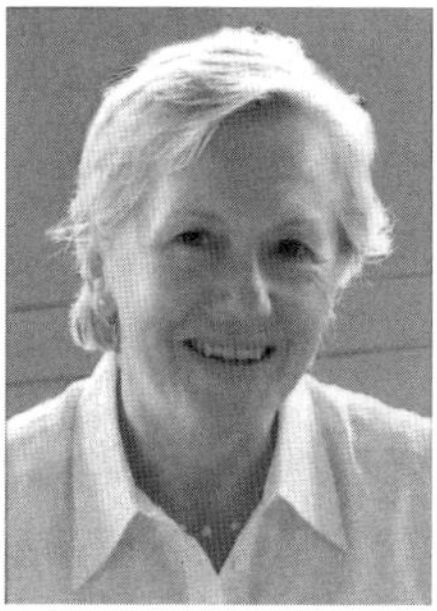

Milly Gueisbuhler
Rue Condemine 20, CH-2740 Moutier
Tel. 032-4936408, Fax 032-4936496
Email: milly.gueisbuhler@bluewin.ch

Ausgleichstherapie statt „Förderfolter“

Birgitt Maria Neffe

Was hilft aller Wille, wenn man nicht kann? Unsere Kleinen können sich mit ihren Beschwerden oft nicht richtig verständlich machen. Häufig wird ihr Unwohlsein als Faulheit oder Unlust missdeutet. Wer jedoch aus dem Gleichgewicht (krank) ist, der kann ebenso wenig wie ein Auto, das wegen eines Defektes nicht anspringt. Wer käme da auf die Idee, ohne Reparatur ständig zu starten zu versuchen? Aber unsere Kinder müssen vergleichbares oft tagtäglich ertragen!

Vor vier Wochen kam ein 7-jähriges Mädchen (2. Klasse) zur Behandlung, über ständige Bauchschmerzen klagend. Die Mutter sagte, das Kind sei auch sehr nervös.

Ich behandelte es nach Dorn und Breuß und mit meiner energetischen Ausgleichsmassage. Dem Mädchen schien dies sichtlich zu gefallen und sehr gut zu tun. Als die Mutter mit ihr eine Woche später noch einmal zur Behandlung kam, erzählte sie mir voll Begeisterung, dass die Kleine nun plötzlich auch alles rechnen könne. Das Mädchen hatte eine diagnostizierte Rechenschwäche gehabt! – Wie gut, dass ich mich statt auf Diagnosen mehr auf Lösungen spezialisiert habe.

Bei einem Buben, der ebenfalls eine massive Rechen- und Rechtschreibschwäche zu haben schien, wandte ich dieselbe Therapie an. Seine Lehrerin hatte seine Mutter gefragt, ob sie ihn nicht die Klasse wiederholen lassen wolle, da er einfach nicht verstehen könne.

Als er zu mir kam schien er keine der Rechenaufgaben, die ich ihm gab, zu verstehen. Am Tag nach der Behandlung jedoch setzte er mich in völliges Erstaunen. Ich erklärte kurz die Additionsaufgaben und er erledigte sie sofort richtig. Bei den Subtraktionsaufgaben, die über den Zehner hinausgehen, erwartete ich aber Schwierigkeiten. Er dagegen kam mir zuvor und rechnete einfach und richtig. Die Mutter bestätigte auch, dass der Junge seit dem Tag nach der Behandlung viel ruhiger und ausgeglichener sei und dass in der Zwischenzeit niemand mit ihm gerechnet habe. Diese Art der Massage kann von Eltern selbst ganz einfach bei einem Tagesseminar erlernt und zum Wohle der Familie eingesetzt werden.

So geht Rechnen-, Schreiben- und Lesenlernen viel schneller und macht Spaß, im Gegensatz zum widernatürlichen Einpauken.

HP Birgitt M. Neffe
(Buchautorin von „Wasser des Lebens“)
Webergasse 10
D-89284 Pfaffenhofen
Tel. 07302-6770 und
Akilindastr. 40 a
D-82166 Gräfelfing
Tel. 089-89868697

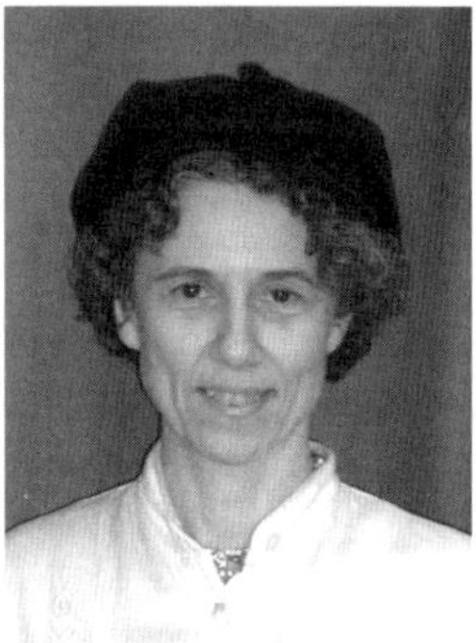

Ein Kind ist nicht zu jung für eine Dorntherapie

Josef G. Müller

In meine Praxis kommen drei bis vier Kinder pro Woche (natürlich mit den Eltern), um eine Wirbel- und Gelenkskontrolle durchführen zu lassen.

Es ist sehr wichtig, ab und zu eine Kontrolle durchzuführen, um beginnende Beschwerden gleich zu Anfang zu beheben. Wenn ein Kind mit Schmerzen zu mir kommt, so kann ich anhand der Körpersprache des Kindes schnell herausfinden, wo und was dem Kind fehlt. Das Vorgehen bei den Kindern ist fast so wie bei den Erwachsenen. Kontrolle und Korrektur von Beinlängen usw., nur alles noch viel sanfter. Es gibt sehr gute Übungen für Kinder, die Eltern mit ihnen regelmäßig machen können und an denen sie Spaß haben. Es wäre gut, wenn die Dorn-Therapie auch in Hinblick auf unsere Kinder mehr verbreitet wird.

Praxisfall

Vor zwei Jahren rief mich eine Mutter an. Verzweifelt sagte sie mir, dass ihre 7-jährige Tochter seit drei Jahren täglich Kopfschmerzen habe und niemand ihr bisher helfen konnte. Ich besuchte die Familie in Zürich. Die Schmerzen waren dem Mädchen ins Gesicht gezeichnet. Ich fing sofort mit der Dorn-Therapie an; fast wie bei Erwachsenen, nur viel sanfter und mit leichtem Druck. So konnte ich dem Mädchen die Kopfschmerzen nehmen. Nebenbei fragte ich sie, was vor drei bis vier Jahren passiert sei? Sie antwortete mir, sie sei mit dem Fahrrad heftig gegen einen Mann, auch auf einem Fahrrad, gestoßen, und so gefallen, dass sie mit dem Kopf gegen den Gehsteigrand stieß. Anfänglich merkte sie nicht viel von dem Sturz, erst Monate später bekam sie in Abständen Kopfschmerzen, später auch täglich. Die Schmerzen wurden immer stärker, schließlich so stark, dass sie erbrechen musste. Ich brauchte dem Mädchen nur den Atlas nach rechts zu verschieben. Bei einem Kind ist ganz viel Gefühl und Liebe nötig. Nur so geht's, mit Gefühl und Liebe! Seit dem Tag hatte das Mädchen keine Kopfschmerzen mehr, es ist jetzt circa zwei Jahre her. Heute kann sie wieder lachen und fröhlich sein.

Bei solchen oder ähnlichen Unfällen sollte das Skelett eines großen oder kleinen Menschen immer kontrolliert werden. Man sieht äußerlich nichts, wenn ein Wirbel verschoben ist. Das Heimtückische daran ist, dass die Schmerzen erst später beginnen. Im Allgemeinen sind Kinder so beweglich, dass bei einem Sturz wenig passiert. Ist etwas verschoben, versuchen sich Kinder unbewusst so zu bewegen, dass sich die Wirbel meist selbst wieder in die richtige Lage schieben.

Immer häufiger kommen Mütter mit ihren Kleinkindern in die Praxis. Eine Mutter kam und sagte, ihr 3-monatiges Kind schreie immer, und zwar fast Tag und Nacht. Ich kontrollierte bei dem Kind die Wirbelsäule ganz sanft und fast ohne Druck. Schon nach einigen Minuten schlief es ein. Die Mutter sagte mir später, seit der Behandlung habe ihr Kind keine Magenkrämpfe mehr.

Ein Kleinkind war bei mir, weil der Kinderarzt eine Skoliose diagnostiziert und daraufhin der Mutter einen Dorn-Therapeuten empfohlen hatte. Ich durfte das Kleinkind behandeln, heute ist es zwei Jahre jung und hat keine Skoliose mehr. Es ist wichtig, eine Skoliose früh zu behandeln, je früher desto besser. Ein Kind ist nie zu jung, eine solche sanfte Dorn-Therapie zu erhalten.

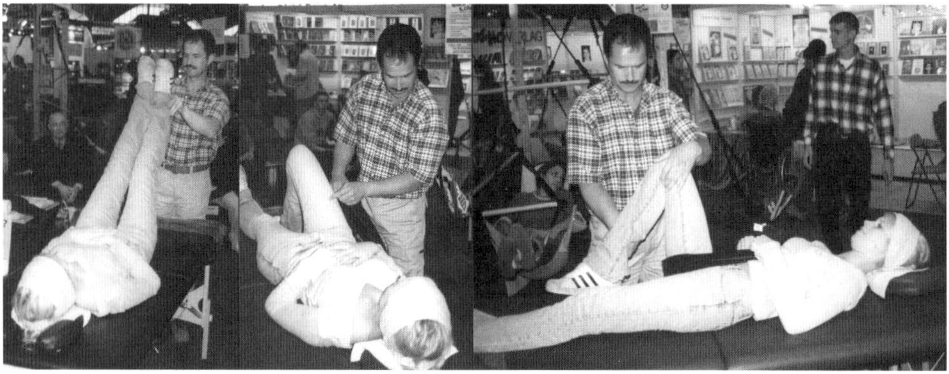

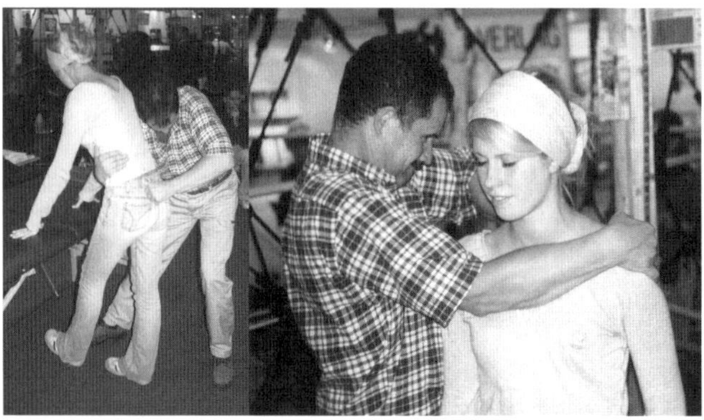

Josef G. Müller
Wirbel- & Gelenktherapie
Buochserstr. 6
CH-6373 Ennetbürgen
Tel. 041-6208639
Natel 079-6185191
Fax 041-6208640
Email:
mueller@
dorntherapeuten.de

Josef Müller in Aktion während der Buchmesse

Und zum Schluss wurde der überweisende Orthopäde behandelt

Birgitt Maria Neffe

In meine Praxis kam ein 11jähriges Mädchen. Vom behandelnden Orthopäden war eine Skoliose festgestellt worden. Die 30-mal verordnete Krankengymnastik hatte keine Besserung gebracht. Außer den Rückenbeschwerden klagte das Mädchen auch über Konzentrationsstörungen und Müdigkeit.

Mir fiel gleich die deutliche Fehlstellung des Kopfes auf. Die Energie und die Konzentration schienen förmlich im stark verbogenen Hals stecken geblieben zu sein. Der nach hinten verlagerte Kopf drückte die Wirbelsäule schräg nach vorne in eine Gänsehalsform.

Ich behandelte das Mädchen zunächst energetisch, um den Energiefluss des Körpers auszugleichen und zu aktivieren. Danach untersuchte ich die Wirbelsäule mit Augen und Händen: Das linke Bein war durch eine Fehllagerung des linken Oberschenkelkopfes 2 cm aus der Gelenkpfanne verlagert. Das rechte Bein 1 cm. Als Folge zeigte sich links ein Beckenhochstand. Das Kreuzbein war auf der rechten Seite nach bauchwärts verschoben sowie auf der linken Seite nach hinten. Der 4. und 5. Lendenwirbel sowie der Übergang zum Kreuzbein waren auf beiden Seiten schmerzhaft und auch bauchwärts verschoben, wohl verursacht durch häufige Bauchlage beim Schlafen. Der 1. bis 3. Lendenwirbel waren ebenfalls schmerzempfindlich und die Wirbel verlagert. Im Brustwirbelsäulenbereich zeigte sich eine nach rechts ausschweifende Skoliose bis zum 2. Brustwirbel. Starke Schmerzempfindlichkeit vom 1. Brustwirbel bis zum 6. Halswirbel wies auf eine weitere Blockade hin. Der 1. bis 4. Halswirbel waren seitlich verlagert.

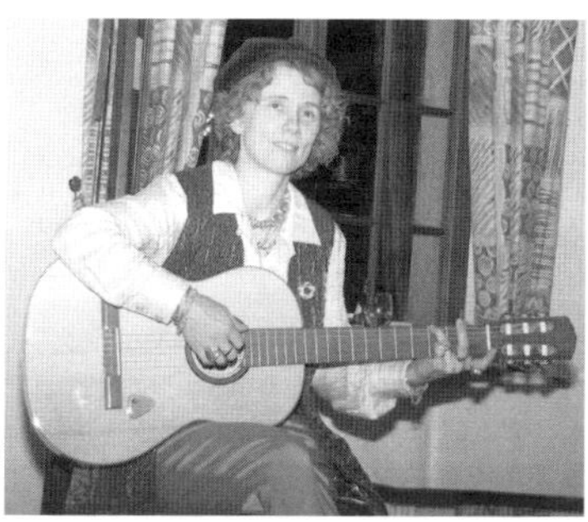

Mittels der Dorn-Therapie, entsprechenden Übungen und korrigierender Verhaltensweisen konnte alles soweit korrigiert werden, dass Beschwerdefreiheit und eine deutlich sichtbare Verbesserung eintraten. Nach zwei Wochen überprüfte ich alles nochmals und führte eine Nachkorrektur durch.

Der behandelnde Orthopäde des Mädchens nahm kurze Zeit darauf bei mir an einem Seminar teil. Er hatte selbst von Kindheit an schwere Rückenprobleme, die, wie er sagte, nicht mehr korrigierbar seinen.

Wir haben es aber trotzdem geschafft.

HP Birgitt M. Neffe
Webergasse 10
89284 Pfaffenhofen
Tel. 07302-6770
und
Akilindastr. 40 a
82166 Gräfelfing
Tel. 089-89868697

Anregung zum Nachmachen

Christian Schütte

Mit der Vorbeugung von Wirbelsäulen- und Gelenkleiden kann man nicht früh genug anfangen. Denn in der Kindheit stellen sich die Weichen für die Form und Entwicklung unserer Wirbelsäule.

Ich brauche wohl keinem Leser erklären, wie sich aufgrund eines Beinlängenunterschiedes ein Beckenschiefstand ausbildet, und so eine skoliotische Veränderung der Wirbelsäule folgen kann. Nur auf einem geraden Fundament lässt sich gut aufbauen.

Als Dorn-Therapeuten stehen uns effektive Selbsthilfeübungen zur Verfügung, die jeder spielend einfach täglich durchführen kann. In meiner Praxis war es mir immer ein Anliegen, gerade den Eltern diesen Übungen auch für ihre Kinder zu zeigen. Sobald ein Kind (nur als Begleitung) mit in die Praxis kommt, versuche ich, dem Kind den Beinlängenausgleich zu zeigen. Und es macht jedes Mal Spaß. Aber man staunt, bei wie vielen Kindern sich ein deutlicher Unterschied der Beinlänge von 1 bis 2 cm (und auch mehr) zeigt. Die Kinder haben oft nur unauffällige Symptome, wie eingeschlafene Füße, Kniebeschwerden, Gangstörungen, müde Beine, Bewegungsunlust, Entwicklungsstörungen etc.

Mein Wunsch war es, immer mehr Kindern oder Eltern diese segensreichen Übungen zeigen zu können. So bin ich an Schulen und Kindergärten herangetreten und halte dort Vorträge für die Eltern. Ich demonstriere dort die Übungen an den Eltern und schlage vor, dass ich die Kinder in der Praxis kurz auf ihre Statik untersuchen darf. Dort kann ich den Eltern und Kindern dann genau den Beinlängenausgleich oder andere Übungen zeigen.

Ich war sehr erstaunt, dass ich bei den vielen Kindern jeden Alters, die ich bisher untersuchte, kaum ausgeglichene Beine fand. Die Symptome der Kleinen waren ganz unterschiedlich, vieles ließ sich schon allein durch den Beinlängenausgleich beheben. Die kurze Untersuchung dauert nur 5 bis 10 Minuten, und mit den Kindern zu arbeiten macht große Freude und erfrischt den Praxisalltag. In diesem Jahr bieten wir in Düren auch extra Dorn-Kurse für Eltern mit Kindern bzw. für Dorn-Therapeuten mit kleinen Patienten an.

Es wäre wünschenswert, dass sich die Dorn-Methode immer weiter verbreitet. Vielleicht findet der/die Leser/in in diesen Aufsatz Anregung, selbst an Schulen und Kindergärten Vorträge zu halten, und so diese segensreiche Methode weiter zu bringen.

HP Christian Schütte
Institut für biol. Heilkunde
Hohenzollernstr. 70
D-52351 Düren
Tel. 02421-16153
Fax 16778

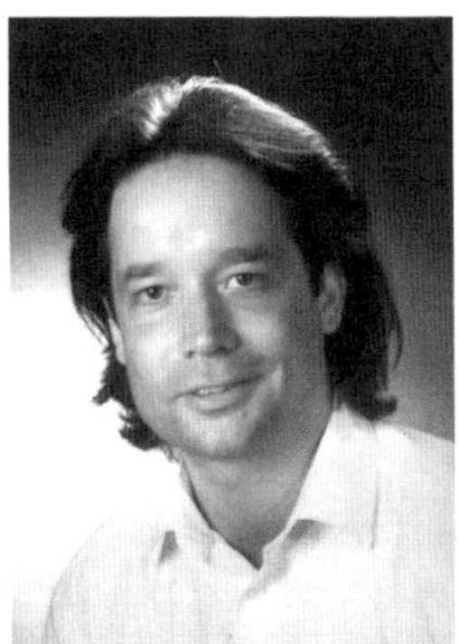

Die Methode Dorn sagte mir nichts – ich wurde infiziert

Heute ist sie ein Teil von mir

Margret A. Förster

Obwohl ich erst im September 2000 mein Staatsexamen zur Ergotherapeutin ablegen sollte, bekam ich schon im April Sodbrennen aus Nervosität – ziemlich früh!

Im Oktober reiste ich – immer noch mit Sodbrennen, aber bestandenem Examen – zusammen mit einer Freundin und einem Arbeitskollegen ins Allgäu (Amtzell), um die Methode Dorn zu erlernen.

Zu dem Zeitpunkt hatte ich keine Ahnung, was diese Methode überhaupt sei. Herr Dorn stellte sich uns vor und erklärte im Lauf des Tages die einzelnen Wirbel und ihre Zugehörigkeit. Beim sechsten Brustwirbel wurde ich hellhörig und hing an seinen Lippen. Vieles, was er sagte, bezweifelte ich, da ich es anders gelernt hatte. Dann übten wir die Methode ein. Mein sechster Brustwirbel sträubte sich, von meinen Mitschülern in seine korrekte Position zurückgeschoben zu werden. Herr Dorn kam zur Hilfe. Es dauerte lange. Immer wieder wechselte er die Stellung seiner Daumen. Solche Schmerzen kannte ich nicht, ein Schrei aus meiner Kehle, oh Mann, wie peinlich ... Dann sagte Herr Dorn nur: „Jetzt haste es geschafft, Madel!"

Etwas war anders – ich konnte es nicht in Worte fassen. Abends trank ich Kaffee – wollte doch mal wissen, wie mein Magen reagiert. Ich war mir nicht sicher, ob das Sodbrennen weg war. Als ich zum Frühstück auf nüchternem Magen Orangensaft trank, brannte dieser nicht wie gewohnt in der Kehle; auch stellte sich kein Sodbrennen ein. Da wurde mir klar: Das ist es, das will ich für mich. Die Methode Dorn, einfach in ihrer Anwendung (wenn man weiß wie) genial und unübertroffen in ihrer Wirkung.

Am nächsten Tag wurde weiter geübt. Ich fragte ich mich allerdings: „Was fühlen die nur? Ich kann da gar nichts ertasten. Wie, der Wirbel ist nach links verschoben?" – Für mich fühlte es sich eher wie nach rechts verschoben an. – Das sagte ich nur ganz leise. Doch Dieter Dorn bestätigte dann: „Der Wirbel ist nach rechts verschoben." – Da dachte ich: „Vielleicht kann ich die Methode Dorn doch erlernen."

Zuhause begann ich, meine Kinder, Geschwister und Bekannten zu therapieren. Die Erfolge blieben nicht aus. Meine Freundin wurde nach elf Jahren Unfruchtbarkeit schwanger. (Ich hatte vergessen, ihr zu sagen, dass es auch einen Unfruchtbarkeitswirbel gibt). Ich belegte einen zweiten Kurs bei Dieter Dorn und Günther Groß und wurde als Dorn-Therapeutin autorisiert. Es folgte ein Seminar mit Siegfried Panek und eines mit Dr. Graulich.

Es ist interessant, die verschiedenen Therapeuten bei der Arbeit zu sehen. Jeder arbeitet etwas anders, da jeder Therapeut seine Vorkenntnisse, seine Erfahrungen und sein eigenes Geschick in die Therapie einbringt.

Fallbericht

Ich möchte hier von einer Therapie an einem Jungen im Alter von fünf Jahren berichten. Der Junge kam zu uns aufgrund von Entwicklungsverzögerungen und Wahrnehmungsdefiziten. Als Baby war er gebogen wie ein Flitzebogen, zusätzlich bekam er als Säugling Neurodermitis. Zwei Jahre Krankengymnastik hatte er schon hinter sich, dennoch entwickelte sich eine Skoliose (LWS), die mit zunehmendem Alter stärker wurde. Der Orthopäde hatte eine Schuherhöhung verordnet.

In unserer Praxis für Ergotherapie ist als Erstkontakt ein Elterngespräch zusammen mit meinem Mann (ebenfalls Ergotherapeut) üblich. Auf der Basis der daraus gewonnen Informationen teilt er die Patienten dem entsprechenden Therapeuten zu. Eine Mitarbeiterin sollte sich um die Wahrnehmungs- und Entwicklungsdefizite des Jungen kümmern. Ich sollte mir die Skoliose ansehen und entscheiden, ob diese zu therapieren sei. Dabei sollte ich behutsam mit der Mutter umgehen, da diese durch den Leidensweg des Jungen und private Aufgaben stark überlastet war.

Als Ergotherapeutin arbeite ich ganzheitlich. Ich behandle nicht nur das Symptom, sondern suche nach der Ursache.

Die Ergotherapie stammt von dem griechischen Wort *ergon* ab, was soviel wie „handeln, beschäftigen“ bedeutet. Dadurch lässt sich die Methode Dorn gut in die Ergotherapie integrieren. Der Patient lernt durch die vermittelten Techniken, sich selbst zu helfen. Das heißt, der Patient lernt, sich natürlich zu bewegen, Beschwerden frühzeitig zu erkennen und durch die Selbstbehandlung langfristige Beschwerden und Schäden zu vermeiden.

Die erste Behandlungssitzung:

Da der Junge schon in unserer Praxis war, kannte er die Räumlichkeiten. Er war enttäuscht, in meinem Raum keine Spielsachen vorzufinden. Meine Fragen wurden meist von der Mutter beantwortet, obwohl sie versuchte sich zurückzuhalten.

Meine Liege ist elektrisch. Ich fuhr sie auf Brusthöhe des Jungen hoch, dann bat ich ihn, darauf zu klettern. Er grinste und meinte, das wäre eine Kleinigkeit. Als er mir gegenüber saß, untersuchte ich seine Arme und Beine. Sein Muskeltonus war sehr schwach, an den Armen fühlte man für sein Alter zu viel mesenchymes Gewebe (embryonales Bindegewebe), die Gelenke waren deutlich überstreckbar.

Beide Hüftgelenke waren verschoben. Die Knie und die Sprunggelenke ohne Befund. Die Schuherhöhung war meiner Ansicht nach falsch.

Mutter und Sohn lernten von mir, wie die Hüften eingeschoben werden. Dabei unterstrich ich die Wichtigkeit dieser Übung.

Ich wies noch einmal darauf hin, dass sich die Skoliose durch die Schuherhöhung verstärken und sich leicht ein Rippenbuckel entwickeln könne.

Die Mutter bezweifelte das. Warum hatte der Orthopäde das nicht untersucht? Er hatte den Rücken kurz angeschaut und die Schuherhöhung verordnet (½ cm).

Danach überprüfte ich Becken und Kreuzbein des Jungen. Beide waren so deutlich verschoben, dass auch die Mutter dies gut sehen konnte. Der Junge durfte die Liege einmal ganz hochfahren und sollte sie dann wieder auf Bauchnabelhöhe bringen, was ihm sichtlich Spaß machte. Danach durfte er den Dorn-Mobilisator auspacken und anschließen. Ich erklärte mein weiteres Vorgehen und sagte dem Jungen, dass es wehtun könnte. Wenn er „Stopp" sage, höre ich auf. Kaum legte ich den Mobilisator an, sagte der Junge auch schon: „Stopp!" Weh konnte es noch nicht getan haben, denn ich hatte nur massiert. Es war ein Test an mich, ob ich Wort halte (Wort zu halten ist gerade bei Kindern sehr wichtig). Danach konnte ich das Kreuzbein und das Becken richten. Durch Massage und leichtem Druck ließen sich die Gelenke reponieren. Da die Therapie sehr anstrengend ist und die Mutter ihre eigenen Rückenprobleme schilderte, behandelte ich sie zwischendurch. Auch sie hatte Hüftgelenksverschiebungen. Nach der Korrektur der Beinlängen reponierte ich bei ihr das Kreuzbein und den fünften Lendenwirbel. Der Mutter bereitete die Therapie mitunter leichte Schmerzen, was dem Jungen nicht entging. Anschließend schob ich den fünften Lendenwirbel des Jungen ein. Das tat ihm etwas weh, dennoch ließ er es sich gefallen. Die Skoliose selbst behandelte ich nicht. Die Mutter sagte zu mir: „Bilde ich mir das nur ein, oder ist seine Skoliose nicht mehr so stark wie vorher."

Schon in der ersten Behandlung richtete sich sein Rücken auf – ohne Therapie an der Skoliose selbst.

Besonders förderlich war Folgendes:

- Durch die Mitbehandlung der Mutter wurden ihre Zweifel an der Therapie beseitigt.
- Die Wichtigkeit der Übungen konnten der Mutter durch Eigenerfahrung noch dringlicher bewusst gemacht werden.
- Der Junge erfuhr, dass diese Therapie nicht nur ihm gilt, sondern auch Mama, und dass sie für beide nicht nur angenehm ist. (Die vorangegangen Therapien waren nur für ihn gewesen, z. B. Turnen nach Voita, Diät bei Neurodermitis, besondere Salben und Tinkturen, regelmäßige Blutabnahmen.)
- Außerdem lernte er, dass die Behandlung durch das Wort „Stopp" jederzeit von ihm unterbrochen werden kann.

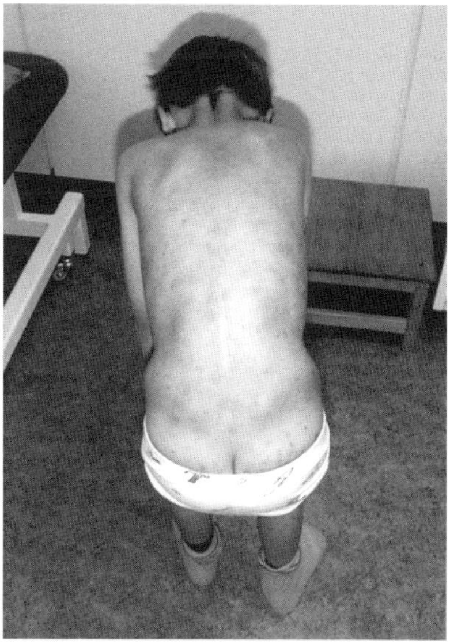

Vor der zweiten Behandlung, Mai 2002

Zweite Behandlungssitzung

Der Junge konnte seine Übungen selbständig durchführen. Die Mutter berichtete, dass er auch von allein an seine Übungen denke. Beide Hüften ohne Befund, Kreuzbein u. Hüfte leicht verschoben, die Skoliose deutlich geringer als vor der ersten Behandlung. Diesmal behandelte ich auch die Skoliose. Währenddessen berichtete die Mutter vom Besuch beim Orthopäden. Dieser hielt nichts von der Methode Dorn (kannte sie aber auch nicht). Zur Mutter hatte er gesagt: „Sie glauben auch alles, was man ihnen erzählt.“ (z. B. Beinlängendifferenz). Aber er hatte den Jungen dann genau untersucht, den Rücken abgetastet und natürlich geröntgt. Widerwillig hatte er dann fünf Behandlungen verordnet.

Da die Behandlungen für den Jungen langweilig und anstrengend waren, therapierte ich auch auf einem Gymnastikball. Der Junge lag darauf und pendelte mit den Beinen, oder ich massierte nur mit dem Mobilisator. Manchmal hing er mit den Beinen von der Liege herunter und pendelte so. Sein Bauch lag dabei auf der Liege, so dass ich die Wirbel gut reponieren konnte. Ich arbeitete viel mit dem Daumen – manchmal stoppte er mich. Ich brachte viele Angebote des Ausprobierens und der Selbsterfahrung mit ein, damit die Therapie für den Jungen interessant blieb. Er war noch zu klein für den Lauftrainer, dennoch durfte er zur Belohnung immer ein paar Minuten darauf pendeln. Dabei beobachtete ich die Wirbelsäule und konnte mit dem Daumen oder dem Mobilisator Fehlstellungen korrigieren.

Die folgenden Behandlungssitzungen verliefen ähnlich. Wir vereinbarten, dass der Junge einen Euro von seiner Mutter erhielt, wenn diese ihre Beine übereinander schlug (Ursache Nummer eins bei Hüftsubluxationen). Das erste, was er mir zu Beginn jeder folgenden Behandlungssitzung berichtete, war, wie viel Geld er von der Mutter bekommen habe, denn er passte gut auf. Nach der fünften Sitzung war sein Rücken erstaunlich gerade, man sah nur noch bei bestimmten Bewegungen eine leichte Skoliose. Auch die Muskulatur hatte sich der neuen Haltung angepasst.

Die Mutter und ich waren gespannt auf die Reaktion des Orthopäden. Diese Reaktion war für uns beide unbegreiflich.

Der Arzt rief mich an – ich dachte, um sich zu informieren. Die Skoliose sei ja immer noch da! Er fragte: „Was machen sie denn mit der Beinlängendifferenz?“ – „Der Junge hat keine Beinlängendifferenz“, antwortete ich. (Zur Mutter hatte der Arzt gesagt, die Schuherhöhung habe er rein prophylaktisch verordnet.)

„Was haben sie mit dem Kreuzbein und dem Becken gemacht?“ – „Ich habe sie reponiert und versucht zu stabilisieren.“ – „Das hätte ich mit einem Handgriff gekonnt, dazu wären keine fünf Therapien nötig gewesen!“ (Ich fragte mich, warum er das dann nicht getan habe, denn der Junge war seit Jahren bei ihm in Behandlung).

Als ich dann erwähnte, dass sich Gangbild des Jungen stark verändert und die Skoliose sichtbar verringert habe, war das Maß für den Arzt voll. Auf Äußerlichkeiten lege er keinen Wert. Um das zu beurteilen, müsse man noch einmal röntgen. Außerdem sei meine Therapie zu teuer. Somit kürzte er die Therapiezeit von 45 auf 30 Minuten. (Zwei Jahre Kran-

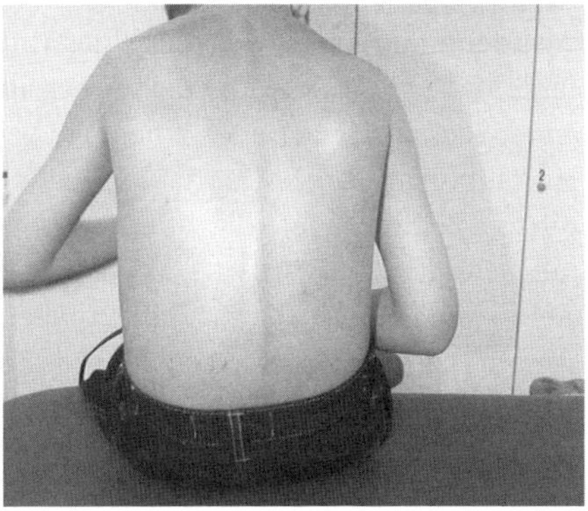

Nach der 10. Behandlung, Oktober 2002

kengymnastik hatte er verordnet, aber ich war zu teuer.) Dennoch stellte er eine Folgeverordnung aus.

Der Junge war jetzt 12 Mal bei mir in Behandlung (1 Mal die Woche). Er kommt nun alle 4 bis 6 Wochen zur Kontrolle und gleichzeitig zur Therapie. Sein Rücken ist stabil, die Skoliose ist bei bestimmten Bewegungen gerade noch zu erahnen; auch der Muskeltonus hat sich positiv verändert. Wenn der Befund so bleibt, kommt der Junge im nächsten Jahr nur halbjährlich zur Kontrolle. Falls die Mutter Veränderungen bemerkt, kann sie jederzeit mit mir einen Termin vereinbaren. Durch den schnellen und sichtbar positiven Therapieverlauf wurde der Mutter viel Leidensdruck genommen. Sie konnte während der Therapie wieder Kraft für sich und ihre Familie gewinnen. Der Orthopäde ignoriert weiterhin den Therapieerfolg. Dem Jungen geht es einfach gut, auch seine Wahrnehmungs- und Entwicklungsdefizite sind deutlich geringer geworden.

Ich habe für mich eine Bestätigung mehr: Ja, ich kann's.

Ich werde wohl nie wieder ohne die Methode Dorn arbeiten, denn auch meine Schlaganfall-, Schädelhirntrauma- und Parkinsonpatienten profitieren von der Methode Dorn. Nicht alles ist mit dieser Methode zu heilen, aber vieles ist zu lindern und vielem ist vorzubeugen. Parallele Therapien zeigen schnellere und bessere Therapieerfolge.

Auch ich bin wie Dr. Graulich der Meinung, dass die Methode Dorn eine Verbesserung und Bereicherung für die Patienten und das *Gesundheitssystem* ist. Auch ich arbeite daran, unseren Schulmedizinern hier im Kreis die Methode Dorn nahe zu bringen. Die meisten stehen ihr mit Skepsis gegenüber. Doch die positive Resonanz der Patienten weckt das Interesse unserer Mediziner. Viele Patienten werden direkt vom Arzt zu mir geschickt.

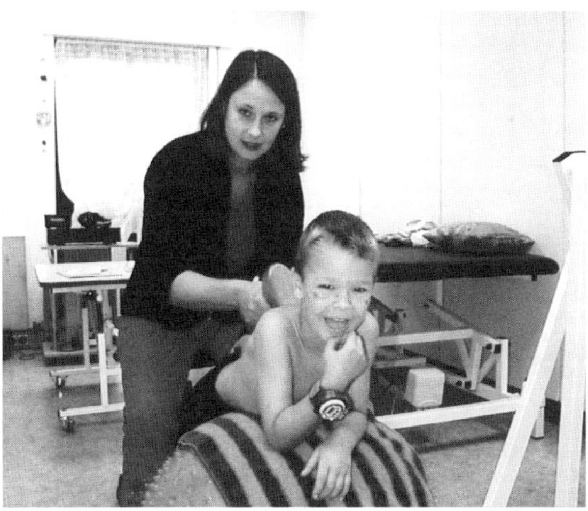

Ergotherapeutin
Margret A. Förster
Oststr. 26, D-48599 Gronau/Epe
Tel. 02565-400433, Email: Foerster-BadBentheim@t-online.de

Weitere Fallberichte

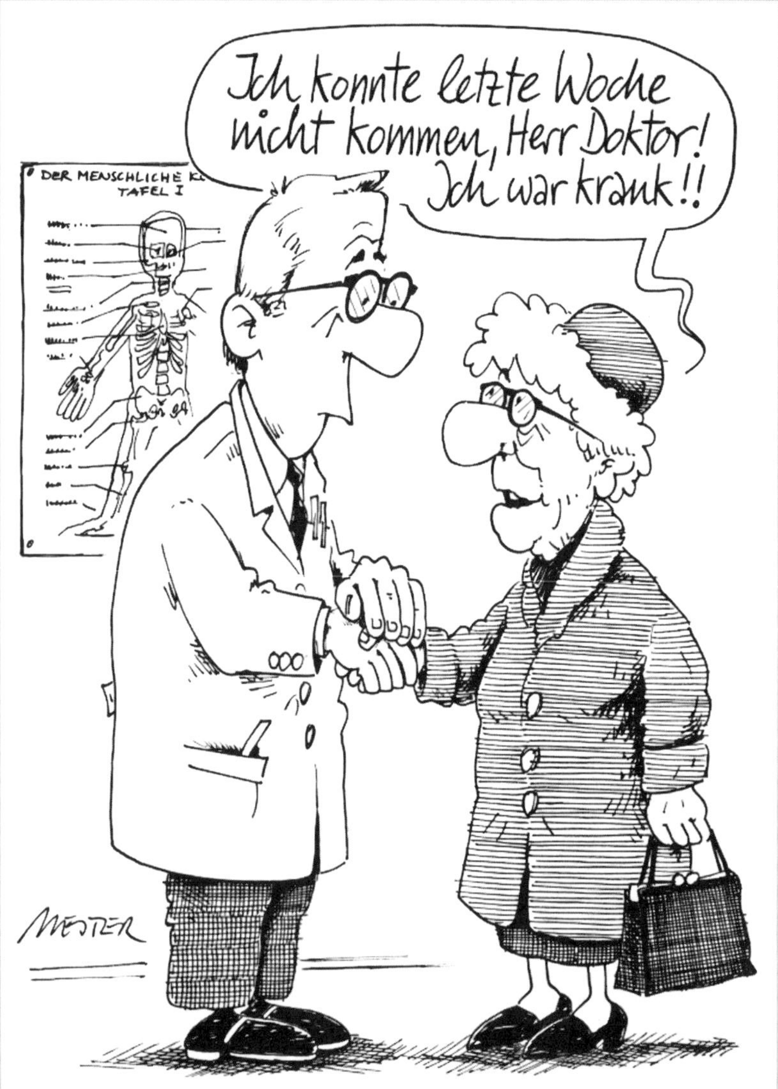
Ich konnte letzte Woche nicht kommen, Herr Doktor! Ich war krank!!
DER MENSCHLICHE K
TAFEL I
MESTER

Cartoon von Gerhard Mester
entnommen aus: Gerhard Mester: Vielen Dank, Herr Doktor! Es geht mir schon viel besser!!
LebensBaum Verlag Bielefeld 1998, ISBN 3-928430-11-4

Dorn bei Bettlägerigen

Reinhild Isensee

„Nur ein Patient, der noch aus eigener Kraft zu uns in die Praxis kommen und mit dem Bein pendeln kann, wird von der Dorn-Methode profitieren können."

So oder ähnlich wird es in den meisten Seminaren gelehrt und in Vorträgen betont.

Mit diesem Artikel möchte ich die Dorn-Therapeuten ermutigen, sich auch der „Behinderten und Hilflosen" anzunehmen! Deshalb berichte ich hier von einem meiner schönsten Dorn-Erlebnisse :

Frau S., eine Mittsechzigerin, wurde von einem LKW angefahren und dabei stark verletzt. Sie erlitt einige Knochenbrüche. Es folgten Krankenhaus und Rehaklinik. Trotzdem war sie danach nicht mehr in der Lage, sich daheim alleine zu versorgen. Eineinhalb Jahre nach dem Unfall – im Frühjahr 2001 – kam sie in das Alten- und Pflegeheim, in dem ich meine Praxis hatte.

Zweimal wöchentlich Krankengymnastik und die üblichen Versuche des Pflegepersonals, Frau S. Schmerzlinderung zu verschaffen, vermochten es nicht, sie „wieder auf die Beine" zu bekommen. Die Stationsschwester (die durch die Dorn-Therapie von all' ihren langjährigen Beschwerden befreit worden war) bat mich, mir die Bewohnerin einmal anzuschauen. Sie war bettlägerig!

Ich fragte die Dame, ob ich bei ihr etwas versuchen dürfe – und ihre Augen strahlten. So bat ich eine Schwester sowie einen Pfleger, mir behilflich zu sein. Nachdem wir die Beinlängen, Knie und Sprunggelenke kontrolliert und korrigiert hatten, wurde Frau S. aus dem Bett geholt und auf die Beine gestellt. Der Pfleger hielt sie fest, und ich begann mit dem Abtasten. Kreuzbein, Lendenwirbelsäule und untere Brustwirbelsäule konnten problemlos korrigiert werden, denn die Schwester bewegte das Bein der Frau S. Die Handhabung für den oberen Bereich war noch einfacher. Während des Sitzens massierte ich anschließend mit Johanniskrautöl sanft ihren Rücken. Frau S. schlief diese Nacht durch – ohne Schmerzschreie!

Nach einigen Tagen wollten wir diesen Ablauf wiederholen – und konnten nur staunen, denn bis auf Kleinigkeiten war alles in Ordnung geblieben. Sie bekam anschließend wieder eine Breuss-Massage.

Am folgenden Tag wollte Frau S. keine Hilfe beim Waschen und Ankleiden. Sie saß jetzt im Rollstuhl und wollte fortan alles alleine tun. Sie lachte und scherzte, streichelte und küsste alle Menschen um sich herum vor lauter Freude, dass es aufwärts ging. Es folgten zwei Massagen und kleinere Gelenk-Korrekturen an Schulter und Armen.

Interessant ist, dass sich auch das Kurzzeitgedächtnis zwischenzeitlich wesentlich verbessert hatte.

Der Sohn erfüllte daraufhin im Sommer 2001 seiner Mutter den Wunsch, mit ihr nach Griechenland (ihrer Heimat) zu fliegen, um ihre dort lebende Familie wieder zu sehen. Bereits nach wenigen Tagen wurde dort ein Rollator gekauft, und der Rollstuhl kam in die Ecke.

Frau S. blieb mehrere Monate auf „ihrer Insel". Relativ kurz war dann ihr Aufenthalt in Bonn. Zusammen mit ihrem Sohn löste sie ihre Wohnung auf, auch ihren Heimplatz.

Mit Schreiben vom 29. Juni 2001 bedankte sich der Sohn von Frau S. bei der Geschäftsführung des Seniorenheimes:

Sehr geehrte Damen und Herren,

zusammen mit meiner Mutter, H...S..., flog ich Anfang Juni nach Griechenland in Urlaub. Meine Mutter blieb noch auf Samos bei der Familie, denn sie fühlt sich sehr gut.

Wir alle möchten uns bei Schwester R. bedanken für die Umsicht und Aufmerksamkeit, die sie und das Pflegepersonal meiner Mutter gegenüber hatten.

Schwester R. bat vor einiger Zeit Frau Isensee, sich meiner Mutter anzunehmen.

Ergebnis: ohne Rollstuhl, nur noch mit einem kleinen Stützwagen, geht meine Mutter alleine, kann alleine zur Toilette gehen, kann sich alleine anziehen.

Auch das Kurzzeitgedächtnis ist sehr viel besser geworden.

In einem anderen Heim hätte meine Mutter diesen guten Fortschritt wohl nicht erreicht.

Dafür danken wir Ihren Mitarbeitern sehr.

Mit freundlichen Gruß

...

Eine Nachfrage, wie es Frau S. jetzt gehe, ergab:

Mit Hilfe des Rollators ist sie in der Lage, ihren Haushalt (in Griechenland) wieder alleine zu führen. Körperlich und geistig geht es ihr gut.

Also, liebe Dorn-Kolleginnen und Kollegen, „nur Mut!"

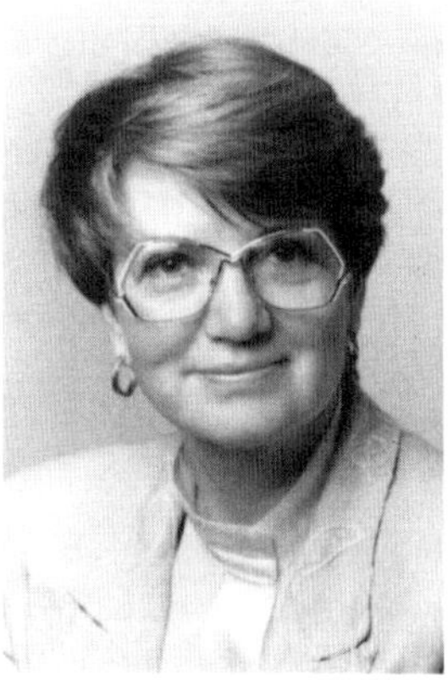

Reinhild Isensee
Naturheilverein Bonn/Rhein-Sieg e.V.
Am Fronhof 3
53757 Sankt Augustin
Tel. 02241/314206
Fax 02241-310219

Lahmgelegte Steuerungen werden freigelegt

Birgitt Maria Neffe

Jeder Dorn-Therapeut, der sich in die Probleme seiner Patienten einfühlen und hineindenken kann, erlebt immer wieder außergewöhnliche Entwicklungen und Heilerfolge. Stellvertretend für solche Ereignisse folgendes Beispiel:

Eine Frau mit halbseitiger spastischer Lähmung kam in meine Praxis. Sie hatte zweieinhalb Jahre zuvor eine Gehirnblutung erlitten und lag anschließend 14 Tage im Koma. Nachdem sie daraus erwacht war, war sie halbseitig gelähmt. Durch zweieinhalb Jahre medizinisch übliche, äußerst aufwendige Therapien hatte sich die schlaffe Lähmung in eine spastische (krampfende) verändert. Die gelähmte Seite war nach wie vor empfindungslos.

Die Behandlung nach Dorn – kombiniert mit meiner speziell entwickelten Energietherapie – brachte ein erstaunliches Ergebnis. Bereits eine Stunde nach der Therapie gab die Patientin an, dass sich die Spastik um 50 Prozent gelöst habe. Sie spürte erstmals wieder jeden Finger und jede Zehe, wenn diese berührt wurden. Im Anschluss an die Behandlung reiste die Frau vierzehn Tage ans Meer. Nach ihrer Rückkehr berichtete sie, dass sie erstmals seit ihrer Gehirnblutung ohne Krücken am Strand entlang gelaufen sei. Konnte sie bisher das gelähmte Bein beim Treppensteigen immer nur nachziehen, so stieg sie nun mit diesem voran die Treppe hinauf.

Diese Krankengeschichte und viele weitere Erfahrungen und Experimente legen den Schluss nahe, dass bei Lähmungen infolge von Gehirnblutungen nicht immer Teile des Gehirns irreparabel geschädigt sein müssen. Die Erfahrung zeigt, dass sich in einigen Fällen die Muskeln der Halswirbelsäule derart krampfartig verspannen und dabei Wirbel so verschieben, dass es zu extremen Blockaden kommt, die spezielle Steuerungsvorgänge des Körpers lahm legen. Der erfahrene, verstehende und einfühlsame Dorn-Therapeut kann solche Blockaden der Steuerungsvorgänge und des Energieflusses wieder freilegen.

Moderne Diagnosetechnik kann aufs Glatteis führen

Dieter Dorn zitierte gern eine wissenschaftliche Studie aus Amerika, nach der weit über die Hälfte der Röntgenaufnahmen und Computertomographien falsch interpretiert werden.

Auch bei seiner Frau wurde aufgrund falscher Interpretation eine Operation an der Halswirbelsäule vorgeschlagen, die sich jedoch Dank seiner Behandlung erübrigte.

In meiner Praxis hatte ich ebenfalls mit derlei Fehlinterpretationen zu tun. Bei einem Patienten der über Brennen in beiden Beinen klagte, war schulmedizinisch mittels Computertomographie vor zwei Jahren ein Bandscheibenvorfall im

Bereich des zweiten und dritten Lendenwirbels diagnostiziert worden. Als er in meine Sprechstunde kam, erzählte er mir, es habe sich trotz wöchentlicher Spritzentherapie keinerlei Verbesserung ergeben. Mit der Dorn'schen Fühlmethode stellte ich in ein paar Minuten die auslösende Ursache im ISG-Kreuzbein-Bereich fest und regulierte sie, worauf das Brennen verschwand. Als der Patient ein Vierteljahr später wegen einer beim Umzug verrenkten Schulter wieder in meine Praxis kam, erzählte er mir, dass das Brennen seit der Behandlung nicht wieder aufgetreten sei. Richtige Diagnose und Behandlung lösen Schmerz und Bewegungsbeeinträchtigung und sparen so sehr viel Kosten.

HP Birgitt Maria Neffe
Webergasse 10
D-89284 Pfaffenhofen
Tel. 07302-6770
und
Akilindastr. 40 a
D-82166 Gräfelfing-Lochham
Tel. 089-89868697

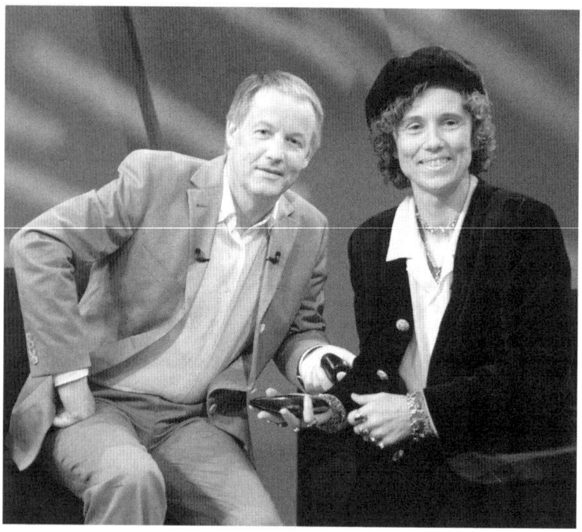

Zu Gast im Fernsehen bei Jürgen Fliege

Fröhliche Beinlängenkorrektur beim Geschäftspartner

und ähnliche amüsante Dorn-Erlebnisse

Franz Josef Neffe

Vor Jahren stellte ich dem Einkaufschef eines Ministeriums Bürostühle vor: schwingend aufgehängt zum gesünderen Sitzen. Er machte eine Sitzprobe, während ich mit einem sensographischen Messgerät seine Bewegungsschwingungen aufzeichnete. Das Messbild zeigte eine erhebliche Fehlstatik. Ich sagte ihm, dass seine Beine wahrscheinlich ungleich lang seien und bot an, ihm zu zeigen, wie er dies einfach feststellen und selbst korrigieren könne.

Der Einkaufschef, ein sportlicher Typ, war interessiert. Vor den Augen eines Mitarbeiters legte er sich dafür auf den Boden, mir zu Füßen. Ich hob seine gestreckten Beine an und drehte die Fußspitzen nach außen. An den Absätzen der Schuhe war deutlich zu erkennen, dass sein rechtes Bein zwei Zentimeter länger war als das linke. Ich erklärte ihm, wie er das Bein zunächst anwinkeln, dann – die Hand vor der Pofalte – heranziehen und ablegen sollte. Das tat er dann und machte dabei einen lustigen Fehler.

Er zog das rechte Bein mit der Hand heran, aber legte es nicht ganz ab, sondern streckte es in die Luft. So hebelte er das Bein noch weiter heraus. Ein erneuter Längenvergleich machte deutlich: Nun war das rechte Bein vier Zentimeter länger. Der anwesende Mitarbeiter lachte.

Man muss beim Ablegen des Beines nämlich so lange mit der Hand dagegenhalten, bis das Bein ganz unten liegt. Dann stimmt die Hebelwirkung, und der Gelenkkopf gleitet in die Gelenkpfanne zurück.

Beim zweiten Versuch half ich dem Einkaufschef etwas, indem ich sein Bein leicht nach außen drehte. Nun klappte es: Beim Vergleich waren die Schuhsohlen parallel, der Gelenkkopf saß also wieder richtig in der Gelenkpfanne.

Ich empfahl ihm, diese Übung jeden Abend etwa zwei Wochen lang zu machen, bis sich die Bänder um das Gelenk wieder gestrafft hätten. Außerdem sollte er in diesem Zeitraum immer dann, wenn er sich aus dem Sitzen erhob, die Übung im Stehen durchführen. Auch hier musste er darauf achten, dass er das Bein nicht nach vorne, sondern wirklich neben das andere Bein abstellte.

Wenn ein Patient mit subluxiertem Gelenk herumläuft, überdehnt er dabei die Bänder, und das Gelenk hält so immer weniger. Zur Regeneration der Bänder sollte man deshalb ein bis zwei Wochen lang jedes Dehnen des Gelenkbereichs meiden. Also in diesem Zeitraum: kein Übereinanderschlagen der Beine, keine Gymnastik – und mit Hilfe der Übungen nur mit richtig gestelltem Hüftgelenk laufen! Erst wenn die Beine gleich lang sind und es über einen gewissen Zeitraum bleiben, stimmt das Fundament wieder. Man steht richtig fest auf beiden Beinen und „eiert" nicht mehr hin und her.

Das Kopfweh und der „Galle"-Wirbel

Prof. Dr. G., einer der gefragtesten Zahnärzteausbilder, sprach mich in einem seiner Demonstrationskurse an: Sein Zahntechniker klage über brutale Kopfschmerzen. Der Professor wollte wissen, ob ich da helfen könne.

Mein Nachfragen ergab, das der Zahntechniker den Schmerz seitlich an einer bestimmten Stelle empfand. Das ist eine Stelle, an der der Galle-Meridian verläuft. Der „Galle"-Wirbel ist der vierte Brustwirbel; dort treten die Nerven aus, über die die Gallefunktion gesteuert wird. Wenn diese Nerven durch eine Wirbelfehlstellung blockiert sind, kann das nicht nur die Galle beeinträchtigen, sondern auch andere Organe oder Körperregionen. Das bedeutet zum Beispiel, dass es den Zahntechniker auch an der vierten Zehe, am Knie- oder Hüftgelenk hätte schmerzen können.

Auf meine Anweisung hin machte er seinen Oberkörper frei, setzte sich auf einen Hocker und pendelte gegenläufig mit den Armen. Ich geleitete den „Galle"-Wirbel derweil mit dem Daumen dorthin, wo er hingehört. Die Folge: der ganze Schmerz war bis auf einen kleinen Rest verschwunden. Dieselbe Prozedur machte ich mit dem zehnten Brustwirbel (Niere) und dem dritten Lendenwirbel (Blase). Danach war der restliche Schmerz ebenfalls weg. Gedauert hatte alles zusammen keine fünf Minuten.

Mein Patient war erstaunt. Noch verblüffter war er allerdings, als ich ihm sagte, er müsse etwas für Galle, Nieren und Blase tun – direkt und im übertragenen Sinne. Er hatte tatsächlich Probleme mit diesen Organen. Leute, die die Dorn-Therapie noch nicht kennen, sind immer erstaunt, wenn ein erfahrener Dorn-Therapeut ihnen mitteilt, was er über sie weiß. Dann schauen sie halb ungläubig, halb betroffen – und ich erkläre ihnen: „Deine Wirbel sagen mir eine ganze Menge über dich. Du solltest dich mit ihnen bekannt machen, dann weißt du auch so viel über dich wie ich."

Franz Josef Neffe, Dipl. Päd.
Original-Dorn-Ausbildung
Webergasse 10
D-89284 Pfaffenhofen-Beuren
Tel. u. Fax 07302-5580

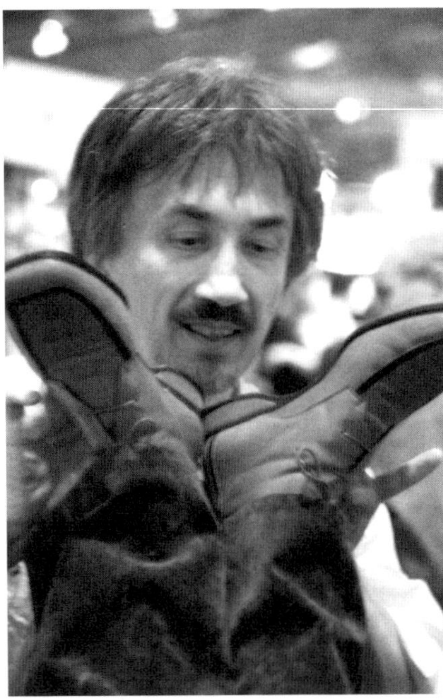

Bei der Beinlängenkontrolle während der Buchmesse 2002

Tinnitus

Tinnitus und die Dorn-Methode

Alexander Plappert

In Tinnitus-Fach- und Betroffenenkreisen reift immer mehr die Erkenntnis heran, dass Fehlstellungen der Halswirbelsäule und die Verbreitung des chronischen Tinnitus in einem engen Zusammenhang stehen. (Tinnitus-Forum 11/2001, Zeitschrift der Deutschen Tinnitus Liga). Nach über 30.000 (!) untersuchten Tinnitus-Patienten kann ich diese Angabe nur bestätigen.

Welche Möglichkelten gibt es nun für Patienten und Behandelnde? Patienten suchen meist zunächst den Orthopäden auf, der im besten Fall (wenn er denn einen „vertebragenen Tinnitus" diagnostiziert) eine klassische Massage verschreibt. Die bringt manchmal eine gewisse Linderung des lästigen Ohrgeräusches, doch kommen auch Verschlimmerungen vor. Es gibt auch Fälle, in denen der Orthopäde einen erhöhten Schuh oder Einlagen im kürzeren Bein bei Beinlängendifferenz verschreibt – ausgehend von der Annahme, dass im Allgemeinen das kürzere Bein korrigiert werden muss. Dies ist – jedenfalls in den meisten Fällen – kontraindiziert.

Dem Behandelnden steht in der komplementären Medizin ein ganzer Strauß mehr oder weniger risikanter Methoden zur Verfügung, um Wirbelblockaden zu beheben: osteopathische Methoden, Cranio-Sacral-Therapie, Akupunktmassage, neuro-musculäre Therapie (NMT) und nicht zuletzt die sanfte manuelle Methode nach Dorn.

Diese Methode lernte ich 1998 kennen, nach mehr oder weniger guten Erfahrungen mit anderen Wirbelsäulen-Behandlungsansätzen. Die Einfachheit und vor allem die Unschädlichkeit sagten mir zu. Die intensive Behandlungsmöglichkeit der Halswirbelsäule nach Korrektur der Beinlängendifferenz (die oft im Zusammenhang mit chronischem Tinnitus auftritt) und das mögliche Richten von Wirbelkörpern im Lenden- und Brustwirbelbereich ergaben für mich eine sinnvolle Methode zu Behandlung des chronischen Tinnitus.

Nach der Behandlung von mehreren hundert Tinnitus-Patient/innen kann ich zusammenfassen: Für die Korrektur von Beinlängendifferenz, Beckenschiefstand und Wirbelsäule ist die Methode Dorn die erste Wahl. Insbesondere bei regelmäßiger Durchführung der Selbsthilfeübungen stellen sich nach relativ kurzer Zeit (3 bis 6 Behandlungen) Besserungen ein, die meines Erachtens auf die Rückgewinnung der Eigenverantwortung zurückgehen, die bei vielen Tinnitus-Betroffenen verschüttet ist. Allerdings vertreibt die Methode das Ohrgeräusch nicht ebenso schnell und wirkungsvoll wie etwa Rückenschmerzen oder Hexenschuss. Es ist nach meinen Erfahrungen ein längerfristiger Behandlungsansatz notwendig, der neben Entspannungsmassagen (z.B. nach Breuß) und Wirbelsäulen-Schwingungstechniken einen ausgeprägten psychosomatischen Teil enthält. Tinnitus-Patienten leiden oft – als Folge von Beinlängendifferenz und Beckenschiefstand – an einer Fehlstellung Atlas/Axis, C3/C4. Als mögliche psychosomatische Korrespondenzen finden wir bei diesen Wirbeln: fehlende Übersicht, Kopfmensch, fehlende Weitsicht, Nicht-Zuhören-Wollen, Haltverlust, Schuldgefühle. Ein Beckenschiefstand hat mit gestörtem Gleichgewicht zu tun, Beinlängendifferenz deutet auf mangelnde Standfestigkeit hin. Nur mit viel Geduld können Patienten und Behandelnde diese Fragen angehen. Wenn beide Seiten dazu bereit sind, stellt sich auch der Erfolg ein.

Fallbericht:

Ein männlicher Patient, 24 Jahre alt, erscheint nach zunächst durchgeführter HNO-Diagnostik und Therapie (Infusion) bei mir in der Praxis. Er klagt über einen lauten Pfeifton rechts, der ihn störe, neben einem erträglichen Rauschen links, das er schon länger habe. Durchblutungsfördernde Medikamente und Infusion haben nichts verbessert. Anamnestisch berichtet der Patient, dass der Pfeifton in einer Nachtschicht aufgetreten sei. (Er arbeitet bei der Polizei, muss sich um Asylbewerber kümmern, natürlich Stress.) In dieser Nacht sei er auf dem Bürostuhl mit abgeknickter Halswirbelsäule eingenickt und durch lautes Schlüsselklappern plötzlich aufgeweckt worden. Seitdem habe er diesen Pfeifton rechts.

Nach gründlicher Abklärung aller HNO-relevanten Befunde (Trommelfellbefund, Rinne/Weber-Test, Audiogramm, akustisch evozierte Potentiale, Reflexe) erhebe ich zunächst die Befunde nach Dorn: rechtes Bein gering verlängert (evtl. auch durch operiertes Knie links nach Fußballunfall). Gering erhöhtes Becken rechts; LWS und BWS keine Fehlstellungen, HWS C3 deutlich tastbar nach links verschoben.

Beinlängendifferenz lässt sich nicht ganz beheben, wahrscheinlich linkes Bein funktionell verkürzt durch Knieoperation. Beckenschiefstand nach Korrektur des rechten Beins weitgehend ausgeglichen. C3 Korrektur gestaltet sich schwierig, da er immer wieder in Fehlstellung verfällt. Der Patient hat in der Zwischenzeit von seiner HNO-Ärztin sog. Noiser verschrieben bekommen, die den Tinnitus mit einem Rauschen unterlegen, um ihn erträglicher zu machen. Wir arbeiten weiter an C3, der sich bessert. Nach jeder Behandlung Wirbelsäulen-Schwingungsmassage und Entspannungsmassage nach Breuß und Gespräche über die berufliche und familiäre Situation des Patienten.

Stressabbau wird erreicht durch Versetzen von der Schichtarbeit. Reflektion der familiären Probleme, die geprägt sind von Ablösung aus dem Elternhaus und Aufbau eines eigenen Hausstandes mit Partnerin (enormer Erfolgsdruck). Nach etwa zwei Monaten erscheint der Patient ohne Noiser. Er habe sie abgelegt, weil er sich in Gesellschaft – auch vor der Partnerin und anderen Freundinnen – wie ein Krüppel vorkomme. Dabei habe er festgestellt, dass der Pfeifton rechts zwar noch leise vorhanden sei, aber kaum noch störe, auch das Rauschen links empfindet er nach einigen weiteren Sitzungen subjektiv leiser.

HP Alexander Plappert
D-99100 Großfahner, Gartenstr. 9
Tel. 0172-3556237

Die Wirksamkeit der Dorn-Therapie, dargestellt anhand der computergestützten EEG-Analyse

Dr. troph. Elmar Weiler und Dr. med. Klaus Brill

Wie wichtig die Wirbelsäule für unsere Gesundheit ist, erkennt man daran, dass Fehlstellungen der Wirbelkörper nicht nur *Rückenschmerzen* und *Ischiasprobleme* verursachen können, sondern auch *Kopfschmerzen, Migräne, Zahnschmerzen* und *Tinnitus*. Darüber hinaus können alle funktionellen Störungen der inneren Organe – etwa Verdauungsbeschwerden, Menstruationsstörungen, Allergien, Hauterkrankungen, Abwehrschwäche, Herz-Kreislauf-Erkrankungen – ihre Ursache in einer Störung der Wirbelsäule haben.

Mit Hilfe des computer-gestützten EEG-Analyse-Verfahrens (Quantitatives EEG) konnten wir den Nachweis erbringen, dass die *Dorn-Therapie* deutliche Änderungen des Hirnwellenmusters induziert. Bei der computerunterstützten Analyse wird zunächst das EEG für jede einzelne Elektrode elektronisch gespeichert. Ein wesentliches Problem der quantitativen Hirnfunktionsanalyse war bisher die Erkennung der Artefakte. Inzwischen können Störungen wie Herzaktivität, Husten, Augenbewegungen etc. von der Software berücksichtigt und herausgerechnet werden. Per Computer erhalten wir dann ein so genanntes papierloses EEG, wodurch die Daten nachträglich auf verschiedene Art darstellbar sind.

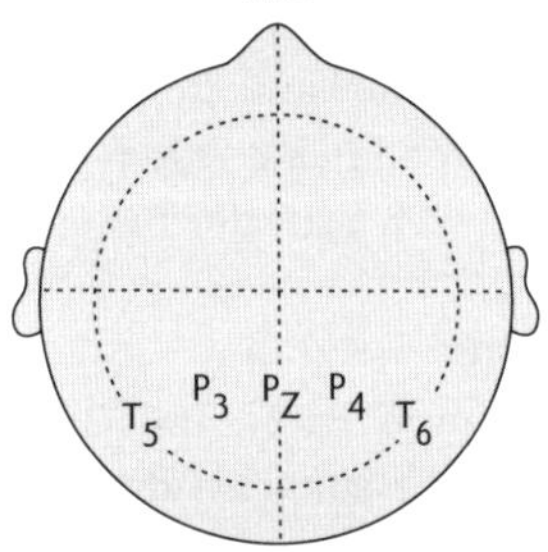

Kopf, von oben gesehen, mit Bezeichnung der Punkte, an denen die EEG-Elektroden anliegen

Die Zerlegung des EEG in die klassischen Frequenzbänder 2-4Hz (Delta, Schlafwellen), 4-7Hz (Theta, Träumwellen), 8-13 Hz (Alpha, Entspannungswellen), 14-21 Hz (Beta, Denkwellen) ist eine der Möglichkeiten, die in der elektrischen Aktivität des Gehirns versteckten Informationen darzustellen.

Im folgenden Beispiel (Tinnitus-Patient) ist nach erfolgreicher Dorn-Therapie eine deutliche Änderung des Wellenmusters im Alpha-Bereich zu sehen: der so genannte Alpha Peak ist angestiegen. Diese Änderung im Alpha-Bereich ging bei dem Patienten mit einer Verminderung der Tinnitus-Intensität einher.

In der folgenden Abbildung sieht man im Spektrogramm des unbehandelten Patienten einen schwach ausgeprägten Alpha Peak.

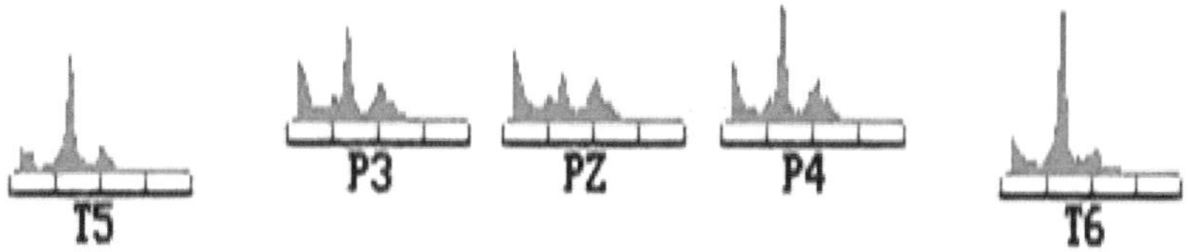

Nach erfolgreicher Durchführung der Dorn–Therapie wurde erneut ein EEG aufgezeichnet. Jetzt ist ein hochsignifikanter Anstieg der Alpha Peaks erkennbar.

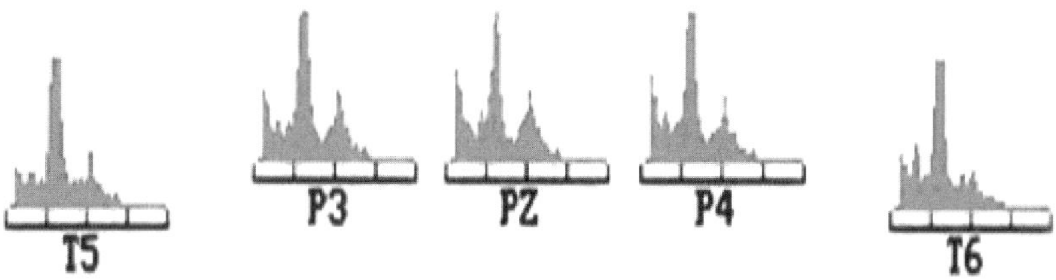

Die statistische Auswertung der EEG-Daten von insgesamt zehn Tinnitus-Patienten zeigte, dass nach Durchführung der Dorn-Therapie ein signifikanter ($p>=0{,}05$) Anstieg der Alphawellen erfolgte. Alle Patienten gaben an, sich besser entspannen zu können und das Ohrgeräusch als nicht mehr so störend zu empfinden.

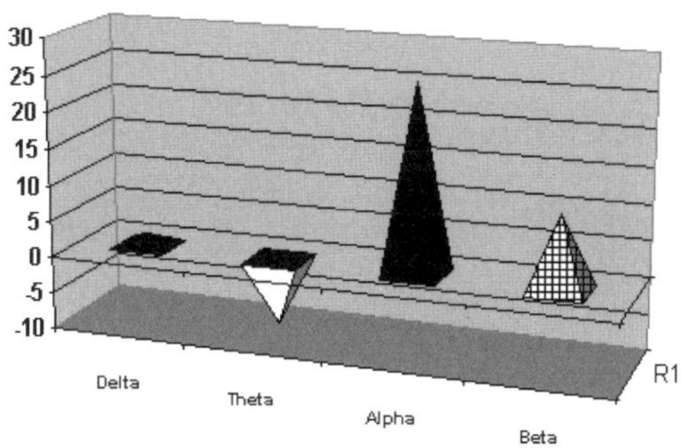

Prozentuale Änderungen im Hirnwellenmuster durch erfolgreiche Dorn-Behandlung, gemittelt über 10 Patienten.

Zusammenfassend kann gesagt werden, dass die Dorn-Therapie insbesondere bei Tinnituspatienten einen Anstieg der Alpha-Wellen induziert.

Der noch bestehende Rest-Tinnitus wurde bei uns mittels *Neurofeedback®* weiterbehandelt.

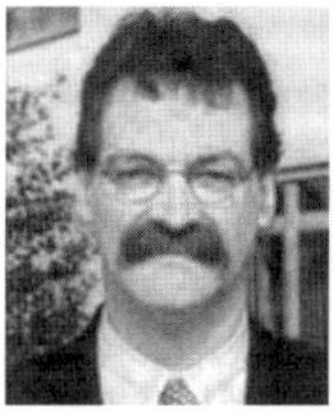

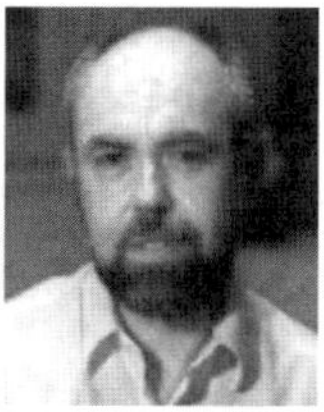

Dr. troph. Elmar Weiler und Dr. med. Klaus Brill,
NeuroNet®, Institut für Hirnforschung und angewandte Technologie, St. Annenstraße 10
D-66606 St. Wendel/Saar
Tel: 06851-9333-0, Fax: 06851-9333-22
Email: neuronet@t-online.de, Internet: www.neuronet.de

Die Bedeutung von Wirbelsäule und Kiefergelenk bei Tinnituspatienten

Dr. med. Klaus Brill

Die Bedeutung der Halswirbelsäule für Tinnituspatienten ist für mich klar: Chirotherapie führte bei mir zu Tinnitus.

Chronischer Tinnitus ist eine Erkrankung, die nicht nur das „Ohr an sich" betrifft, sondern auch verschiedene Ebenen der Großhirnrinde mit einbezieht – entsprechend dem neurophysiologischen Modell des Tinnitus.

Diese corticalen Ebenen sind über das Rückenmark mit Kopf- und Kiefergelenken und der gesamten Wirbelsäule verbunden.

Eine Dysfunktion der Wirbelsäule betrifft somit auch die zentralen Schaltstellen, welche mit Tinnitus besonders verknüpft sind. Eine gegenseitige Beeinflussung über eine Änderung der Erregbarkeitsschwelle ist sehr wahrscheinlich. Wer kennt nicht die Klagen: „Wenn ich genervt bin, wird mein Ohrgeräusch lauter, mein Nacken wird steif und mein Kopf schmerzt!"

Manche Tinnituspatienten verlieren ihr Ohrgeräusch nach erfolgreicher Chirotherapie der Wirbelsäule, andere hingegen erleiden nach Chirotherapie der Kopfgelenke akuten Tinnitus. Häufig berichten auch Patienten nach einem Auffahrunfall über ein Ohrgeräusch als Folge einer cervicocephalen Beschleunigungsverletzung. Oft haben diese Patienten das zusätzliche Problem der rechtlichen Anerkennung des Ohrgeräusches als Unfallschaden, da unfallbedingte Ohrgeräusche ebenso wie die anderen unfallbedingten Symptome – Nackenschmerzen, Kopfschmerzen, Schwindel – nach einem symptomfreien Intervall von zwei bis drei Wochen auftreten können.

Weshalb ist die Untersuchung der Wirbelsäule, insbesondere der HWS, für Tinnituspatienten nun so wichtig?

Reversible hypomobile (eingeschränkte Beweglichkeit eines Gelenkes) Funktionsstörungen eines Gelenkes, vorrangig der Gelenke der Wirbelsäule, haben einen gelenkmechanischen und einen neurologischen Aspekt. Unter gelenkmechanischen Aspekten werden aktive und passive Beweglichkeitseinschränkung überprüft. Der neurologische Aspekt ist dann wichtig, wenn diese Beweglichkeitsstörung klinische Bedeutung erlangt und von neurophysiologisch gesteuerten Reaktionen begleitet ist. Dann zeigen sich Symptome wie:

- Spontanschmerzen und/oder Schmerzen, die von Haltung und Bewegung abhängig sind
- erhöhte Schmerzempfindlichkeit in allen Strukturen gleicher segmentaler Zuordnung
- Änderung des Tonus von segmental zugeordneten Muskeln

- Störungen des vegetativ gesteuerten Funktionsgleichgewichts in segmental zugeordneten Organen und Hautsegmenten
- in speziellen Fällen Störungen von zentralen Steuerungszentren.

Diese Störungen sind besonders dort gravierend, wo es sich um eine komplexe, mehrere Bewegungsebenen repräsentierende Gelenkeinheit handelt. Der Kopfgelenkbereich, repräsentiert durch Atlantooccipitalebene, Atlantoaxialebene und das Bewegungssegment C2/3, unterscheidet sich tief greifend von der übrigen Wirbelsäule. Der Kopfgelenkbereich ist sehr dicht mit neuralen Fühlerelementen ausgestattet. Afferenzen (Nerven, die Information zum Gehirn leiten) aus diesem Gebiet dienen der Steuerung von Haltung und Bewegung. Eine Störung im Afferenzmuster kann die efferente (vom Gehirn ausgehende) Leistung übergeordneter Zentren erheblich beeinflussen. Es finden sich spezifische Ausfallmuster der aktiven und passiven Beweglichkeit, begleitet von Tonusänderungen der tiefen Nackenmuskulatur.

Besonders aus dem Rezeptorenfeld im Nacken werden Symptome ausgelöst wie:

- Nackenkopfschmerzen, die bis hinter die Augen oder die Ohren ausstrahlen
- Gleichgewichtsstörungen mit Benommenheit und Unsicherheit
- Übelkeit, Brechreiz, selten Erbrechen
- Hörstörungen und/oder Tinnitus
- Sehstörungen mit unscharfem Sehen und Grauschleier-Sehen.

Hinzu kommen so genannte psychische Symptome:

- Störungen des Tiefschlafs mit Schlafentzugssymptomatik
- Erniedrigung der Schwelle für Reizempfindlichkeit gegenüber optischen und akustischen Reizen
- Aufmerksamkeits- und Konzentrationsstörungen, Merkfähigkeitsdefizite
- emotionale und affektive Verstimmungen mit depressiver Färbung
- Minderung der psychischen Resistenz
- kognitive Defizite
- Verlust an Lebenszugewandtheit und Lebensfreude.

Der anatomische Aufbau der Halswirbelsäule zeigt eine Besonderheit: die drei obersten Wirbel zusammen bilden eine funktionelle Einheit, das Kopfgelenk.

Im Übergang vom Kopf zum Atlas, dem ersten Halswirbel, findet die Nickbewegung statt. Die Drehbewegung findet im zweiten Teil, gebildet aus Atlas und Axis, statt. Das Gelenk zwischen Axis und dritten Halswirbel bildet den Übergang zur unteren Halswirbelsäule. Hier ist die dynamische Belastung am größten, woraus sich eine besondere Anfälligkeit für funktionelle Störungen ergibt.

Die Steuerung im Kopfgelenk erfolgt über kleinste Muskeln, deren Wertigkeit sich schon über die Anzahl der Rezeptoren pro Gramm Muskelmasse dokumentiert. Im Kopfgelenk finden sich circa 400 Rezeptoren pro Gramm Muskelmasse gegenüber 14 Rezeptoren pro Gramm im Glutealbereich (in der Gesäßmuskulatur). Die Kleinheit der das Gelenkspiel steuernden Muskeln und ihre funktionelle Bedeutung macht die Halswirbelsäule gegenüber Manipulationen besonders empfindlich. Zu frühe Massage zum Beispiel nach einem Schleudertrauma führt in der Regel zu zunehmenden Schmerzen und bewirkt häufig eine Verstärkung des eventuell vorhandenen Ohrgeräusches.

Eine der wichtigsten diagnostischen Untersuchungstechniken an der Halswirbelsäule ist die Standardröntgenaufnahme, wobei unter Umständen ergänzende funktionelle Aufnahmen, eventuell Kernspintomographien, zur sicheren Beurteilung des Bandapparates erforderlich sind.

Für die Tinnitus-Diagnostik ist trotz allem weniger die radiologische Diagnostik als vielmehr die funktionelle Diagnostik der Halswirbelsäule entscheidend.

Bei der funktionellen Diagnostik ist insbesondere die Prüfung des Rotatorenspiels angezeigt. Zu prüfen sind außerdem Inklination und Reklination des Kopfes, Kinn-Jugulum-Abstand, Seitwärtsrotation und Seitwärtsneigung. Die Seitwärtsneigung gibt Aufschluss über die Beweglichkeit der unteren Halswirbelsäule. Weitere funktionelle diagnostische Maßnahmen sind ein Elektronystagmogramm unter HWS-Belastung. Hier findet sich bei vertebralem Schwindel häufig eine Nystagmusreaktion vom Decrescendotyp, während bei Kompressionen der Arteria vertebralis nach einer Latenzphase Crescendonystagmen auftreten.

Besonders wichtig ist auch die Palpation der Halswirbelsäule mit Prüfung auf Druckschmerz und Prüfung, ob das Ohrgeräusch dadurch verstärkt oder abgeschwächt werden kann. Auch die anamnestische Frage, ob das Ohrgeräusch im Zusammenhang mit bestimmten Bewegungen entstanden ist, erlaubt einen Rückschluss auf den Funktionszustand der Halswirbelsäule.

Häufig ist jedoch die gesamte Statik der Wirbelsäule gestört. Es finden sich Differenzen in der Beinlänge, ein Beckenschiefstand, Skoliosen im Bereich der Lenden- und Brustwirbelsäule. Jede einzelne dieser Störungen hat für sich bereits Auswirkung auf die gesamte Wirbelsäule, ganz besonders auf die Halswirbelsäule und hier das Kopfgelenk, welches zuständig ist für die Stellung des Kopfes im Raum. Der Körper hat immer das Bestreben, den Kopf ins Lot der Körperachse zu stellen.

Deshalb gehört meiner Ansicht nach zwingend neben der Untersuchung der Halswirbelsäule auch die Befunderhebung am übrigen Bewegungsapparat zur Tinnitusdiagnostik. Vorhandene Dysbalancen sollten zu Beginn jeder Tinnitustherapie korrigiert werden. Zwar verschwindet der Tinnitus nur in den seltensten Fällen, doch werden mögliche Therapiehindernisse auf dem Weg zu einer erfolgreichen Tinnitustherapie verringert bzw. beseitigt.

Auf dem Reflexweg über das Zentralnervensystem vermittelte Beziehungen zwischen funktionellen Fehlstellungen der Lenden- und Brustwirbelsäule und örtlich-anatomisch definierten Weichteilveränderungen haben Auswirkungen bis zur Halswirbelsäule und sollten deshalb diagnostisch berücksichtigt werden. Diese Fehlstellungen sind leider nicht immer im Röntgenbild nachweisbar.

Die erste klinische Manifestation einer funktionellen Störung ist die Irritationszone. Sie ist eine palpatorisch fassbare druckschmerzhafte Schwellung im muskulofaszialen Gewebe. Ihre absolute zeitliche und quantitative Bindung an den Grad der funktionellen Fehlstellung lässt sie unmittelbar nach deren Bewegung verschwinden. Hier zeigt sich, dass „behandeln“ immer noch mit „Hand anlegen“ verbunden ist – auch bei einer so wenig fassbaren Erkrankung wie Tinnitus.

Eng verknüpft – anatomisch und nerval – mit dem Ohr und der Halswirbelsäule ist das Kiefergelenk. Festes Zubeißen der Zähne, Weisheitszahnbeschwerden, Okklusionsstörungen führen einerseits über eine muskulärbedingte Tubenfunktionsstörung als Folge der Verspannung der Halsmuskeln zu einer Resonanzänderung im Mittelohr. Andererseits wird über die nerval-funktionale Schiene das Ohrgeräusch ebenfalls beeinflusst. Kiefergelenkfehlstellungen wirken sich über die gleiche Schiene aus.

Zudem beeinflussen Kaubewegungen möglicherweise über eine bandförmige Verbindung zwischen Kiefergelenkskapsel und Hammerkopf mittels einer Änderung des Spannungszustandes der Gehörknöchelchenkette die Innenohrfunktion und bewirken somit ebenfalls eine Änderung im Charakter des Ohrgeräusches. Es ist auch bekannt, dass emotionaler Stress nicht nur zu erhöhtem Tonus der Nackenmuskulatur führt, sondern auch den Spannungszustand der Kaumuskulatur beeinflusst. Bissmarken in der Wangenschleimhaut als Folge nächtlichen Zähneknirschens sind weit verbreitet. Bei diesen Patienten ist dringend zahnärztliche Behandlung erforderlich, gegebenenfalls die Versorgung mit einer Aufbissschiene neben einer psychologischen Begleittherapie.

Bei der HNO-ärztlichen Erstuntersuchung eines Tinnituspatienten sollte auch nach Bissmarken, Kiefergelenkfehlstellungen, zu sehen als Asymmetrie bei der Mundöffnung, oder erhöhtem Tonus der Kaumuskulatur gefahndet werden. Auch im Zusammenhang mit Okklusionsstörungen ist nochmals auf die Dysbalance der gesamten Wirbelsäule bis zum Fuß hinzuweisen.

Zu den therapeutischen Maßnahmen zählt zunehmend die manuelle Therapie nach Dorn. Im Gegensatz zur Risiko behafteten klassischen Chirotherapie ermöglicht die Dorntherapie nicht nur dem professíonellen Therapeuten, sondern auch – in Grenzen – dem Laien das Ausgleichen statomotorischer Dysbalancen. Voraussetzung ist allerdings eine vollständige Untersuchung und Therapie des Patienten und nicht eine nur auf die vordergründig schmerzhafte Stelle ausgerichtete Behandlung. Pflicht des Therapeuten ist hierbei auch die Aufklärung des Patienten über Haltungsfehler und deren Auswirkung sowie die Anleitung zu muskelkräftigenden Übungen. Falsche Bewegungsabläufe können nur dann dauerhaft korrigiert werden, wenn richtige Verhaltensmuster und Handlungsweisen eingeübt werden. Die manuellen Therapien können durch Krankengymnastik ergänzt werden. Krankengymnastik ist einer reinen Massagetherapie vorzuziehen. Massage ist außerdem bei frischem Schleudertrauma und bei hypermobiler Wirbelsäule kontraindiziert. Es können dadurch Schmerzen provoziert und Fehlstellungen verstärkt werden.

Dr. med. Klaus Brill, Arzt für Hals-Nase-Ohren Allergologie, Homöopathie, Praxis: St. Annenstr. 12, D-66606 St. Wendel, Tel. 06851-2122, Fax 70421, Email: neuronet@t-online.de

Aus der Praxis – für die Praxis

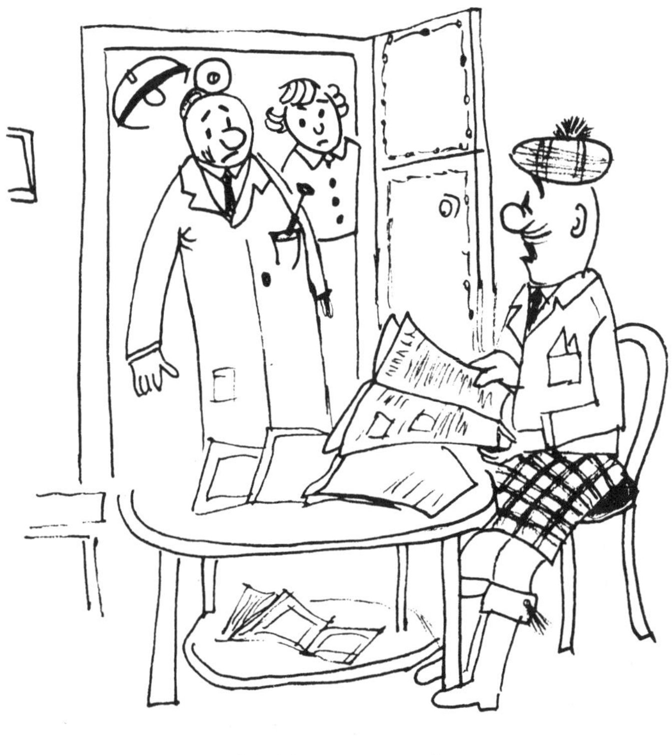

„Ich bin kerngesund –
ich lese hier nur den Fortsetzungsroman!“

Zeichnung von Hans Illig,
Dorn/Breuß-Therapeut

Überlegungen zum geeigneten Wochentag für die Erstbehandlung

Peter Bahn

Im Rahmen der therapeutischen Verantwortung gegenüber dem Patienten sollte man Erstbehandlungen nur montags und dienstags vornehmen.

Eine Dorn-Behandlung kann bekanntlich zu – durchaus heftigen – Reaktionen führen. Deshalb ist es m. E. zwingend notwendig, an den Tagen nach der Erstbehandlung dem Patienten für Fragen zur Verfügung zu stehen. Wird die Erstbehandlung z.B. freitags oder auch donnerstags durchgeführt, sind Reaktionen am folgenden Wochenende nicht auszuschließen. In den meisten Fällen steht der Patient dann ratlos da; er kann seine Probleme nicht mit dem Therapeuten besprechen, da dieser das Wochenende zur Erholung braucht oder aber in Sachen „Dorn" zu Seminaren o. ä. unterwegs ist. Ergo: Erstbehandlungen nur montags und dienstags! Dies gilt insbesondere für chronische Krankheitsbilder. Ausnahmen sind akute Situationen, in denen mit heftigen Reaktionen selten zu rechen ist – z.B. eine akute Lumbalgie. Hier kann dem Patienten natürlich sofort mit „Dorn" geholfen werden.

Daher ist es auch sehr bedenklich, im Rahmen von Vorträgen oder Demonstrationen „echte" Reponationen in den Gelenken oder der Wirbelsäule vorzunehmen. Wer weiß, wie der „Proband" reagiert. Kommt es Stunden später zu einer heftigen Reaktion – Erstverschlimmerung – wird er dies möglicherweise negativ interpretieren und von Referent und Therapie nichts mehr wissen wollen.

HP Peter Bahn
Dorn-Therapeut und -Ausbilder
Teichgraben 8, 53757 St. Augustin
Email: Naturheilpraxis-Bahn@gmx-de
Internet: www.dorntherapeuten.de/bahn/

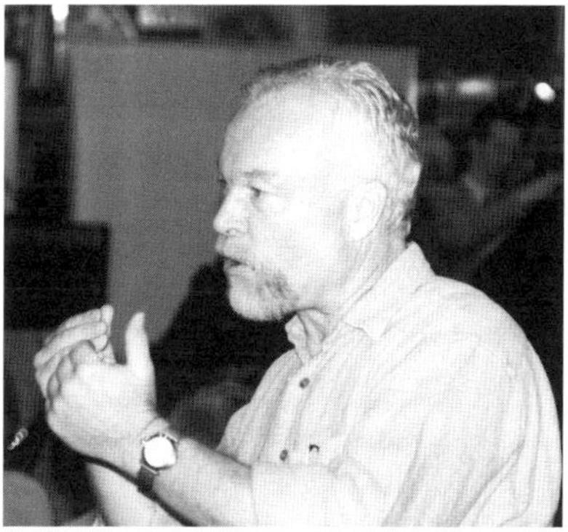

Der Schultergürtel

Doris Böhm

Im Laufe meiner Arbeit mit der Methode nach Dieter Dorn hatte ich viele Patienten mit Beschwerden im oberen Wirbelsäulenbereich.

Sehr häufig sind: HWS-Syndrom, Zustand nach HWS-Schleudertrauma, Schulterbeschwerden, Kribbeln oder Taubheitsgefühl in einem oder in beiden Armen oder in Händen und Fingern, Tennisellenbogen, Sehnenscheidenentzündungen und Kopfschmerzen.

Bei diesen Beschwerden rate ich zu einer Behandlung des Schultergürtels.

Die klassische Reihenfolge einer Dornbehandlung erfolgt von „unten nach oben":

- Korrektur der Beinlängen
- Korrektur des Beckenrings
- Lendenwirbelsäule
- Brustwirbelsäule
- Halswirbelsäule

Nach der Lendenwirbelsäule sollte, nach meinen Erfahrungen, die Behandlung der restlichen Wirbelsäule vorerst nur bis zum 7. Brustwirbelkörper erfolgen und anschließend die Korrektur des Schultergürtels vorgezogen werden.

Anatomie

Dazu müssen wir uns die Anatomie des Schultergürtels vor Augen halten. Dieser besteht aus dem Brustbein, zwei Schlüsselbeinen und zwei Schulterblättern; das Brustbein ist außerdem durch die Rippen mit der Brustwirbelsäule verbunden. Genauso wie bei der Behandlung der Lendenwirbelsäule die Beckenschaufeln einbezogen werden, sollten im Bereich der Brustwirbelsäule Schlüsselbeine und Schulterblätter mitbehandelt werden.

Korrektur des Schultergürtels

Zu Beginn tastet der Therapeut die Schlüsselbeine ab und überprüft, ob evtl. eine Seite nach vorne (ventral) verschoben ist.

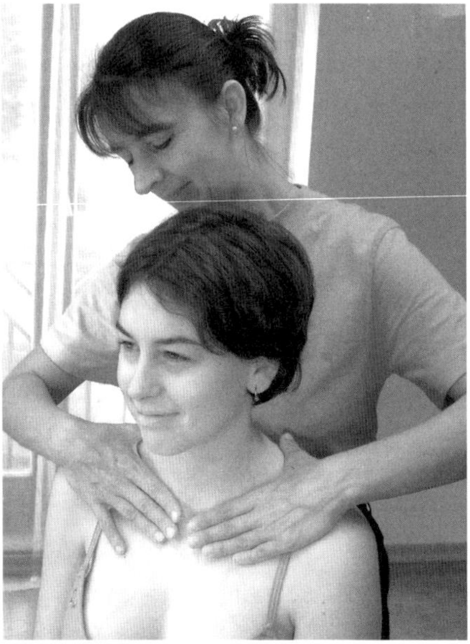

Er klärt ab, ob der Patient sich bereits eine Clavikulafraktur zugezogen hatte; ein gebrochenes Schlüsselbein heilt meist mit verstärkter Kallusbildung (übermäßiger Gewebewucherung), ist dementsprechend dicker und steht dadurch nur scheinbar weiter nach vorne. Dies bezieht der Therapeut in die Beurteilung ein.

Im Normalfall kann der „Wipptest“ durchgeführt werden, womit feststellbar ist, ob beide Knochen frei federnd in der korrekten Position sind.

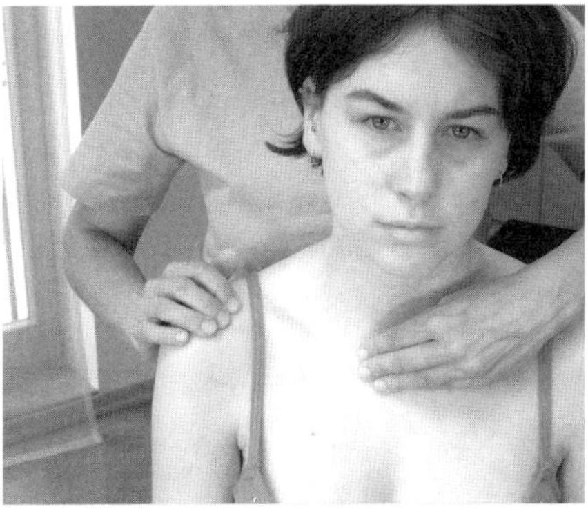

Bei Blockierungen können entweder ein oder auch beide Knochen so fixiert sein, dass sie sich nicht bewegen lassen. Meist ist dann eine Clavikula ventral verschoben. Wenn das Schlüsselbein z.B. zu weit nach rechts vorne steht, kann dies mit folgenden Handgriffen gelöst werden:

- der Therapeut steht hinter dem Patienten
- die rechte Hand des Therapeuten liegt flach auf dem rechten Schlüsselbein, die Finger zeigen dabei Richtung Brustbein
- die linke Hand umfasst das linke Schulterblatt, die Finger zeigen dabei nach außen
- der Patient schwingt gegengleich mit seinen Armen
- der Therapeut drückt mit der rechten Hand nach hinten, wenn der rechte Arm des Patienten nach hinten schwingt – gleichzeitig drückt er das linke Schulterblatt des Patienten nach vorne, und zwar diagonal in Richtung Brustbein
- dies erfolgt solange, bis eine Entspannung im Schultergürtel zu spüren ist.

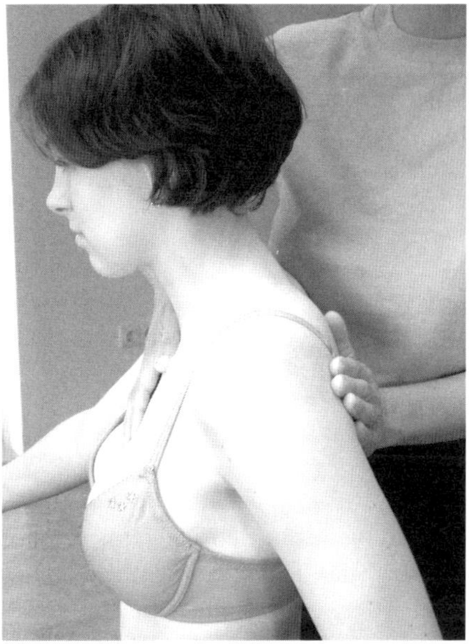

Bei der anschließenden Kontrolle müssen beide Schlüsselbeine vertikal auf gleicher Ebene stehen.

Im Übrigen ist beim Rechtshänder meist das rechte Schlüsselbein weiter nach vorne verschoben, weil der rechte Arm stets für die Streckung nach vorne oder nach oben verwendet wird.

Für erwähnenswert halte ich, dass es durch einen Sturz häufig zur Verschiebung des linken Schlüsselbeins nach vorne kommt, da der Rechtshänder sich meist über die linke Seite abrollt, um seine „starke Seite“ zu schützen.

Bei einem HWS-Schleudertrauma aufgrund eines Auffahrunfalls hat der Fahrer durch die Wirkung des Sicherheitsgurtes meist eine Verschiebung des Schlüsselbeines nach rechts vorne; beim Beifahrer ist es entsprechend überwiegend nach links vorne verschoben.

Das Schlüsselbein kann auch in der horizontalen Ebene verschoben sein. Dies betrifft vor allem Computerfreaks und Büroangestellte, die durch langes Sitzen Fehlhaltungen erwerben.

Die Ergebnisse meiner Patientenbefragungen weisen darauf hin, dass emotionale Komponenten ebenfalls eine große Rolle zu spielen scheinen.

Durch Fehlstellungen werden Muskeln enorm angespannt und schmerzhaft verhärtet. Am stärksten betroffen ist der Musculus sternocleidomastoideus (Kopfwender).

Getestet wird die korrekte horizontale Stellung mit beiden Zeigefingern, die, während der Therapeut hinter dem sitzenden Patienten steht, einfach auf die Schlüsselbeine gelegt werden. (Die Fingerspitzen zeigen auf das Brustbein). Ein pathologischer Befund besteht immer dann, wenn eine Seite erhöht ist. Mit folgenden Handgriffen kann dies korrigiert werden (Wir nehmen hier an, dass das rechte Schlüsselbein nach oben verschoben ist):

- der Therapeut steht hinter dem sitzenden Patienten
- die rechte Hand des Therapeuten liegt auf der rechten Clavikula des Patienten
- die linke Hand liegt auf der linken Schulter und stabilisiert diese
- der Patient schwingt mit beiden Armen gegengleich
- immer wenn der rechte Arm nach vorne geht drückt der Therapeut die rechte Hand nach vorne und unten; er folgt damit der natürlichen Bewegung des Schlüsselbeines
- dies erfolgt solange, bis eine Entspannung im Schultergürtel eingetreten ist.

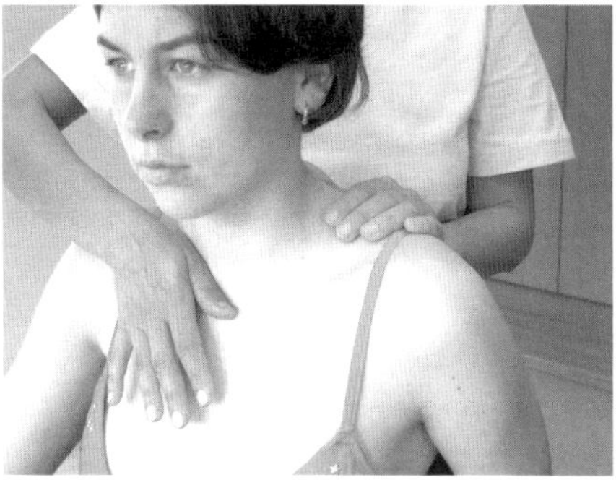

Normalerweise werden diese Korrekturen sehr sanft ausgeführt. Geräusche wie „Knacken" o. ä. sollten nicht zu hören sein, zumindest nicht direkt von den Schlüsselbeinen ausgehend. Reibegeräusche der Schultergelenke können aufgrund mangelnder „Gelenkschmiere" auftreten. Wenn die Korrektur erfolgreich war, verschwinden diese Geräusche nach ca. 4 bis 6 Wochen.

Erst jetzt werden verschobene Brustwirbel behandelt. Die Behandlung beginnt beim 8. BW, um gleichzeitig die Muskelanspannungen im Musculus trapezius zu lösen, der an der Schulterblattgräte ansetzt. Abgeschlossen wird die Behandlung des Schultergürtels mit den Halswirbeln. Beschwerden im Schulter/Nackenbereich werden nicht nur von den bekannten Wirbeln (BW 1 bis HW 6) ausgelöst, sondern sie können auch von BW 4 bis 5 und/oder von HW 2 bis 3 stammen.

Wenn nach der Einrichtung eine entspannende Massage der verhärteten Muskelpartien erfolgt, wird dadurch eine noch nachhaltigere Wirkung erzielt. Bewährt hat sich, den Patienten zur Krankengymnastik zu schicken, um verkürzte Sehnen durch gezielte Übungen zu dehnen.

Bei hartnäckigen Fällen können auch Entgiftungsbehandlungen (Spagyrische Therapie, Homöopathie etc.) oder andere begleitende Therapien (Craniosacrale Therapie, Feldenkrais, Tai Chi etc.) angewandt werden.

Tipps nach der Behandlung

Der Patient erhält folgende Anweisungen:

- mehr Wasser zu trinken, um die Ausschwemmung der Schlackenstoffe zu fördern – dadurch bleibt die Muskulatur elastischer
- Stress abzubauen durch viel Bewegung – dadurch wird auch die Muskeldurchblutung gefördert
- ausreichend zu schlafen
- tagsüber Ruhepausen einzuhalten – um die Muskulatur zu entspannen

Selbsthilfeübungen

- richtiges Strecken und Bewegen
- Arbeitshaltung überprüfen
- Übung am Türrahmen, z.B. bei Verschiebung des rechten Schlüsselbeins nach vorne:
  - linkes Schulterblatt an den Türrahmen lehnen,
  - mit beiden Armen gegengleich schwingen
  - linken Arm weit nach vorne ziehen, rechten Arm verstärkt nach hinten)

Diese Übung möglichst ein- bis zweimal täglich durchführen, bei Beschwerden auch häufiger.

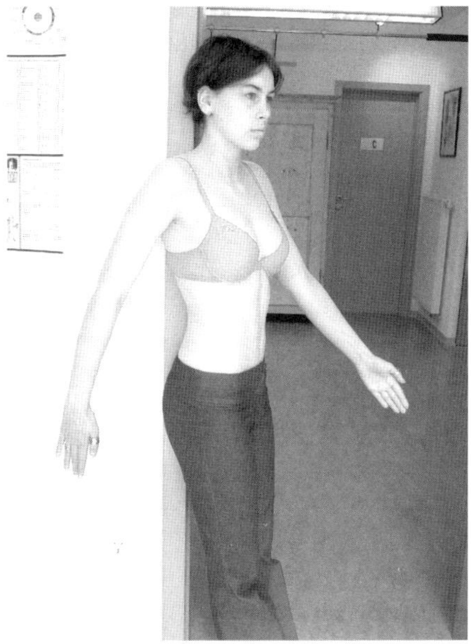

Schlüsselbeinkorrektur bei Hochstand

- mit den Fingern beider Hände auf die zu therapierende Seite greifen
- die Schulter nach hinten kreisen und gleichzeitig mit den Fingern nach unten drücken

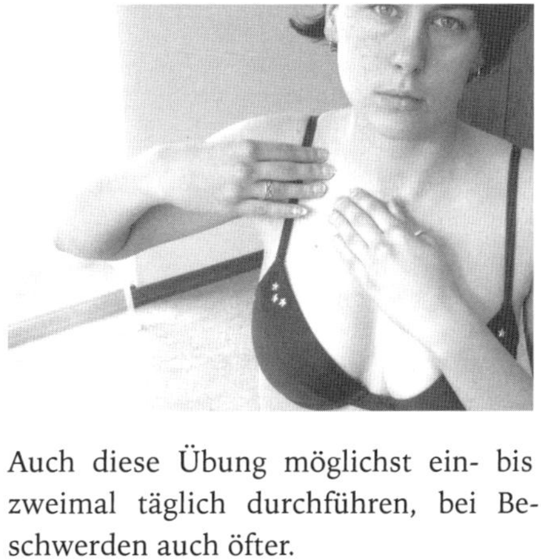

Auch diese Übung möglichst ein- bis zweimal täglich durchführen, bei Beschwerden auch öfter.

Ich wünsche allen Dornanwendern, dass Sie die relativ einfachen diagnostischen und therapeutischen Maßnahmen bei der Behandlung des Schultergürtels ausprobieren und ebenfalls positive Erfahrungen machen.

Die Dorn-Methode ist aus den Erfahrungen und Beobachtungen eines genialen Mannes entstanden. Es ist gut die Elemente der Therapie zu schützen und die Ursprünge zu bewahren. Aber es ist auch wichtig, weiter zu suchen, weiter zu lernen, weiter auszuprobieren und weiter zu gehen. Lasst uns also viele Erfahrungen und Beobachtungen sammeln und diese, nicht der Dorn-Methode, sondern unseren individuellen Behandlungsabläufen hinzufügen!

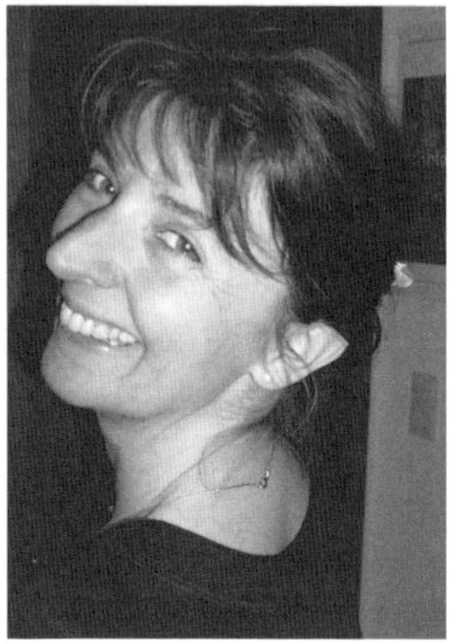

HP Doris Böhm, Ausbilderin Dorn-Therapie
DorSana-Therapeutin
Händelplatz 2, D-91126 Schwabach
Tel. 09122 – 15141, Fax 932511
Email: Zentrum_Dorntherapie@web.de
Internet: www.Wirbel-und-Gelenktherapie.de
www.dorn-therapie.com

Die Eigenschaften eines guten Dorn-Therapeuten

Dieter Scheibe

Ich bin der Meinung, dass ein guter Therapeut – ein guter Dorn-Therapeut, oder einer, der es werden möchte – nicht nur *eine* Schulung zum gleichen Thema besuchen sollte, sondern mehrere, und zwar bei verschiedenen Fachlehrern. Jeder Fachlehrer arbeitet und unterrichtet anders. Lernt man verschiedene Perspektiven des Unterrichtsstoffes kennen, so profitiert man dadurch in jeder Hinsicht – beruflich wie privat. Selbst Einstein sagte: „Ich habe in meinem langen Leben noch keinen einzigen Menschen getroffen, von dem ich nicht habe lernen können."

Aus dieser Überzeugung heraus ließ ich mich von Helmuth Koch und von Dieter Dorn in der Dorn-Methode ausbilden und fügte noch die Ausbildung bei Dr. Graulich hinzu.

Für mich bedeutet meine Arbeit: helfen, heilen, fröhlich und gut gelaunt sein, da sein für die, die mich brauchen, und ihnen zuhören. Arbeit bedeutet aber auch, Erfahrungen zu sammeln und mich fortzubilden.

Wenn ich Patienten therapiere, lasse ich mich von dem Motto leiten, sie so zu behandeln, wie ich selbst behandelt werden möchte. Das ist nicht immer leicht, doch ich versuche, mich ständig daran zu erinnern, wie es wäre, wenn *ich* als Patient dort läge. Was wünschte ich mir persönlich von meinem Therapeuten? Doch wohl: Verstanden und rundherum be-*Hand*-elt zu werden. „Hand", das bedeutet für mich, mich zu trauen, den Patienten anzufassen und einen engen Kontakt zu ihm herzustellen. Es bedeutet für den Patienten, sich berühren zu lassen, körperlich und seelisch, und sich vertrauensvoll zu öffnen. Es beginnt für den Patienten schon dabei, die Kleidung, wo erforderlich, abzulegen. Es bedeutet auch, bereit zu sein, Therapie zu empfangen und mitzuarbeiten. Hier greife ich gerne auf Helmuth Kochs Vorschlag zurück, den Patienten sagen zu lassen: „Ich möchte, aufrichtig und ehrlich, vollkommen gesund werden".

Paracelsus sagte: „Der Arzneien größte aber ist die Liebe". Diese Liebe äußert sich in der nie erlahmenden *Sorgfalt,* welche der Behandler jedem, auch dem nörgelnden, unzufriedenen Patienten angedeihen lässt, den er lieber gehen als kommen sieht. An den Therapeuten werden hohe Anforderungen gestellt. Zwischen ihm und dem Patienten muss ein Vertrauensverhältnis geschaffen werden. Durch sein gesamtes Verhalten und Auftreten muss er um einen guten Kontakt zu seinem Patienten bemüht sein, da der Erfolg der Behandlung wesentlich davon abhängt. Im Umgang mit dem Patienten soll er sachlich, aufmerksam, geduldig, freundlich, taktvoll und zurückhaltend sein. Hilfsbereitschaft und Verantwortungsbewusstsein sind wichtige Charaktereigenschaften des Behandlers. Das Bemühen um den Patienten steht im Vordergrund seiner Arbeit. Das bedeutet auch, sich ständig weiterzubilden! Ein Kollege hat es einmal so formuliert: „Je gründlicher ein Masseur ausgebildet ist, um so weniger neigt er zu Kurpfuscherei." Um es noch zum guten Schluss mit Helmuth Koch zu sagen: „Wenn *Liebe, Weisheit* und *der Glaube an eine Sache* zusammenkommen, gibt es immer etwas Vollkommenes."

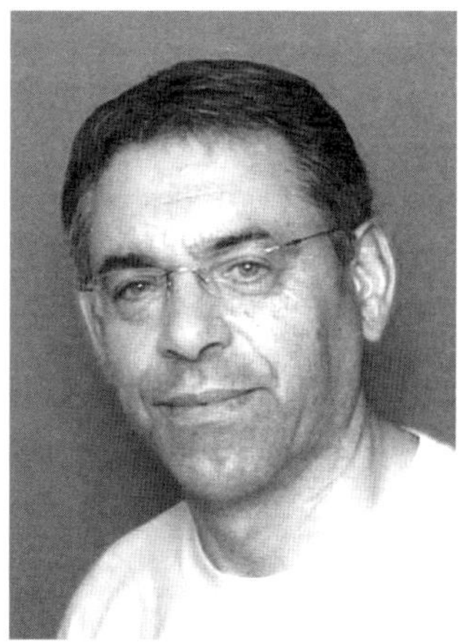

Dieter Scheibe
Jahrgang 45, seit 25 Jahren Masseur (Federseeklinik Bad Buchau und eigene Praxis), Akupunktmassage nach Penzel seit 22 Jahren, Dorn-Therapeut seit 1997
Klosterstr. 23, Praxis: Pfarrstr. 13
D-88348 Bad Saulgau
Tel. 07581-7167 oder 07582-8001244
Handy 0170-5849397
oder in der Federseeklinik 07582-8001244

Sind Übungen überhaupt notwendig?

Peter Wiermann

... sehr notwendig sogar! Durch eigene schmerzhafte Erfahrungen musste ich feststellen, dass es doch das Beste ist, regelmäßig die aufgetragenen und wirklich sehr leichten „Hausaufgaben" zu machen.

Erkenntnisse sind ja dazu da, aus ihnen zu lernen. Wenn nun ein Dorn-Therapeut einem Betroffenen, der unter ständigen Beschwerden „leidet", unbedingt mit seiner Dorn-Therapie „helfen *will*", damit dieser so bald wie möglich wieder beschwerdefrei ist, dann geht diese Aktion meist „ins Auge". Der Betroffene könnte meinen, dass diese eine Korrektur-Aktion ausreiche ...

Kommt ein Betroffener nicht von sich aus auf den Dorntherapeuten zu – sorry, dann wird auch die Motivation ziemlich klein sein, zuhause regelmäßig weiter zu üben.

Erst durch einen Rückfall wird er von seinem eigenen Körper aufgefordert, nun doch endlich wieder zu den Dorn-Übungen zu greifen!

Ich habe versucht, den Patienten, die zur herkömmlichen klassischen Massage kamen, die hohe Wirksamkeit der Dorn-Therapie näher zu bringen, indem ich sie in die Behandlung habe einfließen lassen. Immer wieder hat mir die Erfahrung gezeigt, dass das so nicht geht. Erst das ernsthafte eigene Interesse des Betroffenen und sein expliziter Wunsch nach einer Dorn-Therapie wird nachhaltig Erfolg zeigen – mämlich über die Einsicht: „Ich muss nun doch endlich mehr für *mich* tun!" Also doch – Üben!

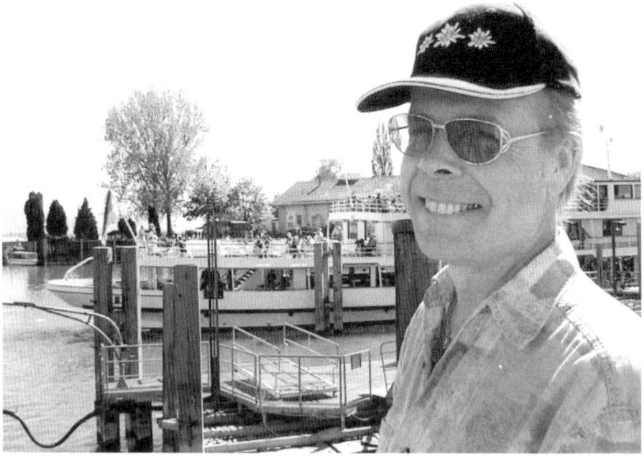

Peter Wiermann
Ziegelfeldstr. 29
D-84329 Wurmannsquick
Tel. 08725-967411
Email: wmope@web.de
www.dorntherapie-bayern.de

Bandscheibenvorfälle und Behandlung nach Dorn?

Sven Koch

In der Praxis können Therapeuten immer wieder erleben, dass Patienten angstvoll über ihren Bandscheibenvorfall berichten oder sehr erleichtert darüber sind, keinen diagnostiziert bekommen zu haben. Jeder weiß, zumindest aus den Medien oder seinem Bekanntenkreis, irgendetwas über die Diagnose „Bandscheibenvorfall". Es ist ein Thema, mit dem schlimmste Krankheitsverläufe verbunden werden – die es auch gibt, die aber wesentlich seltener sind als die Anzahl der diagnostizierten Bandscheibenvorfälle.

Ab und zu wird einem Patienten mit einer Bandscheibenprotrusion (Vorwölbung) mitgeteilt, einen Bandscheibenprolaps (Vorfall) zu haben. Für den diagnostizierenden Arzt ist es einfacher, dem Patienten zu sagen, er habe einen Vorfall, anstatt zu erklären, was genau eine Vorwölbung ist. Weiterhin ist die Erwartungshaltung des Patienten bei der Diagnosestellung Prolaps eine andere als bei Protrusion. Beim Prolaps *hoffen* die Patienten auf Beendung der Ursachen der Beschwerden, bei Protrusion *fordern* sie es.

Der Unterschied dieser Diagnosen besteht in der Stärke der Veränderung der Bandscheibe: zwischen einem aus dem gerissenen Faserring der Bandscheibe ausgelaufenen Gallertkern und der Auswölbung des Faserringes nach außen ohne Austritt des Gallertkernes. Beim akuten Bandscheibenvorfall entsteht ein

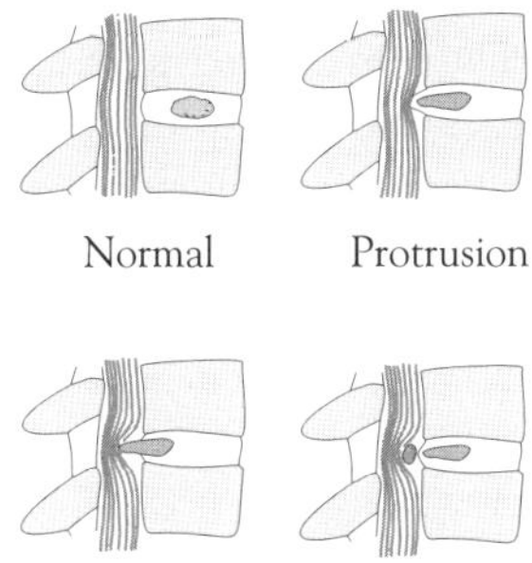

Prolaps (Bandscheibenvorfall)

lokales Ödem zur Unterstützung des Heilungsprozesses, wobei neurologische Symptome durch die Raumforderung des Ödems zusätzlich verstärkt werden können. Zu meist deutlicheren Symptomen kommt es bei Sequesterbildung der Bandscheibe in den Spinalkanal hinein.

Es ist nicht möglich, eine Bandscheibe auf einer Röntgenaufnahme zu sehen oder mit dieser Untersuchungsart eine Bandscheibenproblematik zu erkennen. Auf diesen Aufnahmen kann man nur den Spalt zwischen zwei Wirbelkörpern ausmachen und bei einem verkleinerten Spalt wird die Vermutung eines Bandscheibenschadens geäußert.

Die bildgebende Diagnose kann nur mit einer Kernspin-Tomographie oder Computer-Tomographie eindeutig erfolgen.

Es sind Untersuchungen mit dem Kernspin-Tomographen bei nach eigenen Angaben schmerzfreien Menschen mit dem verblüffenden Ergebnis erhoben worden, dass einige Menschen Vorfälle und Vorwölbungen haben, aber keine entsprechenden Symptome. Daran kann man erkennen, dass Bandscheibenveränderungen nicht unbedingt Symptome verursachen. Gleichzeitig bestehende Beschwerden können von Blockaden der Wirbelsäule stammen. So lange ein Mensch lebt, gibt es einen ständigen Auf- und Abbau von Zellen und Geweben; auch Verletzungen der Bandscheibe werden regeneriert, so schnell der Körper dazu in der Lage ist. Dadurch kann es bei zwei zeitlich getrennten bildgebenden Untersuchungen zu unterschiedlichen Ergebnissen führen.

Vor einer Dorn-Behandlung ist die intensive Symptomdifferenzierung und darüber der Ausschluss von Kontraindikationen wichtig. Bei der Befragung (Anamnese) gelten die schulmedizinischen Differenzierungen der Symptome von genau segmental zugeordneten Hautarealen (Dermatome) und Muskeln (Myotome) zu den Wirbeln, um zu erfahren auf welcher Wirbelhöhe sich die ursächliche Reizung befindet.

Die Kontraindikationen werden über eine Befragung des Patienten über Symptome und Entstehung abgeklärt; bei Unklarheiten wird mit neurologischen Tests wie Lasègue, Brudzinski, Sehnenreflexe, Muskelkraftteste etc. weiter differenziert. Falls dies noch nicht Klarheit verschafft, ist die Überweisung zu einem Neurologen zum Zweck der Kernspin-Untersuchung zu raten.

Bei der Dorn-Methode sind folgende neurologische Kontraindikationen zu beachten:

- alle neu aufgetretenen und noch nicht abgeklärten Muskelschwächen (z.B.: den Fuß beim Gehen nicht mehr richtig heben können) und Wahrnehmungsstörungen (Parästhesien) (z.B.: nach einem Unfall mit entsprechender Krafteinwirkung kribbelt der Daumen), bei ursächlich peripheren Verletzungen kann die Wirbelsäule natürlich behandelt werden
- alle noch nicht abgeklärten und gerade zunehmenden neurologischen Symptome (z.B.: vor einer Woche war der kleine Finger taub und heute ist es die ganze Handfläche)
- alle noch nicht abgeklärten symmetrischen Symptome (z.B.: beide Großzehen kribbeln)
- neurologische Notfälle wie unwillkürlicher Urin- oder Stuhlabgang

Die Dorn-Methode behandelt rotatorische und seitliche Wirbelblockaden, die sich auf die Funktionsfähigkeit der Spinalnerven auswirken können. Bei Wirbelblockaden und Prolaps/Protrusion kann es zu Irritationen der Spinalnerven in unterschiedlich starker Ausprägung kommen, was sich in der Praxis auch immer wieder bei erfolgreich behandelten Patienten zeigt.

Symptome können akut oder chronisch auftretende Schmerzen im Wirbelsäulenbereich, Schmerzen und Sensibilitätsstörungen in den betroffenen Dermatomen, Lähmungen von Muskulatur und Reflexabschwächungen, schmerzbedingte Schonhaltungen und Bewegungseinschränkungen sein. Klar auf einen Bandscheibenschaden deuten muskuläre Lähmungen und Reflexabschwächungen, Schmerzzunahme bei Husten und Niesen.

Die Dorn-Behandlung soll mit einer rechtzeitigen Behandlung und einem nachfolgend aktiven Übungsprogramm vorbeugen und das Stadium eines akuten Bandscheibenvorfalles verhindern. In diesem Sinne stellt die Dorn-Methode eine Prophylaxe dar.

Der Dorn-Therapeut behandelt nach Erhebung des Krankheitsverlaufes alle Patienten, für die es keine Kontraindikationen gibt.

Wenn mit dem Kernspin die Diagnose Bandscheibenprolaps oder -protrusion gestellt wurde, aber die Symptome des Patienten nicht damit übereinstimmen (Dermatome, Myotome), kann der Therapeut behandeln, sofern nicht andere Kontraindikationen dagegen sprechen.

Wenn die bildgebende Diagnose Bandscheibenvorfall mit den Symptomen übereinstimmt, ist dies ein akuter Bandscheibenvorfall. Bei akutem Bandscheibenschaden wird nicht auf der Höhe der zwei angrenzenden Wirbel und der betroffenen Bandscheibenproblematik behandelt, jedoch kann sich die Behandlung der übrigen Wirbelsäule positiv auf die Symptomatik auswirken.

Wenn ein Bandscheibenvorfall chronisch besteht oder aufgrund der Diagnose nicht operiert wird, kann der Dorn-Therapeut meist behandeln.

Der Dorn-Therapeut behandelt nicht, wenn er bei der Befragung und Testung oben genannte Kontraindikationen erfahren hat.

Für die Bandscheibe bedeutet eine länger bestehende Wirbelblockade eine durchgehend zusätzliche rotatorische Belastung auf den Kollagenring (Anulus fibrosus) und eine Beeinträchtigung ihrer Funktion als Puffer von Stauchkräften auf die Wirbelsäule. Bei dem akuten Bandscheibenvorfall ist der Faserring eingerissen und der Gallertkern (nucleus pulposus) der Bandscheibe quillt daraus hervor. Mit der Behandlung nach Dorn wird die Bandscheibe von den zusätzlichen Zugkräften im Kollagenfaserring befreit und somit die physiologische Regenerationsfähigkeit mit oder ohne vorhandenen Bandscheibenschaden verbessert.

Die Dorn-Behandlung hat unter dem Gesichtspunkt der Bandscheibe ein klares Ziel der Prophylaxe und Unterstützung des körpereigenen Regenerationssystems.

Literaturliste:

„Anatomie des Menschen", Anton Rauber und Friedrich Kopsch, Thieme Verlag, 1987
„Taschenatlas der Anatomie, Bewegungsapparat", Werner Platzer, Thieme Verlag, 1991
„Naturheilpraxis heute" Elvira Bierbach, Urban&Fischer Verlag, 2000
„Die Farbe des Schmerzes ist rot", Dr. med. Michael Graulich, Margarethen Verlag, 2000
„Die Dorn-Therapie", Helmuth Koch und Hildegard Steinhauser, Foitzick Verlag, 2001

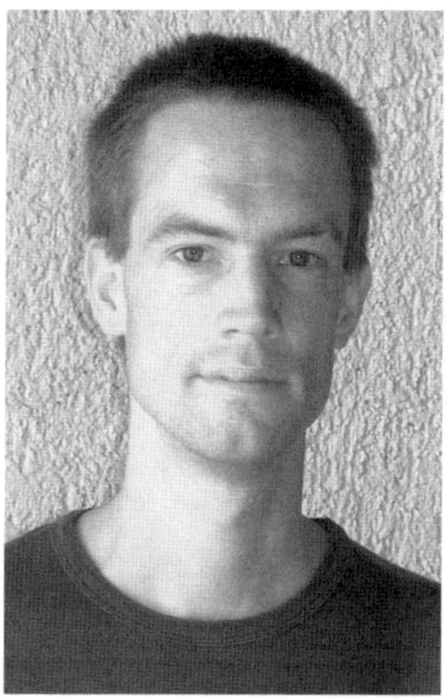

Sven Koch
Heilpraktiker und Physiotherapeut,
Seminarleiter der Dorn-Methode
Prinz-Eugen-Str. 20,
D-79102 Freiburg
Tel.: 0761/8814655
Fax: 0761/8814656
Email/Homepage:
dorn-praxis@gmx.de
www.dorn-praxis.de

Mögliche Ursachen wiederkehrender Rückenschmerzen

Sabine Bähr

In der Praxis erlebt man immer wieder Patienten, die schon kurz nach einer vorerst erfolgreichen Dorn-Therapie wieder mit den gleichen Rückenbeschwerden auftauchen, ohne zwischenzeitlich besonderen körperlichen Belastungen ausgesetzt gewesen zu sein. Diese rezidivierenden Beschwerden findet man vor allem bei drei Patienten-Typen:

1. dem Konstitutionstyp mit einer ausgeprägten Muskel- und Bindegewebsschwäche
2. dem sensiblen oder psychisch belasteten Typ
3. dem psycho-physisch unauffälligen Typ, der besonderen Umweltbelastungen ausgesetzt ist.

1) Der Konstitutionstyp mit ausgeprägter muskulärer Hypotrophie und Bindegewebsschwäche zeichnet sich durch einen Rücken ohne festen Muskelmantel aus. Sein Bindegewebe erscheint teigig, die geringe Muskulatur sehr weich. Es ist der Patient, der kaum Sport treibt und seinen Körper eher vernachlässigt. Hier ist neben der Dorn-Methode zur Linderung der Rückenbeschwerden unbedingt erforderlich, dass man den Patienten motiviert, ein aufbauendes Training der Rückenmuskulatur zu beginnen und eine Rückenschule mitzumachen. Bei uns bekommen die Patienten einen Trainingsbogen mit nach Hause, nachdem man ihnen die Übungen gezeigt und einmal mit ihnen trainiert hat. Unter diesem Behandlungsschema verzeichnen wir die anhaltendsten Erfolge nach der Dorntherapie.

2) Beim sensiblen oder psychisch belasteten Typ spiegeln sich psychische Störungen in Funktionsstörungen der Wirbelsäule: charakteristisch für chronische Schmerzsyndrome des Rückens sind gestörte Funktionsabläufe und Regelkreise zwischen den anatomischen Strukturen, den energetischen Beziehungen und den neuralen Elementen. Patienten dieses Typs stehen häufig unter starkem beruflichen oder familiären Stress (z.B. Scheidung oder Partnerschaftsprobleme); sie erscheinen hektisch und nervös, oder sie sind im Gegenteil eher zurückhaltend, depressiv gestimmt.

Bei diesen Patienten ist zunächst neben der direkten Untersuchung der Dornfortsätze im Rahmen der Dorn-Methode eine gründliche Inspektion und manuelle Untersuchung des gesamten Rückens wichtig, um Gewebsverquellungen, Muskelverhärtungen und andere vegetative Zeichen – z.B. Head'sche Zonen – aufzudecken. Dann werden umschriebene Bindegewebsverhärtungen manuell gelöst, und der reguläre Energiefluss an den Meridianen wird durch energetisierende und andere naturheilkundliche Maßnahmen wiederhergestellt. Um einen Langzeiterfolg zu erreichen, empfehlen wir diesen Patienten konzentrative, meditative Übungen; bewährt haben sich hier insbesondere Qi-Gong, autogenes Training und Yoga.

3) Der psycho-physisch unauffällige Typ mit chronischem Schmerzsyndrom des Bewegungsapparates, der sich nach erfolgreicher Dorn-Therapie schon nach kurzer Zeit wieder wegen der gleichen Beschwerden meldet, erfordert eine genauere Erforschung seiner alltäglichen Umwelt. Es lohnt sich, diese Patienten zu Hause zu besuchen und sich die Wohnbedingungen, besonders Schlafzimmer und Schlafgewohnheiten genauer anzusehen. Häufig sind an den Kopfenden des Betts allerlei elektrische Lichter und Schalter montiert, sowie in Reichweite elektronische Geräte (oft in Stand-by-Funktion) installiert. Eine Prüfung mit dem Biotensor und Messungen mit geeigneten Messgeräten kann dem Patienten die „ungesunde" Position der Schlafstätte verdeutlichen. Werden dann die Schlafstätten entstört – durch Entfernen von Stromleitungen, Umstellen der Betten in andere Positionen, z.B. heraus aus erdmagnetischen Feldern, Curry- oder Hartmanngittern, Wasseradern usw. – bessert sich häufig auch der Rücken; übrigens verschwinden normalerweise auch eventuelle Schlafstörungen. Selbst in einem so genannten Bio-Haus kann der Bauherr vergessen haben, abgeschirmte Elektroleitungen verlegen zu lassen.

Heilpraktiker, die erfolgreich bei chronischem Schmerzsyndrom der Wirbelsäule mit der Dorn-Methode arbeiten, sollten sich über die vielfältigen Faktoren dieses Beschwerdebildes im klaren sein. Dies beinhaltet die Ausschaltung möglicher Ursachen und die Anleitung zur Krankheitsprophylaxe, d.h. Motivation des Patienten zur Vorsorgebereitschaft und einem evtl. anderen Lebensstil.

HP Sabine Bähr
Leoprechtstein 6
94469 Deggendorf
Tel. 0991-32188

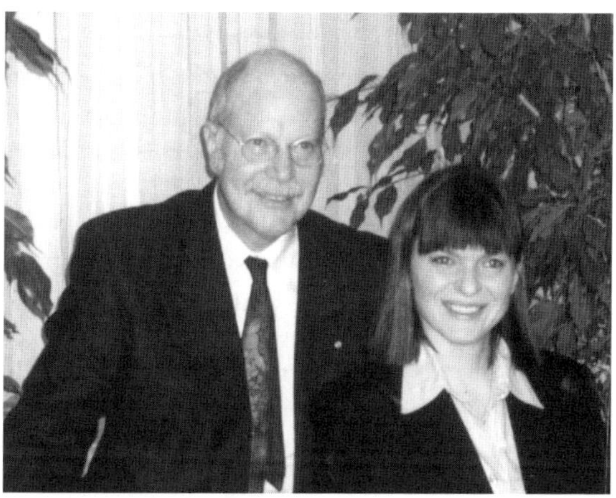

Dr. Harald Bähr und Sabine Bähr

Rückenschmerzen: Befunde der Anamnese und differenzialdiagnostische Überlegungen

Dr. med. Harald Bähr

Fast 80 Prozent der Gesamtbevölkerung leiden irgendwann einmal in ihrem Leben an Rückenschmerzen. Da die Dorn-Methode zur Behandlung von Rückenbeschwerden zunehmend an Bedeutung gewinnt, möchte ich hier einige Hinweise geben, die es dem Dorn-Therapeuten erleichtern, Erkrankungen zu erkennen, die diagnostisch weiter abgeklärt werden sollten oder bei denen die Methode kontraindiziert ist.

Rückenschmerzen können viele Ursachen haben. Meistens besteht ein funktionelles Schmerzsyndrom (80 Prozent), das oft durch degenerative Veränderungen der Wirbelsäule (Verschleißerscheinungen) mit Bandscheibenschäden oder Arthrose an den kleinen Wirbelkörpergelenken hervorgerufen wird. Folgende seltenere Ursachen können auch vorkommen:

1. *Tumorleiden:* Rückenschmerzen an umschriebener Stelle sowie eine Krebserkrankung in der Vorgeschichte und unerklärlicher Gewichtsverlust sollten weiter abgeklärt werden.
2. *Wirbelkörperfraktur:* War ein Unfall mit Sturz oder Quetschung den auftretenden Schmerzen vorangegangen, so kann ein Wirbelkörperbruch oder eine Verletzung der Dorn- und Querfortsätze die Ursache sein.
3. *Spondylodiszitis:* Eine fehlende Linderung der Schmerzen im Liegen bzw. bei Bettruhe oder ein vorwiegender Nachtschmerz lenken den Verdacht auf ein entzündliches Geschehen, vor allem wenn der Patient über wiederkehrende Infekte berichtet.
4. *Spondylarthritiden:* Schildert der Patient eine Morgensteifigkeit der Gelenke über mehr als eine Stunde, so muss auch an eine entzündlich-rheumatische Erkrankung gedacht werden, wie z.B. die chronische Polyarthritis. Es sind dann neben der Wirbelsäule auch andere Gelenke des Körpers betroffen, oft die Hand- und/oder Kniegelenke.
5. *Fibromyalgie-Syndrom:* Klagen die Patienten (vorwiegend Frauen) über vielfältige Schmerzen im Bereich von Muskeln, Bändern und Sehnen, häufig lokal am Hals- oder Lendenwirbelsäulenabschnitt, und zeigen sie zudem noch vegetative Störungen (Schlaflosigkeit, Kopfschmerzen, leichte Ermüdbarkeit, depressive Verstimmung, Meteorismus, Obstipation), muss an ein Fibromyalgie-Syndrom gedacht werden.
6. *Morbus Bechterew:* Leidet der Patient an nächtlichen Rückenschmerzen, die in die Oberschenkel ausstrahlen, und über eine zunehmende Rückensteifigkeit, die sich zunächst aber unter Bewegung wieder zurückbildet,

kann ein Morbus Bechterew vor allem bei Männern über 40 Jahre die Ursache sein. Im klinischen Aspekt zeigen diese Patienten schon in einer frühen Krankheitsphase eine verstärkte Rundung der Brustwirbelsäule (Brustkyphose), ähnlich dem Bild nach einer juvenilen Scheuermann'schen Erkrankung.

7. *Osteoporose mit Spontanfraktur:* Hat der Patient eine langdauernde Kortisonbehandlung hinter sich oder ein höheres Alter erreicht, kann auch der plötzlich umschriebene Rückenschmerz Hinweis für eine spontane Wirbelkörperfraktur im Rahmen einer Osteoporose sein.
8. *Diskopathie und Wurzel-Syndrom:* Liegen bei dem Patienten Sensibilitätsstörungen und/oder Lähmungen vor, oder bestehen Störungen der Blasen- und Mastdarmfunktionen, so weisen diese Zeichen auf eine Bandscheibenursache (Vorwölbung, Vorfall oder Sequester) mit Reizung der Nervenwurzeln hin. Die Verstärkung der Schmerzen durch Husten, Pressen oder Niesen erhärten den Verdacht.
9. *Spinalkanalstenose:* Patienten mit Lumboischialgien, die zusätzlich Schmerzen in beiden Beinen beim Gehen angeben, die (im Gegensatz zur Claudicatio intermittens des Gefäßpatienten) sich nicht beim Stehenbleiben bessern, sondern erst beim Hinsetzen und Nach-vorne-Neigen. Dies ist ein typischer Befund für eine lumbale Verengung des Spinalkanales, einhergehend mit einer so genannten Claudicatio intermittens (spinalis).
10. *Aneurysma der Aorta abdominalis:* Treten lumbale Rückenschmerzen mit einseitiger, seltener zweiseitiger Ausstrahlung in die Flanken auf und besteht ein abgeschwächter oder fehlender Leistenpuls, so kann dies Hinweis für ein Aneurysma der Bauchaorta sein.

Anamnese bei Rückenschmerzen:

- schmerzauslösender Faktor
- Dauer, Art, Verlauf der Symptome
- Schmerzlokalisation
- Schmerzausstrahlung
- Schmerzcharakter
- schmerzlindernde oder schmerzverstärkende Körperposition
- Schmerzverstärkung durch Husten, Pressen, Niesen
- Bewegungseinschränkungen, Gehen
- Allgemeinsymptome
- Sozialanamnese (Beruf, Sport)
- frühere Behandlungen

Kontraindikationen zur Dorn-Therapie

- Wirbelsäulenmetastasen oder Primärtumor
- frische Wirbelkörperfraktur oder
- Frakturen der Dorn- und Querfortsätze
- Bandscheibenvorfall mit sensomotorischen Störungen (Paresen)
- Entzündungen wie Spondylodiszitis, Tuberkulose usw.

Warnzeichen für mögliche ernsthafte Erkrankungen

- adäquates, schweres Trauma (Sturz, Kontusion)
- leichteres Trauma oder Verhebetrauma älterer Patienten

- langdauernde Kortisonbehandlung
- unerklärter Gewichtsverlust
- plötzliches Fieber
- Morgensteifigkeit über eine Stunde
- Mitbefall von Gelenken
- Ruheschmerz, starker Nachtschmerz
- Malignom in der Anamnese
- Risikofaktoren für Infektion (rezidivierende Infekte, intravenöser Drogenkonsum, Immunsuppression)
- Blasen- und Mastdarmfunktionsstörungen
- radikuläre Symptomatik mit schweren oder fortschreitenden neurologischen Defiziten (Lähmungen, Gefühlsstörungen)

Vom Symptom	zur Diagnose
umschrieben lokalisierter Schmerz unklare Gewichtsabnahme Krebsleiden in der Vorgeschichte	**Verdacht auf Metastase oder Primärtumor**
Kürzlicher Sturz oder Unfall umschriebener Schmerz	**Verdacht auf Wirbelkörperfraktur**
fehlende Besserung der Schmerzen im Liegen, vorwiegender Nachtschmerz wiederkehrende Infekte Fieber, erhöhte Blutsenkung	**Verdacht auf entzündlichen Prozess, Spondylodiszitis, Tuberkulose, usw.**
Lumboischialgie mit Ausstrahlung in Beine und sensomotorischen Störungen, Paresen, rezidivierende Schmerzanamnese oder Verhebetrauma, Schmerz beim Husten, Pressen und Niesen	**Verdacht auf akuten Bandscheibenvorfall mit Irritation der Nervenwurzeln**
plötzlicher umschriebener Rückenschmerz, hohes Alter, Cortisontherapie	**Verdacht auf osteoporotische Wirbelkörperfraktur**
vielfältige Schmerzen der Muskeln, Sehnen und Bänder, vorwiegend Hals- und Lendenwirbelsäule, vegetative Verstimmungen, Depression,	**Verdacht auf Fibromyalgie-Syndrom**
Lumboischialgie mit zusätzlichen Beinbeschwerden im Gehen, Besserung beim Hinsetzen oder Nach-vorne-Beugen	**Verdacht auf engen Spinalkanal**
Rücken und Flankenschmerz, abgeschwächte oder fehlende Leistenpulse	**Verdacht auf Bauchaortenaneurysma**
nächtlicher Rückenschmerz mit Ausstrahlung in beide Beine, Brustkyphose	**Verdacht auf M. Bechterew**

Dr. med. Harald Bähr, FA für Innere Medizin und Radiologie
Leoprechtstein 6, D-94469 Deggendorf
Tel. 0991-32188, Fax 32168, Email: h.l.baehr@t-online.de

Weiterentwicklungen

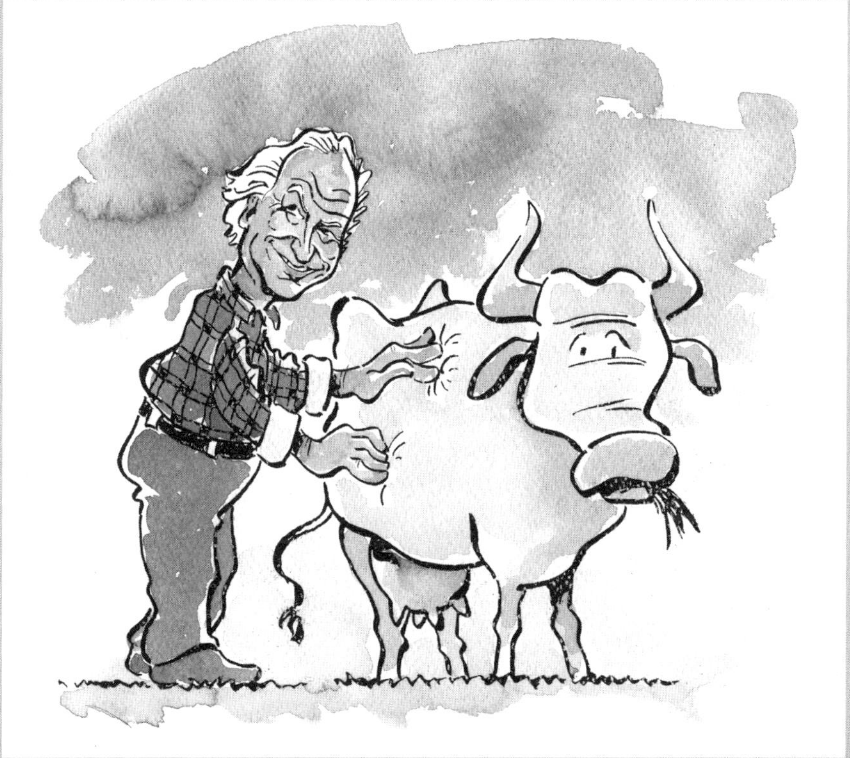

Zeichnung: Franz-Josef Wiewel, Bielefeld

Musik und Dorn-Therapie

Vortrag beim Dorn-Anwendertreffen, Memmingen, April 2002

Dieter Dorn

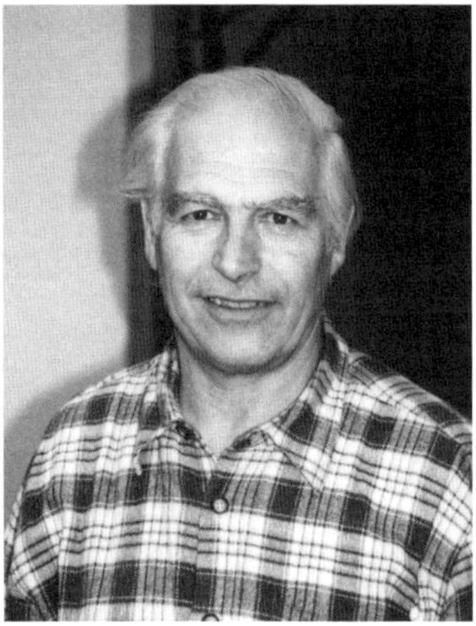

Ich grüße Sie recht herzlich. Es freut mich, dass Sie so zahlreich gekommen sind. Dass alle kommen, ich glaube 550 Therapeuten stehen zurzeit auf unserer Liste, kann man nicht erwarten. Manche sind mit einem Seminar schon zufrieden und machen ihre Arbeit gut. Die wollen gar keine neuen Informationen mehr. Für mich selbst kommt auch nichts anderes mehr in Frage. Man kann sich verzetteln, wenn man zu vielen Rezepten folgt. Man kann Therapien natürlich verbinden, doch wenn dem Patienten zu viel angeboten wird, ist das nicht immer vorteilhaft. Der Patient muss wissen, was ihn erwartet. Also irgendwo wollte ich Sie schon bitten, die Dorn Methode nicht ganz aus dem Auge zu lassen.

Ich wurde gebeten, etwas über Musik zu sagen. Alles im Leben ist Schwingung, jeder Stein, jedes Atom. Ich selbst habe mit 12 Jahren Klavierspielen gelernt und spiele auch heute noch ab und zu bei Musikveranstaltungen in Tanzkapellen. Mir ist aufgefallen, dass jeder Ton ein bestimmtes Organ anspricht. Im Familienkreis habe ich Versuche dazu angestellt. Meinem Jungen ist z.B. immer schlecht geworden, wenn er im Auto saß. Aber wenn ich auf dem Klavier ein bisschen Fis-Dur gespielt hatte, konnten wir Auto fahren und ihm wurde nicht schlecht. Ich merkte auch, das E-Dur das Herz anspricht. Ich würde in Herz-Kliniken E-Dur laufen lassen. Es wäre schön, wenn das wissenschaftlich erforscht würde. Es ist hochinteressant, wie die Wirbelsäule mit Organen und Musik und dem entsprechenden Charakter der einzelnen Organe zusammen hängt. Dazu habe ich auch ein kleines Schaubild erarbeitet.

Man kann unsere Wirbelsäule mit einer Gitarre vergleichen. Je weiter der Abstand vom Gehirn, desto höher die Schwingung. Oben ist der tiefe Ton, und es geht runter bis zum hohen Ton. Die tiefen Töne haben eine breitere Resonanz und sprechen mehr das Gehirn an; die höheren Töne haben eine dünnere Resonanz und sprechen z.B. mehr den Sex an. Ich war zuerst der Meinung, es müsste andersherum sein, aber nach meinen Versuchen war ich sprachlos: die Tonleiter geht von oben nach unten.

Wenn Sie irgendwo Störungen an der Wirbelsäule haben, erhöht das die Schwingungen für alle Organe. Und dann stimmt alles nicht mehr richtig. Angenommen, Sie haben Ohrensausen mit einen hohen Ton. Woher kommt dieses Ohrensausen? Die Schwingung stimmt nicht mehr. Da drückt etwas auf die Nerven wie auf eine Gitarrensaite. Das ist der verdrehte Wirbel. Drücken Sie bei der Gitarre auf die Saite, und Sie haben einen hohen Ton; lassen Sie die Finger weg, dann kommt der Ton wieder nach unten. Sehr oft ist das Ohrensausen unmittelbar nach Korrektur der Wirbelstellung verschwunden. Ich hatte unlängst einen derartigen Fall. Nach einer chiropraktischen Behandlung hatte der Patient Ohrenpfeifen. Der Atlas war bei der Behandlung verrutscht. Ich habe ihn wieder richtig gedrückt, und im selben Moment war das Ohrensausen fort.

Wir haben 24 Wirbelkörper und 12 Töne, das heißt, 2 Wirbelsäulenstellen sind für einen Ton zuständig. Das C ist zuständig für Halswirbel 1 und 2 und damit für Schädel, Gehirn, Augen und Sehnerv – entsprechend der Aufstellung nach *Cerney*. Das kennen Sie ja alle. Der zweite Ton, das Des, spricht die Halswirbel 3 und 4 an, also Ohren, Zähne, Nase, Ohrtrompete und Mund, nach *Cerney*. Der dritte Ton, das D, spricht über Halswirbel 5 und 6 Stimmbänder, Hals und Mandeln an. Dann kommen wir zum Es, das über den 7. Halswirbel den Arm anspricht. Man könnte möglicherweise mit Musikstücken in Es-Dur Armschmerzen kurieren oder die Schilddrüse normalisieren. Dazu müsste man Versuche starten, das wäre hochinteressant. Wie ich schon zum Thema Herzkliniken sagte, spricht E-Dur Herz und Lunge an. E-Dur wirkt über den 2. und 3. Brustwirbelnerv, spricht also auch die Bronchien an. Dann kommt F: Wenn einem die Galle hoch kommt, wenn Sie Leberprobleme haben, dann wäre F-Dur die helfende Schwingung. Fis-Dur spricht Magen, Bauchspeicheldrüse und Zwölffingerdarm an und harmoniert hier. Dann haben wir G-Dur, die schöne Tonart, die über den 8. und 9. Brustwirbelnerv Milz und Nebennieren anspricht. As-Dur ist gut für die Nieren. Mein Klavierlehrer hat damals gesagt, As-Dur ist die Tonart der Liebe. Was hat das mit den Nieren zu tun? Wir haben zwei Nieren, das hat immer etwas mit Partnerschaft zu tun. Wenn jemand Nierenprobleme hat, dann hat er auch Partnerprobleme, ist nicht anpassungsfähig, womöglich hat er Angst vor dem Neuen, vor der Zukunft, also auch vor den Mitmenschen.

Dann zur Tonart A: sie bezieht sich auf den 12. Brustwirbel und den 1. Lendenwirbel und damit auf Dünndarm, Dickdarm, Blutkreislauf. A-Dur harmonisiert den Darm. Nun zu B-Dur, von Blechmusikern häufig gespielt. Bauch, Blinddarm, Geschlechtsorgane, Blase, Knie, werden dadurch über Lendenwirbel 2 und 3 angesprochen.

Dann folgen der 4. und 5. Lendenwirbel, das wäre die Tonart H; und danach wären wir wieder bei C.

Mit den Schwingungen, Wirbeln und Lebensperioden hängen auch bestimmte psychische Zustände zusammen. Zum Beispiel ist E-Dur eine ganz tolle Tonart, wenn Sie sich beleidigt und nicht beachtet fühlen. D-Dur wirkt oft auf die Stimm-

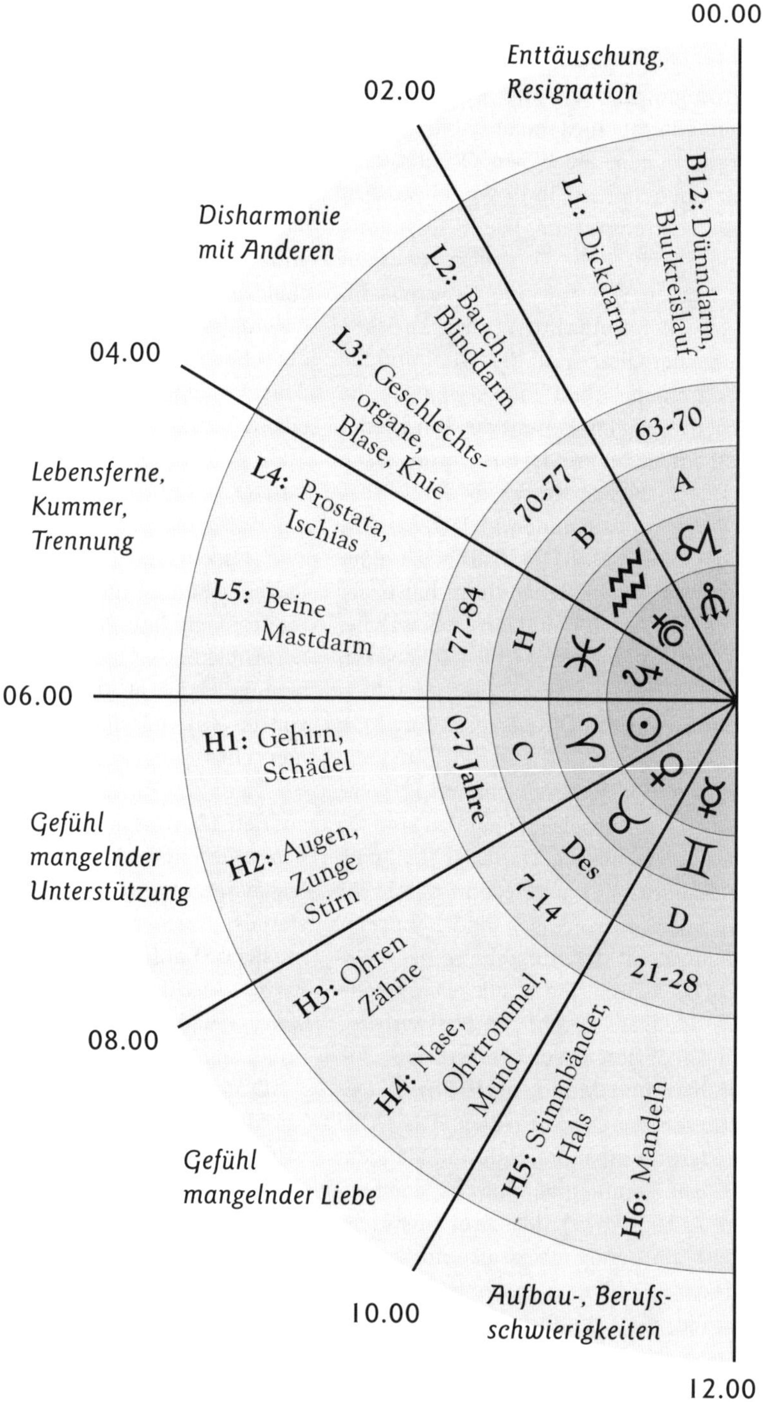
00.00
Enttäuschung, Resignation
02.00
Disharmonie mit Anderen
04.00
Lebensferne, Kummer, Trennung
06.00
Gefühl mangelnder Unterstützung
08.00
Gefühl mangelnder Liebe
10.00
Aufbau-, Berufs-schwierigkeiten
12.00
B12: Dünndarm, Blutkreislauf
L1: Dickdarm
L2: Bauch, Blinddarm
L3: Geschlechts-organe, Blase, Knie
L4: Prostata, Ischias
L5: Beine Mastdarm
H1: Gehirn, Schädel
H2: Augen, Zunge Stirn
H3: Ohren Zähne
H4: Nase, Ohrtrommel, Mund
H5: Stimmbänder, Hals
H6: Mandeln
63-70
70-77
77-84
0-7 Jahre
7-14
21-28
A
B
H
C
Des
D

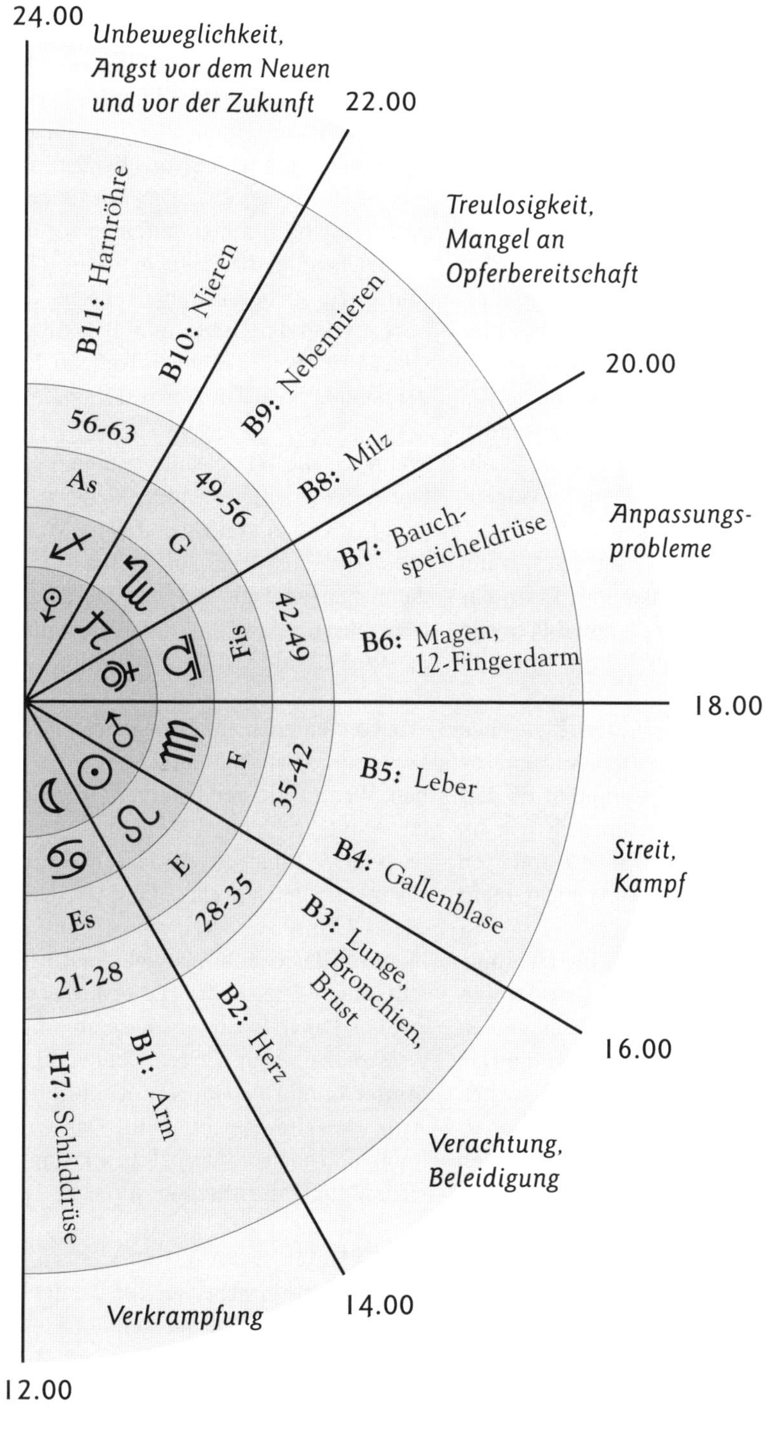
24.00
Unbeweglichkeit, Angst vor dem Neuen und vor der Zukunft
22.00
Treulosigkeit, Mangel an Opferbereitschaft
20.00
Anpassungs-probleme
18.00
Streit, Kampf
16.00
Verachtung, Beleidigung
14.00
Verkrampfung
12.00
B11: Harnröhre
B10: Nieren
B9: Nebennieren
B8: Milz
B7: Bauch-speicheldrüse
B6: Magen, 12-Fingerdarm
B5: Leber
B4: Gallenblase
B3: Lunge, Bronchien, Brust
B2: Herz
B1: Arm
H7: Schilddrüse
56-63
49-56
42-49
35-42
28-35
21-28
As
G
Fis
F
E
Es

bänder, dann können Sie besser singen. Des-Dur ist für Zähne und Ohren eine schöne Sache. Die faulen Musiker, die wählen C-Dur, da fallen die schwarzen Tasten weg. C-Dur spricht unser Gehirn am ehesten an. Hiermit ist auch das Gefühl mangelnder Unterstützung verbunden. Das kennen wir alle. Wir werden krank, wenn wir uns nicht unterstützt fühlen von den Mitmenschen. Hier hilft C-Dur. Auch die faulen Musiker kommen beim Publikum sehr gut an. Die Tonart muss dem Patienten oder den Tanzenden gefallen; C-Dur gefällt vielen Leuten sehr gut, weil sie unter dem Gefühl mangelnder Unterstützung leiden.

F-Dur zum Beispiel wäre gut, wenn einem die Galle hochkommt. Denn das kommt von Streit und Kampf; F-Dur würde hier harmonisieren.

Die Musik beeinflusst den Menschen unglaublich. Bei gezielter Anwendung könnte man damit therapieren. Es darf aber nicht so ein Mischmasch wie im Radio sein, wo ständig andere Tonarten benutzt werden. Das wirkt nicht mehr gezielt.

Ich habe bemerkt, dass die Lieblingstonart des Patienten genau jene Schwingung ist, die er zum Gesundwerden braucht. Die Lieblingstonart ist die Harmonie, die ihm fehlt. Es ist ein bisschen aufwendig, die jeweilige Lieblingstonart zu ermitteln. Man lässt den Patienten einen Dreiklang hören, zum Beispiel C-Dur, und fragt ihn, in wie weit der ihm gefällt. Das macht man mit allen zwölf Dreiklängen. Der Patient sucht sich Dreiklänge aus, die ihm gefallen, und zum Schluss haben Sie vielleicht vier, von denen er sagt, sie kämen in Frage. Aus diesen vier soll er dann die beste Tonart auswählen.

Vielleicht stellen Sie dann fest, dass der Patient im entsprechenden Wirbelsäulenbereich oder entsprechenden Organ Beschwerden hat. Die Zusammenhänge sind hochinteressant. Ich habe bei meiner Familie die Probe gemacht. Das führte zu verblüffenden Treffern. Ich habe es bei Freunden und Bekannten gemacht, da war es ebenfalls treffend. Leider benötigt man dafür ein bisschen Zeit.

Wenn wir die Wirbelsäule richten, ergeben sich wieder ganz andere Schwingungen. Ein Organ greift ins andere. Wenn Sie an der Halswirbelsäule starke Blockaden haben, sind alle anderen Organe mit beeinflusst, schon weil die Schwingung der Wirbelsäule nicht mehr stimmt.

Wir können noch auf die siebenjährigen Lebensphasen nach Rudolf Steiner eingehen. Wenn Patienten kommen, kommen diese mit Problemen. Sie können dann nach dem Alter des Patienten fragen. Wenn zum Beispiel ein Patient zwischen 0 und 7 Jahren alt ist, dann ist sein Problem oft das Gefühl mangelnder Unterstützung. Vielleicht kriegt die Mutter ein zweites Baby? In dieser Phase kommen oft Skoliosen beim älteren Kind vor. Die Mutter nimmt das jüngere Kind in den Arm, das ältere nicht mehr. Das wird krank und auch die Wirbelsäule krümmt sich. Mehr Unterstützung ist also nötig.

Dann die zweite Phase zwischen 7 und 14 Jahren: Das Anspruchsdenken ist hier schon ein bisschen größer, damit einher geht das Gefühl mangelnder Liebe. Oft gibt es dann auch Probleme mit Zähnen, Nase, Ohren.

In der nächsten Phase, zwischen 14 und 21 Jahren, ist die typische Schwierigkeit die, einen Beruf zu ergreifen – man weiß noch nicht, welchen Beruf man wählen soll, wo man unter kommt, usw. Da würde D-Dur ein bisschen harmonisieren.

Die nächste Phase, zwischen 21 und 28 Jahren, ist häufig leicht verkrampft. Da sind viele Koffer im Herzen, das ist wie ungegorener Wein. Bei den Freundschaften weiß man oft nicht, ob man sich binden soll oder nicht. Das ergibt Verkrampfungen. Die Schilddrüse spricht darauf an. Wir arbeiten einseitig, weil uns die Lust fehlt; und wir bekommen Armschmerzen, weil die Armnerven einklemmen.

Zwischen 28 und 35 Jahren fühlen sich die Leute oft verachtet oder beleidigt und bekommen Herz- und Atemprobleme. Wenn man bei Patienten in diesem Lebensabschnitt mal ein bisschen nachfragt, findet man oft derartiges. Häufig haben sie Probleme, weil sie alles zu tragisch nehmen; gleichzeitig möchten sie das aber nicht zeigen. E-Dur würde bestimmt die Sache harmonisieren.

Die Tonart F entspricht dem Abschnitt 35 bis 42 Jahre. Hier geht uns gerne die Galle hoch; die Leber schafft nicht mehr richtig und wird wild.

Von 42 bis 49 sind Verdauungsprobleme häufig. Das hängt auch mit Anpassungsproblemen zusammen, die auf den Magen schlagen.

Zwischen 49 und 56 geht es um die Nebennieren. Treulosigkeit und Mangel an Opferbereitschaft können da vorliegen.

Und dann von 56 bis 63: Unbeweglichkeit, Angst vor dem Neuen. Mit dem Rentenalter kommt ein neues Leben auf uns zu. Viele haben damit Probleme. Die Niere streikt. Wie gesagt, sind Nieren für den zwischenmenschlichen Kontakt zuständig, für die Partnerschaft. Hier wäre As-Dur gut.

Zwischen 63 und 70 kommen wieder Darmprobleme auf uns zu: wenn wir resignieren, wenn wir uns enttäuscht fühlen.

Dann kommt die nächste Phase zwischen 70 und 77. In erster Linie haben wir dort Bauch-, Blinddarm-, Blasenprobleme und Disharmonie mit anderen. Außerdem haben wir, je älter wir werden, immer weniger Durst. Alles wird träger. Man sollte, wenn man älter wird, nicht auf den Durst warten, man sollte auf die eigene Müdigkeit achten. Wenn man sich schlapp fühlt, sollte man trinken. Das instinktive feine Gefühl, das uns sagt, wann wir trinken müssen, ist nicht mehr da. Kinder „saufen wie die Löcher", doch wenn man älter wird, trinkt man immer weniger. Und das führt letztlich zu Schlaganfällen, Alzheimer, schlechten Augen, schlechtem Gehör und mehr. Also: Trinken ist das A und O.

Zwischen 77 und 84 gibt es Lebensferne, Kummer und Trennung, Prostataleiden, Beinschmerzen. Man will nicht mehr gehen, humpelt an Krücken usw. Dann hilft wieder H-Dur.

Und wenn wir noch weiter kommen und älter werden als 84, brauchen wir wieder das Gefühl von Unterstützung; und wenn wir noch älter werden, wieder 7 Jahre hinzu, brauchen wir noch mehr, nämlich Liebe.

Wenn Sie nach der Lieblingstonart fragen, sollten Sie selbst ein bisschen musikalisch sein oder ein Instrument beherrschen. Dann lässt sich das gut machen. Es ist ein Bereich, der es wert ist, weiter erforscht zu werden.

Zu den astrologischen Zeichen: Man kann über Astrologie lachen, und auch ich habe darüber gelacht. Eine kerngesunde Frau unserer Familie sollte angeblich zu einer bestimmten Zeit sterben. Ich habe gelacht und gesagt, das kann doch gar nicht sein. Doch sie starb durch einen Unglücksfall im astrologisch vorgegebenen Zeitraum, urplötzlich. Das war ein tragischer Schicksalsschlag. So kam ich zur Astrologie und habe mich seitdem ein bisschen damit befasst.

Um nochmal auf die Tonarten zurückzukommen: Es macht einen großen Unterschied ob Sie Dur spielen oder Moll, harmonische Musik oder disharmonische Musik. Jede Zeit hat ihre Musik, wie sie auch ihre Mode hat. Alles ist der Zeit entsprechend. Ein Walzer wirkt verbindend, Vier-Viertel-Takt wirkt trennend und verlangt mehr Toleranz vom anderen. Vorbei ist die Zeit, in der man den Wiener Walzer tanzte und den Prunk in schönen Kirchen liebte – da waren die Leute fröhlich und hatten viel übrig für ihre Mitmenschen, jeder tat für den anderen was er konnte. Heute leben wir in einer Welt, in der jeder zunächst an sich selbst denkt und daran, wie er sich „am besten aus der Affäre zieht“. Vielleicht, weil wir ein bisschen überbevölkert sind und unser Lebenskampf schärfer geworden ist. Und schon hat sich unsere Musik geändert, von Dur zu Moll, zum Disharmonischen, zum verzerrten Rhythmus.

Wenn Sie heute einen Walzer spielen, bleiben die Leute sitzen. Spielen sie Hardrock, dann steht alles auf. Die Menschen brauchen das. Jugendliche gehen in Discos, wo es laut zugeht; sie suchen die Lautstärke, um sich zu beruhigen. Sie brauchen diese Aggressivität, um sich zu entladen. Das ist psychisch. Da muss man lernen, die Leute zu verstehen. Menschen wählen ihre Lieblingsmusik; hier gibt es keine Zufälle: Musik und Gegebenheiten hängen wunderbar zusammen.

Möglicherweise könnte man sogar leichte Blockaden an der Wirbelsäule mit Tönen richten. Ich stelle mir vor, dass man mit Musik auch die Wirbelsäule begradigen könnte.

Bislang machen wir das aber mit grobstofflichem Daumendruck. Dann ist es eine Zeitlang gut, der Patient fühlt sich wieder wohl. Auf der grobstofflichen Ebene haben wir sehr viel Erfolg, die Leute wollen nicht immer das feinstoffliche, die wollen schon mal grob angefasst werden. Jedenfalls ist das bei uns im Lande so. Da kommen die Bauern und rufen an: „Herr Dorn, mich können Sie doch auch noch hinzunehmen, das hat's doch in zwei Minuten.“ Die wollen morgen wieder schaffen gehen und die wollen nichts Feinstoffliches. Die wollen, dass der Wirbel drin ist, und dann geht es auch oft für Jahre wieder. Was soll man da subtile Methoden anwenden. Im Gegenteil, damit ecken Sie eher an. Eine Patientin aus Norddeutschland rief einmal an: „Herr Dorn, da will ich nicht mehr hingehen, zu der Therapeutin.“ Die Therapeutin war eine gute Dorn-Therapeutin, aber ihr letzter Satz hatte alles verdorben, und der war: „Und jetzt schicke ich Ihnen noch Ihre Engel dazu." Die Patientin sah böse Geister und aus war's. Wenn Sie auf diese Weise arbeiten, dann sollten Sie sehr, sehr feinfühlig sein und der Patient sollte der Sache aufgeschlossen gegenüber stehen. Sonst kommen keine Patienten mehr. Oft berichten mir gute Dorn-Therapeuten: „Zu mir kommen keine Leute." Ich kann Ihnen sagen, warum: Das passiert, wenn man zu stark in die psychischen Bereiche geht, in denen der Patient sein Geheimnis noch wahren möchte. Diesen Tipp kann ich Ihnen geben.

Ich danke jedenfalls, dass Sie zugehört haben. Es ist nichts wissenschaftlich bewiesen, ich habe nur Versuche mit meiner Familie, meinen Angehörigen, Freunden und Bekannten gemacht.

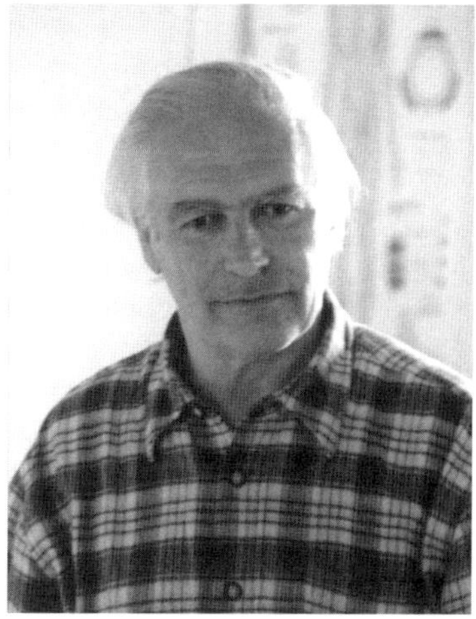

Dieter Dorn
Lautrach, Allgäu

Nimmt keine neuen Patienten mehr an
und autorisiert oder empfiehlt
keine neuen Therapeuten mehr.
Zurzeit noch Seminare für
Fortgeschrittene in Amtzell.
Zulassungsvoraussetzung:
Teilnahme an einem
Basisseminar in Amtzell

Weitere Informationen bei:
Schulungshaus für die Methode Dorn
Günter Groß
Haslacher Str. 42
88279 Amtzell im Allgäu
Tel. 07520-923195
nur Di, Do, Fr, 9-12 Uhr!
Fax 07520-923224

Die modifizierte Dorn-Methode mit „Ki“

Ordnen verschobener Wirbel ohne Druckaufwand

Bernd Siegmann

In der *Dorn-Methode* findet die Kenntnis der Zusammenhänge zwischen Wirbelsäulenfunktion und deren Verbindung zu inneren Organen ihre konsequente Anwendung. Die Dorn-Methode erweist sich darüber hinaus im Vergleich zu landläufigen chiropraktischen Griffen und anderen manuellen Therapien als weitaus schonender, da keine ruckhaften Griffe angewandt werden. Zusätzliche Verletzungen des Spinalnerves beispielsweise oder die Auslösung bzw. Verschlimmerung eines Bandscheibenvorfalls werden bei der Dorn-Methode vermieden.

Massagen bleiben in ihrer Wirkung vorzugsweise im muskulären Bereich. Chiropraktische Griffe gehen kurzzeitig über den natürlichen Gelenkspielraum hinaus; bei der Dorn-Methode bleibt man immer innerhalb des natürlichen Gelenkspielraumes, um die Wirbelsäule mit gezielter Bewegung in die ursprüngliche natürliche Lage zurückzubewegen. Ziel dieser Justierung ist der Abbau von Blockaden bzw. Blockierungen in den verschiedensten Bereichen. Zu nennen wären *wirbelsäulenbedingte organische Schäden* wie Schwindel, Kopfschmerz, Migräne, Tinnitus, Herz- und Brustschmerzen sowie Nervosität und Schlaflosigkeit. Der große Bereich der Rückenschmerzen, denen wir als Bandscheibenvorfall, Hüftluxation, Ischias, Rheuma oder Hexenschuss begegnen, bietet sich an zur Dorn'schen Behandlung. Auch der gefürchtete „Tennisarm“ kann seine Ursache in Wirbelverschiebungen haben.

Was nun die *Modifizierte Dorn-Methode mit Ki* anbetrifft, so handelt es sich hier um eine spezielle Variante, die in den Zielen mit der klassischen Dorn-Methode übereinstimmt. Aufgrund meiner jahrelangen Beschäftigung mit Ki – den Kräften, die jedem Menschen innewohnen und zur Heilung aktiv eingesetzt werden können – ergab sich im Laufe der Behandlung meiner Patienten ab 1995 eine Modifizierung in Richtung einer noch sanfteren und schonenderen Methode (siehe auch *www.ruecken-info.de*).

Hierbei nutze ich die plastische und mentale Vorstellungskraft, um mittels genauer Anweisungen an den Betroffenen eine geführte Bewegung des Wirbelkörpers von innen heraus zu erzielen. Natürlich bedarf es dazu eines konkret ausgerichteten Fühlens auf den jeweiligen Brennpunkt der ungeordneten Strukturen. Um Ihnen zu erklären, wie das im Einzelnen geschieht und wie Sie sich das konkret vorstellen können, möchte ich Ihnen kurz erläutern, was es mit dieser Kraft auf sich hat, die ich als Ki bezeichne und welche die *Basis meiner Behandlungsmethode* bildet.

Ki ist ein Begriff aus dem asiatischen Kulturraum und heißt einfach übersetzt Energie. Dieses Ki spielt natürlich in der traditionellen asiatischen Heilkunde eine wichtige Rolle, wie z.B. in der Akupunktur. Auch beim *Ordnen der Wirbelsäule ohne Druckaufwand* und der *Rückenschule mit Ki* ist das Ki als eine Körperebene für den Patienten direkt spür- und einsetzbar: als die energetische Ebene, auf der das Heilgeschehen stattfindet. Die traditionellen asiatischen Übungswege für das Ki setzen allerdings tiefe Kenntnisse in komplizierten Körperstrukturen voraus, z.B. den Meridianen, und eine jahrelange Übung in Bewegungsmeditationen, wie z.B. Qi-Gong.

Diese traditionellen Muster habe ich auf europäische Denkstrukturen übertragen. Dabei ergibt sich ein für den Patienten leicht nachvollziehbarer Zugang zur benötigten Energieebene und ein wesentlich weniger komplizierter Übungsweg zur Heilung, wenn der Behandler durch seine Anleitungen diesen Weg ebnet. Die Impulse des Behandlers ermöglichen es dem Patienten, Körperräume zu fühlen, in denen etwas verändert werden muss; er lernt sein Ki in diesen Körperräumen im Alltag zielgerichtet einzusetzen.

In der therapeutischen Anwendung geht es nun in erster Linie bei Wirbelsäulenbeschwerden um das Ordnen von Strukturen, die im Laufe von Monaten oder Jahren ins Ungleichgewicht geraten sind. Hierzu zählen Ischiasbeschwerden, Bandscheibendegenerationen, Kopfschmerzen usw., aber auch Organstörunen, die ihre Ursache in den Fehlstellungen der einzelnen Segmente der Wirbelsäule haben (Halswirbel, Brust- und Lendenwirbel, Kreuzbein und Steißbein).

Der Anlass, Ki auch in der Dorn-Therapie erfolgreich einzusetzen, ergab sich für mich bei der Behandlung besonders druck- und schmerzempfindlicher Patienten, z.B. Osteoporosekranke, psychisch sensible Personen und Unfallopfer (Mehrfachschleudertrauma). Bei ihnen galt es, auf keinen Fall Druck zur Justierung der Wirbel einzusetzen, um der Gefahr einer Wirbelfraktur bzw. Verschlimmerung der Beschwerden vorzubeugen.

Die praktische Anwendung z.B. bei Ischiasbeschwerden sieht folgendermaßen aus:

Der Behandelnde tastet die Wirbelsäule ab, bei Ischiasbeschwerden besonders die Lendenwirbelsäule. Sehr häufig findet sich dort eine Verschiebung einzelner Wirbel nach rechts oder links. Um nun die Muskelspannung an der gefundenen Stelle abzumildern, d.h. die Muskulatur weich zu machen, setze ich den bewussten Kontakt der hohlen Hand über dem Schmerzausgangspunkt ein. Hierdurch erziele ich wie beim gebündelten Scheinwerferlicht ein Strahlungsfeld, das ein „Abschmelzen" der Muskelverspannung bewirkt. Oft nimmt der Patient ein Wärmefeld wahr. Der Energiefluss im Körper des Patienten wird ange-

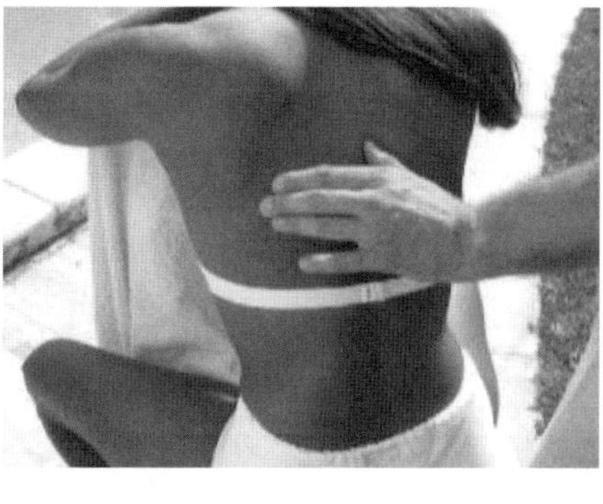

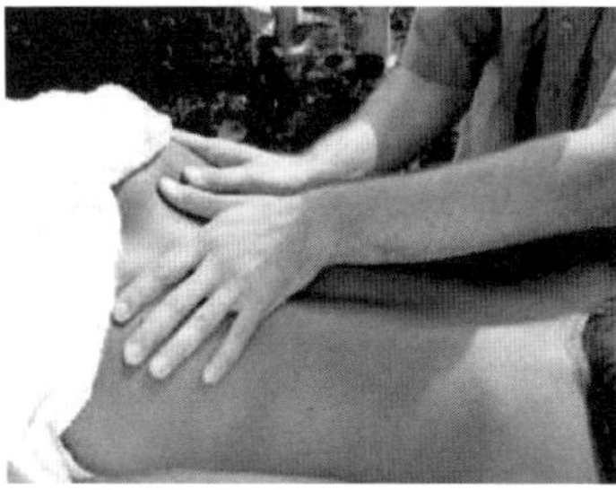

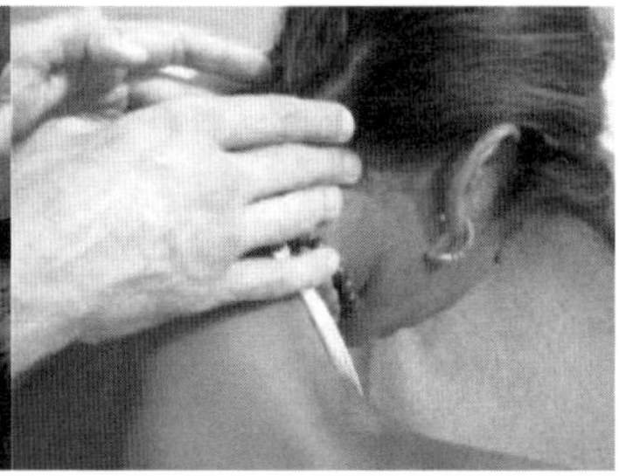

regt und die Eigenregulation des Körpers kommt in Gang.

Die neutrale Spannung der hohlen Hand bewirkt von außen eine Reaktion körpereigener Regulationssysteme wie Meridiankreislauf, Chakren, Nervensystem, Gelenkorganisation, Muskel- und Gewebespannung.

Nach dieser Vorbereitung durch die Lockerung des verkrampften Muskels ist es leicht, den Wirbel in seine natürliche Lage zurück zu lotsen. Durch Projektion der Wirbelbewegung in den Körper des Patienten erreicht der Lotse, d.h. ich als Behandler, das Zurückdrehen des Wirbels an seinen angestammten Platz. Der Druck auf die Spinalnerven, der die Ischiasbeschwerden verursacht, wird so wesentlich reduziert. Es geht darum, den Patienten vom spannungsgeladenen, schmerzhaft unangenehmen Verhaftetsein zu lösen und ihm, über die Einzelbehandlung hinaus, die Möglichkeit zu eröffnen, den eigenen Körper als einen *Raum* kennen und verstehen zu lernen. Im Verlauf mehrer Behandlungen kann er über die momentane Schmerzfreiheit lernen, die Wirbel zu stabilisieren, um dem erneuten Auftreten der Beschwerden entgegen zu wirken.

Ein wichtiger Bestandteil der Modifizierten Dorn-Methode sind therapeutische Anwendungen mit Ki zur Stabilisierung der geordneten Wirbellage.

Des Weiteren entstand die *Rückenschule mit Ki*, um den Körpereinsatz zu optimieren. So kann ein angestrebtes Arbeitsergebnis effizienter erreicht werden.

Dies sind Erfahrungen und Anwendungen aus meiner Praxis, die ich auch in meinen Seminaren weitergebe. Die Vorteile der Behandlungsweise nach Dorn, aber ohne Druckanwendung, für den Patienten sind:

- die sanfte, schonende Anwendung ohne Schmerz
- die Vermeidung von Überdehnung oder Lockerung der Bänder
- die Nichtanwendung ruckartiger Techniken
- die Berücksichtigung des natürlichen Gelenkspielraumes
- kein Abdrücken von Nerven
- keine Aderrupturen bzw. Intimaschädigung

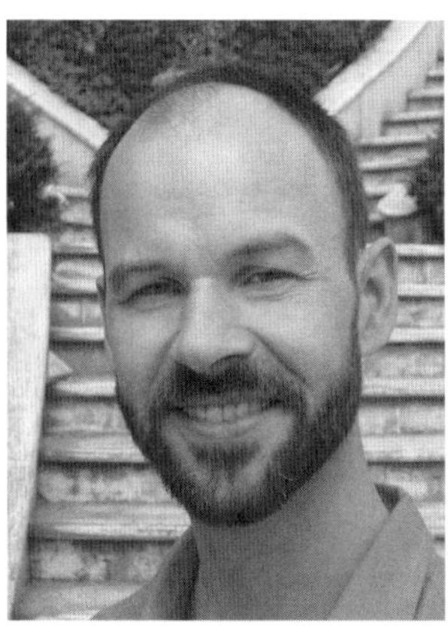

HP Bernd Siegmann
Gerbergasse 3
89073 Ulm
Tel.: 0731/63568
Email:
ruecken-info@
web.de
Internet:
ruecken-info.de

Methodenkombinationen

Rückenschmerzen – ein neuer Blick auf Ursachen und Therapie

Diagnostik und Therapie nach F. X. Mayr, kombinert mit Dorn-Therapie

Dr. med. Adrian Schulte

Rückenschmerzen sind eine weit verbreitete Plage. Ebenso verbreitet sind die üblichen Erklärungsversuche: Fehlbelastung, mangelnde Bewegung und einseitige Arbeitsabläufe zählen dazu. Das kennt fast jeder, und deshalb klingt es auch zunächst einleuchtend. Behandelt werden meistens nur die Symptome – die Schmerzen. Und so bleibt eine der eigentlichen Ursachen unerkannt und unkorrigiert – die dauernde Fehlernährung.

Schlechte Verdauung belastet mehr als man denkt.

Der Verdauungsapparat ist das für die Ernährung und die Gesundheit entscheidende und zentrale Organ des Menschen. Insbesondere der Dünndarm kann als Quelle der Gesundheit angesehen werden. Doch wenn es ums Essen geht, wird diese Tatsache nicht berücksichtigt. Die Nahrung wird aus Gewohnheit nicht ausreichend gekaut, zu oft und zu spät aufgenommen. Diese chronische Fehl- und Überernährung belastet die Verdauungsorgane – mit weit reichenden Folgen. Es kommt zunächst zu Störungen des Magen-Darmtraktes, die sich schon im Kindesalter in Schmerzen oder Blähungen äußern können. Das Darmmilieu ändert sich. Es vermehren sich Keime im Darm, die in der Lage sind, starke Gifte zu produzieren. Dazu gesellen sich vermehrte Gärungs- und Fäulnisprozesse, die ihrerseits Stoffwechselgifte produzieren. Der stark belastete Darm verliert seine Selbstreinigungskraft.

Durch die krankhaft veränderte Darmschleimhaut können diese Gifte nun nahezu ungefiltert in die Lymphbahnen gelangen und auf diese Weise das Darm-assoziierte Immunsystem überlasten. Folge sind Unverträglichkeiten von Nahrungsmitteln, Infektanfälligkeit und chronische Müdigkeit. Durch Lympfstauungen im Bereich der Dünndarmwurzel und einem Spannungsverlust der Darmwand, die vermehrter Gasentwicklung nicht entgegenhalten kann, wird der Bauch größer.

Vom Bauchzuwachs zur Fehlhaltung.

Der entstandene Bauch muss getragen werden. Für die Wirbelsäule ist dies ein tatsächlich schwerwiegendes stati-

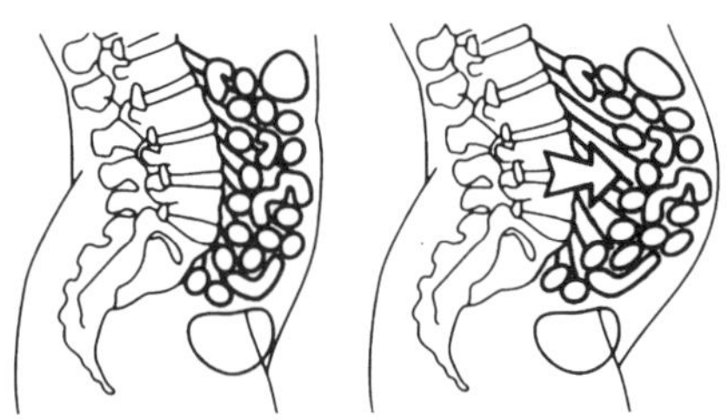

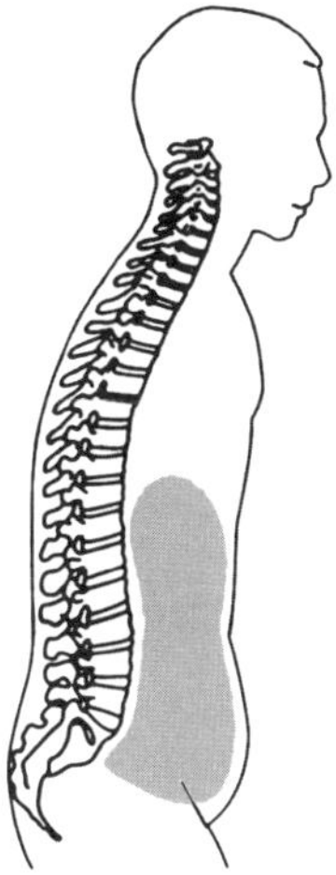
Anlaufhaltung

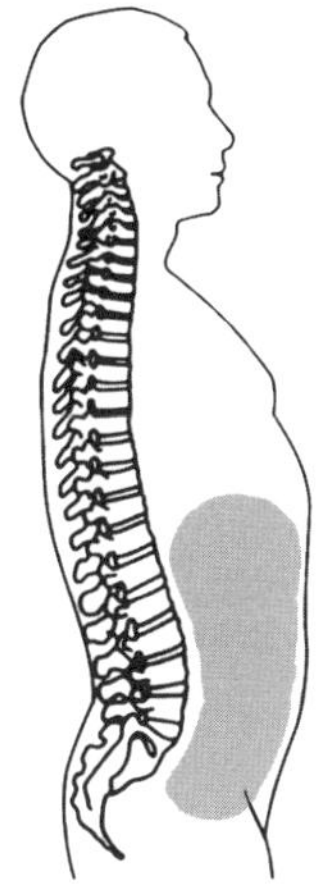
Habachthaltung

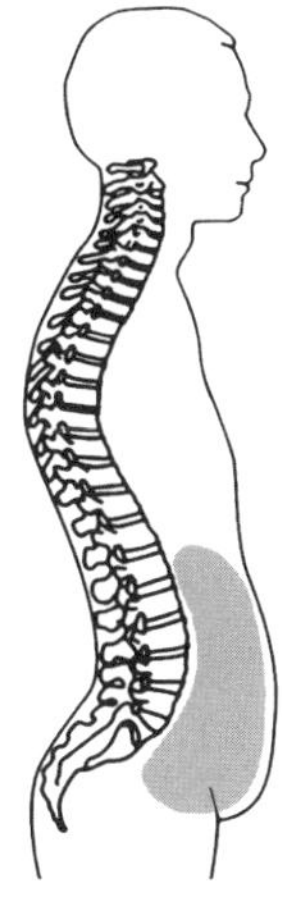
lässige Haltung

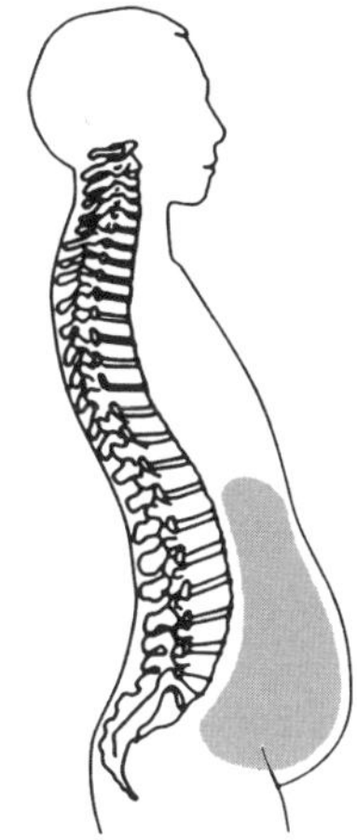
Sämannshaltung

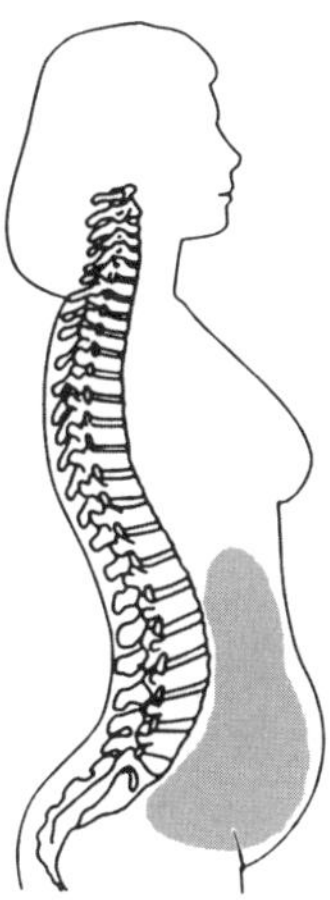
Entenhaltung

sches Problem. Die Wurzel des Darmes ist anatomisch in Höhe des 2. Lendenwirbels fixiert. Bei Größenzunahme des Bauches wirken wachsende Zugkräfte auf diesen Wirbel. Ein „Hohlkreuz" entsteht. Die Folge: Die Wirbelkörper verlieren durch die Belastung ihre anatomisch richtige Lage in der Wirbelsäule und werden instabil.

Abhängig von Körperbau und Muskelmasse entstehen dadurch typische Fehlhaltungen. Von Franz Xaver Mayr (österreichischer Arzt und Forscher 1879-1965) beschrieben wurden: die Anlaufhaltung, die Habachthaltung, die Entenhaltung, die lässige Haltung, die Sämannshaltung und der Großtrommelträger. Allen gemeinsam ist der Verlust der Stabilität der Wirbelsäule durch veränderte Lage der Wirbelkörper zueinander (Bilder). Durch einseitige Bewegungsabläufe und mangelnde Muskulatur kommt es nun zu Blockierungen. Das heißt: Die Wirbelkörper können zur Seite oder in seltenen Fällen auch nach vorne abgleiten. Lokale oder ausstrahlende Schmerzen bis hin zu Bandscheibenschäden stellen sich ein.

Eine tief greifende Ursachentherapie

Die Therapie nach F. X. Mayr setzt bei der Ursache an – bei der Reduzierung des Bauchvolumens.

Hierbei wirkt eine Kombination von täglichen salinischen Spülungen, regelmäßige, von einem ausgebildeten Mayr-Arzt durchgeführte medizinische Bauchbehandlungen sowie eine individuell verordnete Schonkost. Doch schlechte Ess-Gewohnheiten könnten die Erfolge bald wieder beeinträchtigen. Deshalb wird durch das Training des Essverhaltens und die Umstellung der Ernährung eine dauerhafte Verbesserung der Gesundheit vorbereitet.

Mit all diesen Maßnahmen werden die Belastungen der Wirbelsäule ursächlich beseitigt. Begleitend ist es natürlich gerade bei den „nichtmuskulösen“ Fehlhaltungen (lässige Haltung, Sämannshaltung und Anlaufhaltung) wichtig, die Rücken- und Bauchmuskulatur, also den Halteapparat, zu stabilisieren.

Die schonende Korrektur von Haltungsschäden

Bereits blockierte Wirbel gehen meist nicht von alleine in ihre natürliche Stellung zurück. Dies leistet die von Dieter Dorn entwickelte Methode, deren Anwendung den Bandapparat der Wirbelsäule schont. Beim in Bewegung befindlichen Patienten werden die „fehlgestellten“ Wirbelkörper sanft in ihre ideale Lage überführt. Zudem werden die Ursachen der Einseitigkeit aufgedeckt – sei es eine Beinlängendifferenz, die meist auf einem Heraustreten des Hüftkopfes aus der Hüftpfanne beruht und durch einfache Übungen behoben werden kann. Oder sei es eine Fehlstellung des Beckens, die in Behandlung begradigt werden kann.

Zudem werden im aufmerksamen Patientengespräch einseitige Bewegungsabläufe im Alltag aufgedeckt und mögliche Lösungen erarbeitet.

Eine wirkungsvolle Verbindung

Die Kombination aus der Therapie nach F. X. Mayr und der sanften Wirbelmobilisation nach Dieter Dorn ist ein effizientes therapeutisches System, um Rückenschmerzen wirkungsvoll zu begegnen. Anders als bei einer oberflächlichen Schmerzbehandlung setzen wir hier bei der Ursache und bei Folgeschäden an und korrigieren mit im Prinzip sehr einfachen Mitteln. Darüber hinaus hat der Patient den Einblick in den Zusammenhang von Verdauung und Haltung gewonnen und kann hier künftig bewusst einwirken – der eigenen Gesundheit zuliebe.

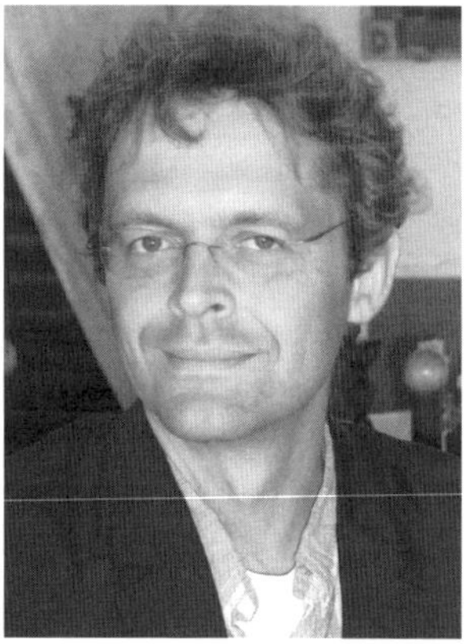

Dr. med. Adrian Schulte
Facharzt für Allgemeinmedizin und Naturheilverfahren, Diplomierter F. X. Mayr Arzt und Dorn-Therapeut
Leitender Arzt
Gesundheitszentrum ÜBER DEM SEE
Brunnenstr. 30 a
D-88662 Überlingen
Tel. (+49) (0) 7551 91 770
Fax (+49) (0) 7551 91 77 20
Email: fxmayrzentrum@yahoo.de
Internet: www.fxmayr-zentrum.com

Was haben die Füße mit dem Nacken zu tun?

Bericht über ein Seminar bei Gunter Ott – Fußfehlstellungen, deren Auswirkungen und Behandlungsmöglichkeiten

Cynthia Roosen

Ich weiß, dass ich nichts weiß

Schon kurz nachdem ich mit der Dorn-Therapie angefangen hatte, musste ich einen durchtrainierten Sportler behandeln, dessen Muskulatur mir zunächst den Eindruck vermittelte, ich hätte Schwerstarbeit vor mir. Bei der Behandlung stellte sich dann heraus, dass dieser Eindruck täuschte – es war ein reines Vergnügen, diesen Menschen zu behandeln. Ich erkannte: Gut trainierte Muskeln sind weich, schwache Muskeln hingegen oft voller Verhärtungen und Verspannungen.

Mit der Zahl der Behandlungen mehrten sich die Fragen meiner Patienten, was sie denn selbst tun könnten, um ihren guten Zustand zu stabilisieren. Gleichzeitig wuchs in mir die Erkenntnis, dass ich selbst etwas für meine Gelenke und meine Wirbelsäule tun müsse, sollte ich diese Therapie über viele Jahre anwenden wollen.

Mit diesen Fragen und neuen Einsichten traf ich anlässlich des Wirbelsäulenkongresses in Memmingen im Oktober 1997 erstmals auf Gunter Ott.

Die ersten Antworten

Früher trainierte Gunter Ott Gewichtheber, jetzt ist er Lehrer für Körperstatik. Er eröffnete mir eine ganz neue Sichtweise auf sein Spezialgebiet. Zunächst nahm ich an einem seiner Kurse teil, in dem ich viele Übungen für die gesamte Körperstatik kennen lernte, die meinen Patienten und mir sehr weiterhalfen. Nachdem ich ein Jahr lang mehrmals wöchentlich trainiert hatte, verschwanden alle meine Probleme an Nabelbruch, Knien und Lendenwirbelsäule dauerhaft.

Das Seminar

2002 belegte ich wieder bei Gunter Ott ein Seminar, über das ich hier berichten möchte.

Zunächst zeigte er uns die genaue Anatomie des Fußes mit oberflächlicher und tief liegender Muskulatur. Anhand eines Modells und vieler Bilder lernten wir, was es bedeutet, wenn ein Fuß seine Funktion nicht ausüben kann und in der Statik gestört ist. Gunter Ott demonstrierte uns, wie die Stellung des Beckens und der Hüftgelenke sich auf solche Fehlstellungen auswirkt und wie diese Fehlstellungen mit Hilfe der Kräftigung ent-

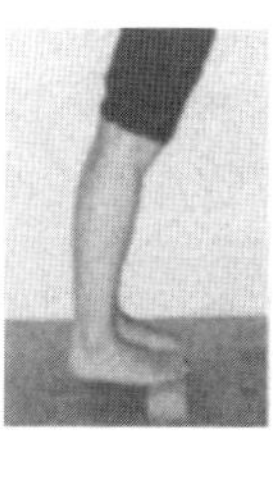
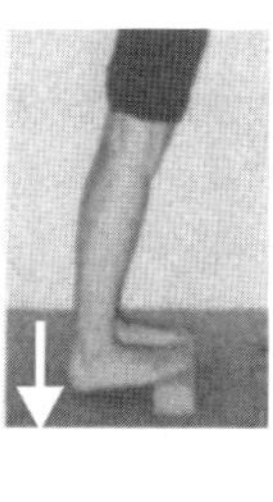

sprechender Muskeln korrigiert werden können. Es folgten Übungen, die genau diese Muskelgruppen ansprachen.

Was hat der Nacken mit den Füßen zu tun?

Nach dem Mittagessen nutzten wir den Weg vom Essen zum Seminarraum dazu, um unsere *Gangbilder* von Gunter Ott begutachten zu lassen, was bei uns allen zu großem Erstaunen führte: „Was, so sieht mein Gang aus? Das darf ja nicht wahr sein!" Wären nicht die Bestätigungen der anderen da gewesen, hätte wohl niemand von uns geglaubt, was uns da gezeigt wurde. Es bestand also zunächst ein dringender Handlungsbedarf für uns selbst.

Gunter Ott stellte eine von ihm entwickelte Massagetechnik an der Halswirbelsäule vor. Nach dieser Massage spürten wir, dass unsere Füße besser auf dem Boden standen und dass sie leichter abrollten, und wir erlebten, welchen Zusammenhang es zwischen den Füßen und Spannungen der Halswirbelsäulen-Muskulatur gibt. Später lernten wir auch Massagetechniken für die Lendenwirbelsäule und die Gesäßmuskulatur kennen.

Aus dem Lot geraten

Weiter ging es mit schweißtreibenden Übungen zum Thema Körperhaltung im Lot. Alle Seminarteilnehmer waren mehr oder weniger *aus dem Lot geraten* – entweder im Becken- oder im Schulter-Nacken-Kopf-Bereich. Es war viel Arbeit, zu spüren und zu erkennen, wann das Lot wieder stimmte und wie wir es herstellen konnten. Wir stießen dabei auf unsere Schwachpunkte und Verkürzungen und erlernten Übungen, wie wir diese bearbeiten konnten.

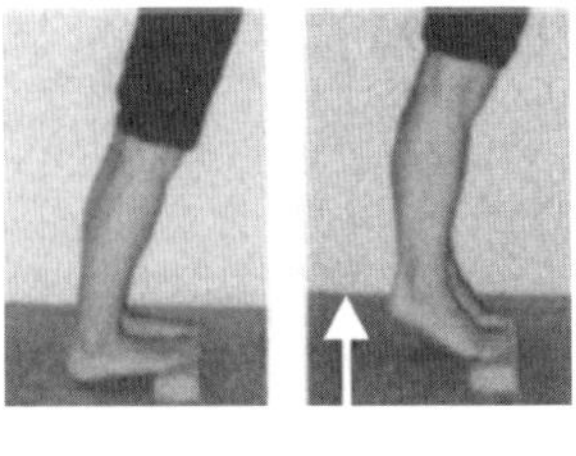

Zutrauen und mehr

Der zweite Seminartag startete mit Übungen, die normalerweise Gewichtheber machen. Diese führten bei mir zu einer Konfrontation mit meinen blockierenden Gedanken. Ich traute mir manches nicht zu, ganz besonders nicht das Heben einer 20 Kilogramm schweren Langhantelstange. Es wurde mir klar, wie meine Bewegungsmuster und das, was ich bisher noch nicht getan hatte, mit meinen Einstellungen zu mir selbst zu tun hatten.

In unseren Bewegungen sind unsere Erfahrungen, Ängste und unsere Schüchternheit vergraben. Der Trapezius-Muskel zum Beispiel, in dem unsere Nackenverspannungen liegen und der unsere Halswirbelkörper an ihrem Platz hält, ist unser Angstmuskel. Wir ziehen die Schultern hoch, wenn wir Angst haben, und unsere unterschwellige Angst hält den Trapezius-Muskel in chronischer Hab-Acht-Stellung. Wenn man eine Langhantelstange hoch heben soll, kommen diese verborgenen Dinge ins Bewusstsein. Dann hat man die Möglichkeit, zu sagen: „Nee, zu gefährlich, mach ich nicht", oder man sagt: „Ich mache es, ich vertraue meinem Lehrer, der mir das zutraut". Ich habe die Blockade gelöst, was von mir einiges an Überwindung gefordert hat. Genau betrachtet hatte es nie ein Problem gegeben. Es bestand allein in meinen Gedanken und war mit dem Tun überwunden. Das war ein großartiges Erlebnis!

Auf ähnliche Weise haben alle Seminarteilnehmer erfahren, warum ihre Haltung ist, wie sie ist, was dahinter steckt und wie sie das ändern können, um ihren Patienten und sich selbst einen dauerhaften Erfolg zu bescheren. Deutlich wurde, dass unsere Muskeln die Wirbel, Gelenke und Füße halten und formen, und dass wir unsere Muskeln mit dem Bewusstsein oder dem Unterbewusstsein bewegen. Es ist nicht damit getan, Wirbel und Gelenke wieder an die richtige Stelle zu rücken. Unsere Bewegungsmuster geben den Halt in unserem Hüftgelenk und in allen anderen knöchernen Anteilen unseres Bewegungsapparates vor.

Zeigt her eure Füße!

Weiter ging es mit der genauen Betrachtung unserer Füße – auch das führte zu ernüchternden Entdeckungen. Danach erlernten wir die nach Ideen von Gunter Ott entwickelte Fußtherapie. Mit dieser Therapie wird die gesamte Fußmuskulatur gekräftigt und Fußfehlstellungen werden korrigiert. Jeder Patient und jeder Therapeut kann seine Statik von Grund auf verbessern und die daraus resultierenden Probleme mit Füßen, Knien, Hüfte und Wirbelsäule im knöchernen und muskulären Bereich lindern oder beheben.

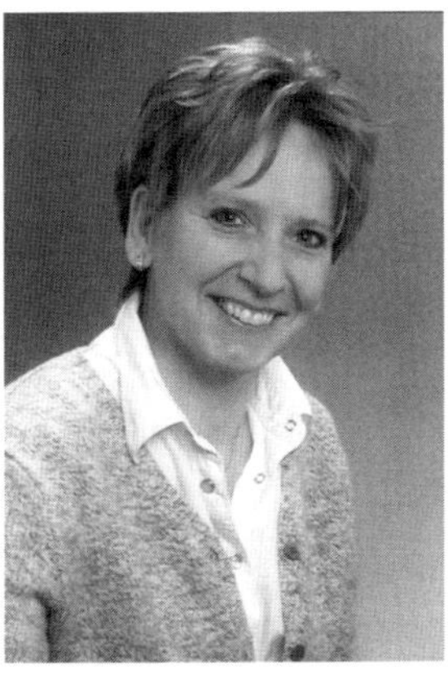

Harmonie heißt Zusammenklang

Beim *Anwender-Treffen* in Memmingen am 6. April 2002 referierte Dieter Dorn über die Zusammenhänge zwischen Wirbelsäulenbereichen und heilenden Tonarten. Er verglich die Wirbelsegmente mit Gitarrensaiten. Für mich bedeutet das, dass neben den richtig positionierten Wirbeln auch alle Muskeln des Körpers zu einer harmonischen Schwingungsübertragung gehören. Wie sollen sich Schwingungen übertragen, wenn Muskelverhärtungen den Weg versperren oder schlaffe Muskeln ähnlich einer ausgeleierten Gitarrensaite nicht in der Lage sind, in die richtige Schwingung zu geraten?

Nur wenn wir die Einheit der verschiedenen Teile begreifen, können wir unseren Patienten die Hilfe und Anleitung geben, die sie befähigen werden, irgendwann ein selbstständiges, mündiges und von uns unabhängiges Leben zu führen. Das Zusammenspiel von Knochen, Gelenken, Muskulatur, Bewegung, psychischen Vorgängen, Lebenszyklen, Innen- und Außenwelt und vielem mehr zu erkennen und zu beachten – das macht ganzheitliche Heilkunst aus.

Info: Gunter Ott gibt Seminare im Schwarzwald, Rudenbergerstraße 40
D-79822 Titisee/Neustadt
Tel. 07651-6375
Fax 07651-9729190

HP Cynthia Roosen
Bothmerstr. 14
D-80634 München,
Tel. 089-20238118
Fax 13926466
E-Mail:
Naturheilpraxisroosen@t-online.de

Fitnesstraining und Dorn-Methode

Drei Fallberichte aus dem Sport-Forum Reinhold Sack

Das Memminger „Sport Forum" ist mit 700 Quadratmetern und umfangreicher Geräteausstattung ein modernes Fitnesszentrum. Die Besonderheit: Der Inhaber, Reinhold Sack, von der IHK geprüfter Fitness-Fachwirt, und seine beiden Teammitglieder sind Dorn-Therapeuten. Sie freuen sich, wenn sie Menschen helfen können, die schon jahrelang Probleme hatten und denen bisher niemand helfen konnte. Es ist also nicht verwunderlich, dass sie in ihrem Fitnesszentrum viele dankbare Kunden haben. Das Kundenspektrum reicht von Spitzensportlern, die sich auf die nächsten olympischen Spiele vorbereiten, über Alltagssportler bis hin zu Menschen, die ohne Schmerzen nie in ein Fitnessstudio gekommen wären.

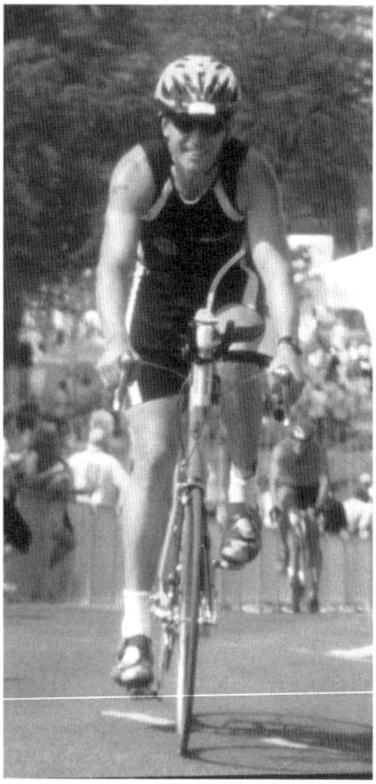

Michael Koslitz bei einem weiteren IRONMAN: Frankfurt 2002

1. Der Ironman

Michael Koslitz, Jahrgang 1961, Küchenleiter am Klinikum Memmingen, ist begeisterter Ausdauersportler. Seine Lieblingsdisziplin ist der Marathonlauf. 1998 allerdings stellten sich massive Rückenprobleme ein, die sich jeglicher Behandlung widersetzten. Der geliebte Sport wurde mehr und mehr zum Problem. Als letzte Hoffnung meldete er sich im Jahr 2000 beim *Sport Forum* an – nicht vergeblich. Reinhold Sack stellte für ihn eine Kombination aus Aufbautraining und Dorn-Therapie zusammen, die eine bemerkenswerte Verbesserung des Gesundheitszustands des Sportlers bewirkte. 2001 konnte Koslitz sogar seinen Traum als Ausdauersportler umsetzen: die Teilnahme am Ironman, dem berühmt-berüchtigten Triathlon über die Distanzen 3,8 km Schwimmen, gefolgt von 180 km Radfahren, gefolgt von 42,2 km Laufen. Unter der Leitung von Sack trainierte Koslitz seit Anfang 2001 12 bis 15 Stunden wöchentlich. Im August 2001 beim Ironman in Roth erreichte der 40-Jährige eine Gesamtzeit von 11 Stunden 49 Minuten, trotz Gegenwind beim Rad fahren.

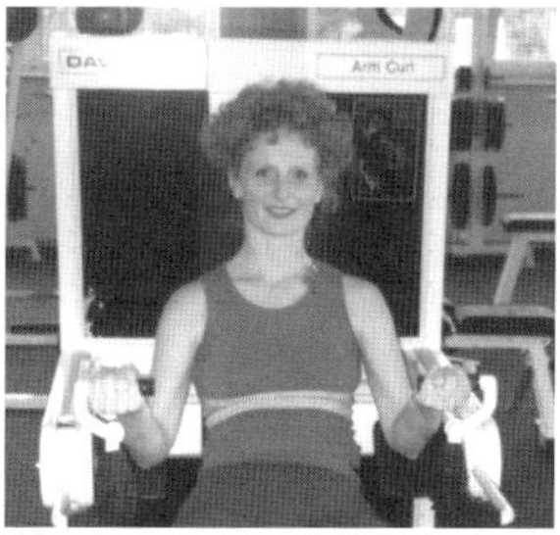

Renate Wolf

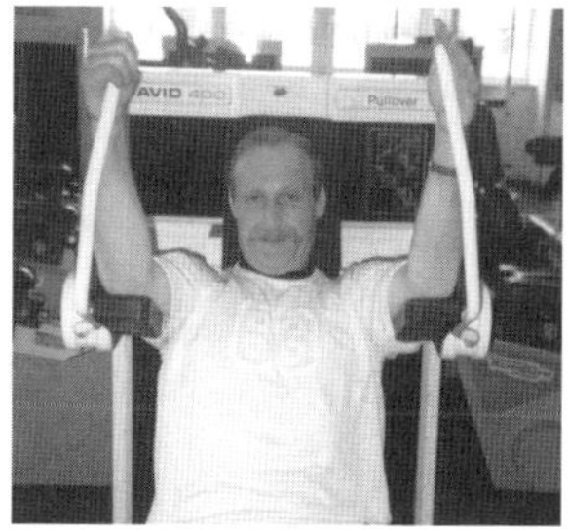

Reinhard Zettler

2. Skoliose und Bandscheibenvorfall

Renate Wolf, Jahrgang 1966, repräsentiert den Kundentyp des *Sport Forums* am anderen Ende der Skala. Im Alter von 10 Jahren wurde bei ihr eine Skoliose festgestellt; behandelt wurde mit Krankengymnastik. Mit 20 Jahren folgten massive Beschwerden im Lendenbereich, Bandscheibenvorfall und Operation. Ergebnis: starke Schmerzen, die durch Krankengymnastik nicht mehr gelindert werden konnten. Die Schmerzsituation verschlechterte sich Jahr für Jahr. 2001 stellte ein Orthopäde ernüchternd fest, dass ihr keiner helfen könne, sie müsse lernen mit den schrecklichen Schmerzen zu leben. Dann hörte sie zufällig von einer jungen Frau, die einen Bandscheibenvorfall hatte und der es durch Aufbautraining im *Sport Forum* gelungen war, schmerzfrei zu werden. Renate Wolf meldete sich daraufhin ebenfalls an. Schon nach zwei Wochen Training und einigen Dorn-Behandlungen erfuhr sie eine wesentliche Erleichterung ihrer Schmerzsituation. Inzwischen ist sie weitgehend schmerzfrei; dabei ist sie sich bewusst, dass sie ihr Training konsequent aufrechterhalten muss.

3. Bandscheibenvorfälle und mehr

Ein weiteres Beispiel der vielen zufriedenen Kunden ist Reinhard Zettler:

1995 Erster Bandscheibenvorfall
1997 Zweiter Bandscheibenvorfall
1999 Spinalkanalverengung
2001 Entzündung an der Wirbelsäule.

Dazu schreibt er: „Nach auskurierter Krankheit und bis zum heutigen Tag und hoffentlich auch in Zukunft steht mir Herr Sack mit der Dorn-Therapie zur Seite."

Reinhold Sack
Sport-Forum (Fitness-Studio)
Goldhoferstr. 7, D-87700 Memmingen
Tel. 08331-495051, Fax 495052
Email: info@Sport-Forum-Memmingen.de
www.sport-forum-memmingen.de

doma-fit (Ausbildungsstätte für die Methode Dorn)
Potsdamerstr. 2, D-87700 Memmingen
Internet: www.domafit.de

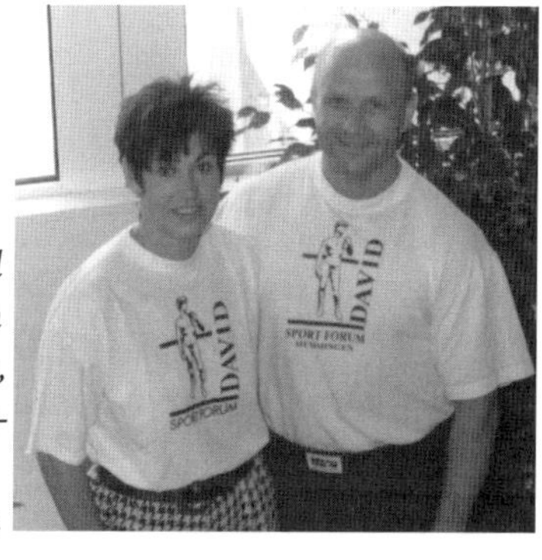

Reinhold Sack und Lebenspartnerin Sigrid Tietz, ebenfalls Geschäftspartnerin und Dorn-Therapeutin

Dorn-Therapie mit Myofacial Balancing und Cranio-Sacral-Therapie

Ein Fallbericht

Ralf Scheer

Julia, 12-jährige Schülerin, Beschwerden: Kopfschmerzen

Befragung

- Wann treten Kopfschmerzen auf? Ergebnis:
- nach sportlicher Betätigung (Handballspielerin)
- nach dem Schlafen (Bauchschläferin)
- nach langem Sitzen (Hausaufgaben usw.)

Befundbogen anlegen

(In diesem Bogen werden die Blockaden und Fehlmuster eingetragen. Der Befundbogen wird dem Patienten ausgehändigt. Zu jeder Behandlung bringt der Patient den Bogen mit, so dass sich auch der Therapeut daran orientieren kann.)

- rechtes Bein zu lang
- Blockade ISG rechts
- rechtes Kreuzbein vertikal verschoben
- C1, C2 nach links verdreht
- zusätzlich hypertone Muskulatur (d.h. ständig zu hoher Tonus im Muskel, bedingt durch einseitige Belastung der Struktur, durch Stress, seelische Ursachen oder Traumen) in folgenden Bereichen:
- Trapezius bds. (Schulter-Nackenmuskulatur beidseitig)
- Psoas und Iliacus bds. (Beckenmuskulatur beidseitig)
- Quadratus Lumborum (Lendenwirbelsäulenmuskulatur beidseitig)
- Glutealmuskulatur bds. (Gesäßmuskulatur beidseitig)

Behandlung

- Verkürzung des rechten Beines
- Auflösung der Blockade ISG rechts
- Korrektur des Kreuzbeins rechts
- Sanfte Korrektur von C1 und C2
- Ausbalancieren der hypertonen Muskulatur. Technik: Myofacial Balancing[1)] in Kombination mit Cranio-Sacral-Therapie (s. S. 143)

1) „Myofascial Balancing" ist eine Technik zur Behandlung der Bindegewebshäute, die flächig weite Teile des Körpers verbinden (Faszien). Der Behandelnde sucht nach Verdrehungen und Störungen in Körpersegmenten, nach sichtbaren Veränderungen und nach Verkürzungen von Bindegewebszügen. Insbesondere werden die so genannten myofaszialen Triggerpunkte ermittelt. Dann werden die Faszien durch manuelle Grifftechniken, die tief ins Gewebe gehen, bearbeitet.

2) Ich bevorzuge Übungen, die aus verschiedenen Abläufen bestehen:
a) Stemmführungen nach Brunkow, b) lotgerechte Übungen aus dem Bereich Rolfing,
c) Hockgymnastik (Beckenbodenübungen)

für zuhause:

- Anleitung zu Stabilisationsübungen[2], 2 x täglich zu üben

Kontrolle nach 14 Tagen

- Übungen wurden korrekt von Julia durchgeführt

Ergebnis:

- deutliche Verbesserung der Kopfschmerzen, leichte Restbeschwerden nach dem Aufstehen

Befund:

- Knöcherne Strukturen stabil, jedoch leichte hypertone Zonen im Bereich der Nackenregion

Behandlung

- Ausbalancieren der gesamten Nackenregion und gezielte Behandlung der Triggerpunkte (schmerzauslösende Gebiete im Muskel und in Sehnenansätzen)
- Kontrolle des Cranio-Sacral-Rhythmus vom Kopf zu den Beinen

für zuhause:

- Anleitung zu Detonisierungsübungen, 2-3 x täglich jeweils 5 Minuten
- ausreichende Flüssigkeitszufuhr

Nachkontrolle nach weiteren 14 Tagen

Ergebnis:

- Keine Kopfschmerzen mehr

Abschlussgespräch mit Julia und den Eltern

- Übungen in den Alltag integrieren
- für genügend Entspannung sorgen
- geeignetes Schuhmaterial
- geeignete Schulmaterialien (Ranzen, Tasche)
- geeignetes Schlafkissen, geeignete Matratze
- geeignetes Mobiliar (Stühle, Tische)

Julia kommt 2-3 x jährlich zur Kontrolle. sie ist seit ca. einem Jahr Beschwerde frei.

Abschlussbemerkung

Bei vielen Beschwerden reicht die Dorntherapie aus, um gute Ergebnisse zu erzielen. Wenn die Ursache der Beschwerden *hypertone Dauerverspannungen* sind, stößt man jedoch an Grenzen. In diesen Fällen ist es wichtig, die Behandlung als Kombinationstherapie anzusetzen.

Jeder Behandler, jede Behandlerin (Laien ebenso wie zugelassenen Therapeuten) sollte sich seiner Verantwortung gegenüber dem Patienten bewusst sein und sich fragen: „Reichen meine Kentnisse aus, um eine fachgerechte Behandlung durchzuführen?“

Defizite sollten durch konsequente Weiterbildung ausgeräumt werden.

Die wichtigsten Aufgaben des Behandlers sind:

Zuhören – Hinsehen – Ertasten – Befragen – Therapieren – Anleiten und Motivieren!

Praxis für Physikalische Therapie
Ralf Scheer
Masseur u. med. Bademeister
Hauptstr. 96,
D-66649 Oberthal
Tel. 06854-1212,
Fax 06854-1298

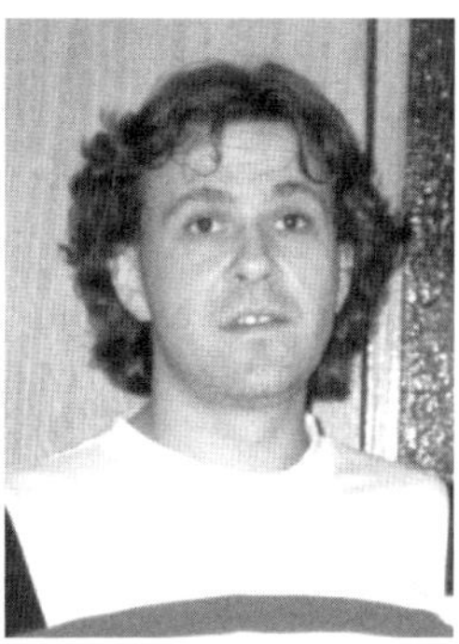

Dorn-Therapie und Cranio-Sakral-Osteopathie – ein ideales Paar?

Pia Steininger

Was ist das Tolle an einem idealen Paar? Dass sich die Partner gegenseitig ergänzen und vervollständigen? Wenn ja, dann sind die Wirbelsäulentherapie nach Dorn und die Cranio-Sakral-Osteopathie tatsächlich *das* ideale Paar für die Therapie von Rückenschmerzen.

Ich behandle seit 1998 Patienten mit der Methode nach Dieter Dorn. Meist waren meine Patienten (und am Anfang auch ich!) verblüfft über die schnelle Beseitigung oft jahrelanger Rückenschmerzen. Nur eines begann mich mehr und mehr zu ärgern: Viele Patienten kamen nach ein bis zwei Monaten wieder mit denselben Schmerzen und auch mit denselben Wirbelfehlstellungen wie vor der ersten Behandlung.

Dinge, die nicht zu meiner Zufriedenheit geregelt sind, lassen mich nicht zur Ruhe kommen. Die Wirbel meiner Patienten, die scheinbar nur die Absicht verfolgten, in ihre schmerzhafte Fehlstellung zurückzukehren, waren solch ein Problem, dass mich nicht ruhen ließ.

Ich machte zu der Zeit gerade eine Ausbildung in Cranio-Sakral-Osteopathie nach Upledger. Dr. Upledger beschreibt in einem seiner Bücher, wie er mit den Körpergeweben *kommuniziert*. Warum nicht auch einmal ausprobieren, dachte ich mir. Ich begann bei meinen Patienten das Gewebe um die fehlgestellten Wirbel zu untersuchen und mich mit Hilfe meiner Hände mit diesem Gewebe *zu unterhalten*.

Sehr schnell konnte ich feststellen, dass Muskeln, Faszien[1] und Bindegewebe auf der Seite, nach der der Wirbel verschoben war, starr und verkrampft erschienen und meinen Energieimpulsen Widerstand leisteten. Ich nahm auch Kontakt auf zu dem Wirbel auf, der erneut zur Seite verschoben war. Vor meinem geistigen Auge sah ich ihn *die Schulter zucken*, und er meinte, er würde ja viel lieber bleiben, wo ich ihn hindrücke, wenn nur nicht die mit ihm verbundenen verkrampften Gewebe ihn wieder mit Gewalt auf ihre Seite zerrten.

Nach dieser Unterhaltung wurde mir vieles klar. Durch das Dorn'sche Wirbeldrücken verschwand der Schmerz solange, bis der korrigierte Wirbel wieder von seinem verkrampften Nachbargewebe zur Seite gezerrt wurde. Was also lag näher als ein Therapie-Doppelpack: die Korrektur des verschobenen Wirbels mit der Dorn-Methode *und* die Mobilisation des verzerrten Nachbargewebes mit der Cranio-Sakral-Osteopathie.

Ich hatte ausreichend Gelegenheit, meine neuen Erkenntnisse in die Tat umzusetzen. Und siehe da, die schmerz-

1) Faszien sind zähe Bindegewebshäute, die flächig weite Teile des Körpers verbinden. Faszien sind mit Mechanorezeptoren besiedelt, welche auf manuellen Druck reagieren.

freien Zeiträume der Patienten verlängerten sich beträchtlich. Der positive Nebeneffekt: meine Praxis wuchs und gedieh. Die mit dem *Doppelpack* behandelten Patienten brauchten mich zwar weit seltener als vorher, sie waren aber alle so begeistert von der neuen Behandlungsmethode, dass sie mir Bekannte und Verwandte schickten.

Ein typisches Fallbeispiel:

Ein 17-jähriges Mädchen, Auszubildende in der Hotelbranche, kam zu mir mit unerträglichen einseitigen Schulterschmerzen. In der ersten Sitzung behandelte ich die Schulter manuell und mit Akupunktur. Der Schmerz verschwand, aber nur kurzfristig. Ein paar Tage darauf war sie wieder da. Diesmal nahm ich mir Zeit, die Schulter, die Wirbel in der Nähe und das Gewebe zwischen Schulter und Wirbel zu untersuchen.

Der vierte Brustwirbel war zur Seite verrückt und meine Finger fanden viele kleine harte *Knubbel* im Gewebe. Von meinen Händen befragt, meinte die Schulter, sie sei zwar der Ort des Schmerzes, die Ursache liege aber woanders. Ich korrigierte den Wirbel nach Dorn und mobilisierte die *Knubbel* cranio-sakral.

Während der Cranio-Sakral-Therapie unterhielt ich mich mit dem Mädel über ihre Arbeit. Sie erzählte mir von den schweren Wäschesäcken, die sie befördern musste. Während das Gewebe unter meinen Händen immer weicher wurde, schmiedeten wir beide Pläne: Sie würde die Säcke nicht mehr so voll stopfen und diese, wann immer möglich, nicht tragen, sondern hinter sich herziehen und dabei die Zughand mit jedem neuen Sack wechseln.

Der Schulterschmerz war nach der Behandlung weg, nur der gedrückte Wirbel war noch einen Tag spürbar. Seither ist die Patientin beschwerdefrei.

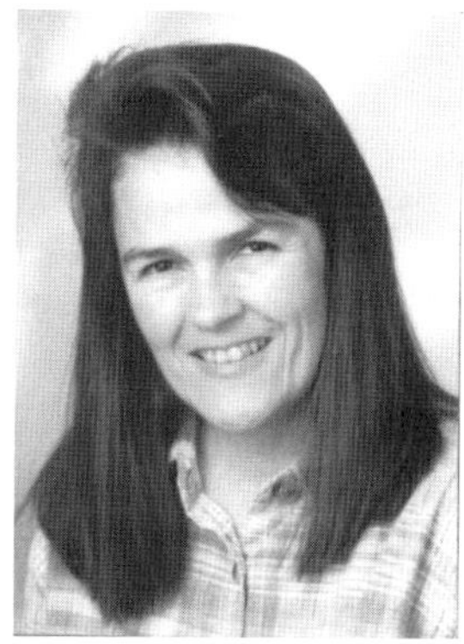

Pia Steininger, Jahrgang 1959, Heilpraktikerin mit eigener Praxis seit 1998. Ich hatte Rückenschmerzen und wurde von einem Kollegen nach Dorn behandelt. Dieser Kollege sagte wortwörtlich zu mir: „Seit ich die Dorn-Therapie kenne, mache ich keine Chiropraktik mehr!“ Danach Ausbildung zur Dorn-Therapeutin von Helmut Koch und von Dieter Dorn.

Wingersdorf 11, D-94136 Thyrnau
Tel. 08501-914577, Fax 914578

Ausbildungsstätte der Methode Dorn:
D-94032 Passau, Michaeligasse 10
Tel. 0851-73961
Internet: *www.paracelsus-schule-passau.de*
Ausbildungen in der Wirbelsäulentherapie nach Dorn, nach Breuß und in Cranio-Sakral-Osteopathie nach Upledger werden angeboten.

Was ist Cranio-Sacral-Therapie?

Der Amerikaner Dr. Andrew Taylor Still (1828-1917) entwickelte die Osteopathie. Er stellte seiner Therapieform folgenden Satz voran: „Gesundheit zu finden sollte das Ziel des Arztes sein. Krankheiten kann jeder finden."

Aus dem Gesamtkomplex der Osteopathie entwickelte William Garner Sutherland (1873-1954) Anfang der dreißiger Jahre die cranio-sacrale Behandlungsmethode. Er hatte Osteopathie bei Dr. Still in Kirksville/ Missouri studiert und sich schon während seines Studiums besonders mit dem Schädel beschäftigt. Er war überzeugt, dass sich die Schädelknochen auch beim Erwachsenen noch in ihren Nähten bewegen konnten.

Beim Betrachten von verschiedenen Schädelpräparaten fielen ihm die unterschiedlichen Strukturen der einzelnen Schädelnähte ins Auge. Sie ließen ihn an Gelenkflächen denken. Nach vielen Untersuchungen und Nachforschungen baute er mit Hilfe von Schrauben, Ösen und Gelenken einen Football-Helm so um, dass er beim Aufsetzen des Helmes damit in der Lage war, gezielten Druck auf jeden einzelnen Schädelknochen auszuüben.

Er beobachtete die Auswirkungen des gezielten Druckes und wertete sie aus. Seine Studien dehnte er auch auf die Schädel von Patienten aus. Er entdeckte, dass sich gesunde Schädelknochen in einem bestimmten Rhythmus auseinander und wieder zusammen bewegen. Bei seinen Experimenten mit diesem Rhythmus bemerkte er den gleichen rhythmischen Puls am Kreuzbein: daher gab diesem Rhythmus den Namen Cranio-Sacral (Cranium – Schädel; Sacrum – Kreuzbein). Sutherland entwickelte viele Techniken zur Behandlung des cranio-sacralen Systems.

Unabhängig davon entdeckte John E. Upledger in den siebziger Jahren des 20. Jahrhunderts *sein* cranio-sacrales System. Er assistierte einem Neurochirurg bei einer Operation am Rückenmark und hatte die Aufgabe, die Dura mater (harte Rückenmarkshaut) mit zwei Pinzetten vollkommen still zu halten. So sehr er sich auch bemühte, er schaffte es nicht. Die Dura mater bewegte sich unbeirrt rhythmisch vor und zurück. Dieser Körperrhythmus, den er bis dahin nicht kannte, ließ ihn nicht mehr los. Er selbst bezeichnet den cranio-sacralen Rhythmus als den *Kern des Menschen.*

Upledger arbeitet weniger mit Techniken. Für ihn ist das Spüren, das Einfühlen in das Gewebe, oder wie er es nennt, die Kontaktaufnahme mit dem inneren Arzt des Patienten wichtiger.

Pia Steininger

Beispiele für cranio-sacrale Grifftechniken

Fotos: Pia Steininger

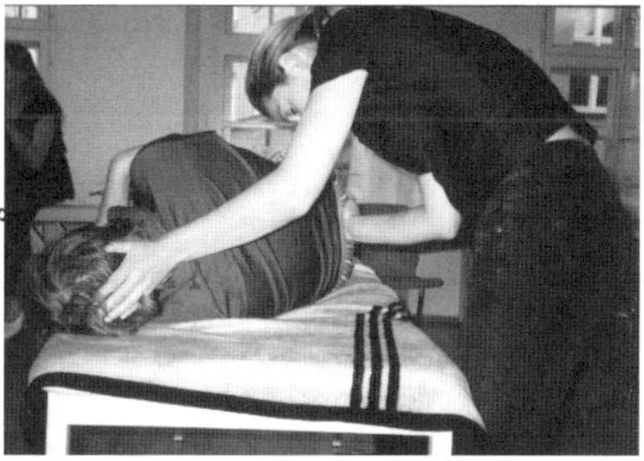

Cranio-Sacral-Osteopathie, hier Mobilisation der Dura Mater und des Gewebes, das die Wirbelsäule umgibt („Rocking the Baby").

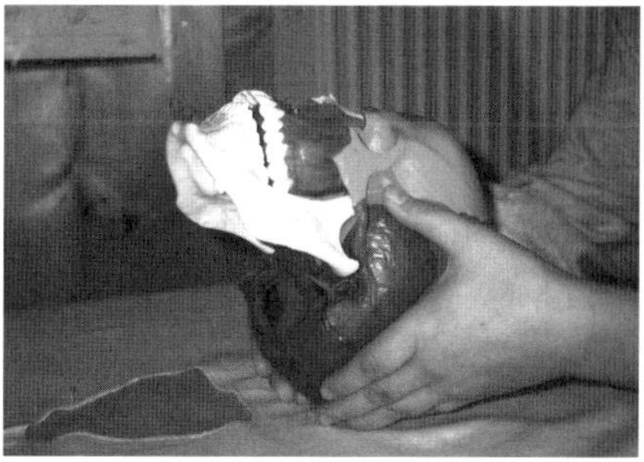

Methode zur Lösung von Fehlstellungen des Gelenks zwischen Keilbein und Hinterhaupt.

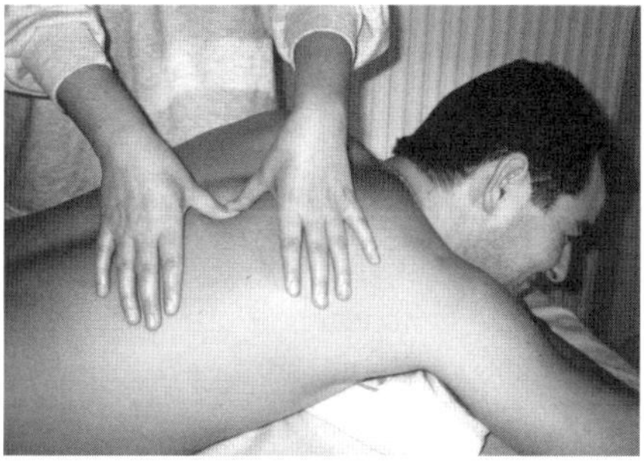

Osteopathische Technik zum Lösen von verspannten Muskelpartien (Recoil).

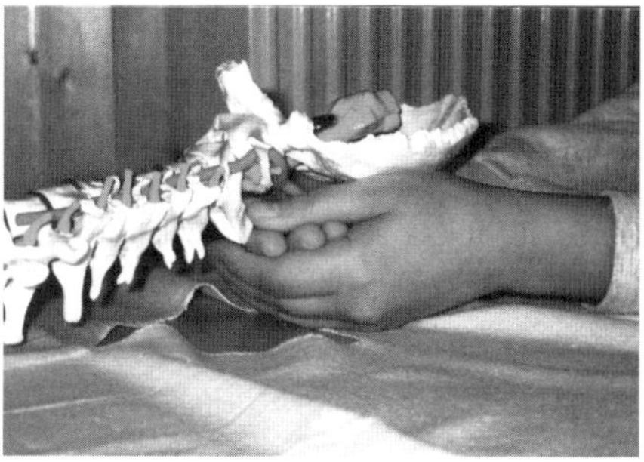

CV-4-Methode zur Tonussenkung des sympathischen Nervensystems und des gesamten Bindegewebes.

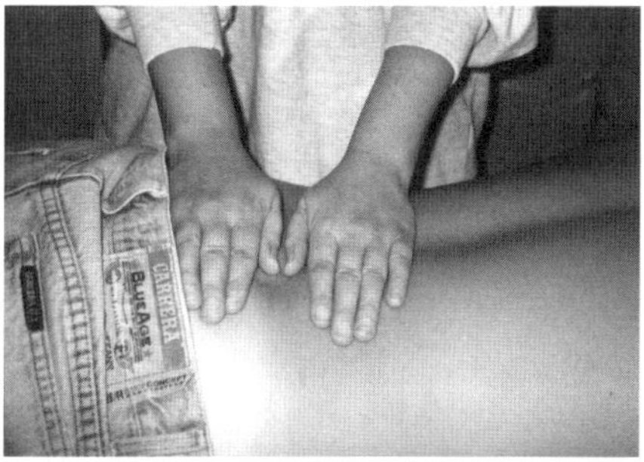

Methode zur Lösung von Verspannungen im Lendenwirbelsäulenbereich, vor allem am Übergang des letzten Lendenwirbels zum Kreuzbein.

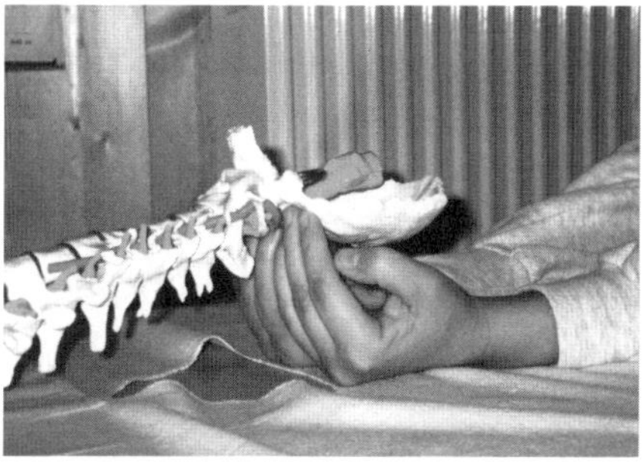

Base-Release (Methode zur Entspannung der oberen Rücken- und Halsmuskulatur). Auf diese Art lässt sich ein blockiertes Atlantookzipitalgelenk lösen.

Dorn-Methode und die Konditions-Therapie-Methode Heigl

Ulla Wolf

Seit 13 Jahren arbeite ich mit der Konditions-Therapie-Methode Heigl. Diese Methode gibt es seit 60 Jahren; sie wurde von Heinz Heigl (1901-1987)[1] entwickelt. Vor fünf Jahren lernte ich bei Helmuth Koch die Dorn-Methode. Meine Migräne ist seitdem so gut wie ausgeheilt. Wenn sie durch Verrutschen des zweiten Halswirbels doch einmal wiederkommt, weiß ich mir jetzt selbst zu helfen.

Genau wie die Dorn-Methode ist auch die Heigl-Methode sehr einfach. Wir achten darauf, dass die Menschen, die zu uns kommen, „wieder in die natürliche Haltung und Aufrichtung" finden. Durch einfache, leicht wiederholbare Übungen lösen sich bei den Teilnehmern die Verspannungen in der Muskulatur. Die KTMH, kurz das „Heigln" genannt, wird grundsätzlich im Freien auf naturbelassener Oberfläche ausgeübt – und zwar bei jedem Wetter! Dadurch werden einerseits Bandscheiben und Gelenke geschont, andererseits erfolgt eine intensive Sauerstoffaufnahme und Abhärtung des Körpers. Haltungsfehler werden beseitigt und durch gezielte Übungen wird die Muskulatur besser durchblutet. Dies bewirkt eine bessere Versorgung mit Sauerstoff; der Muskelstoffwechsel wird angeregt und Verspannungen werden gelöst. Die gekräftigte Muskulatur dient wieder als natürliches Stützkorsett für die Wirbelsäule. Außerdem greift das Heigln nicht nur in das körperliche, sondern auch in das seelische Befinden ein. Bewegung, Atmung und Entspannung sind die drei Elemente des Heiglns.

Hierzu ein Fallbeispiel aus meiner Tätigkeit: „Dorn"en und Heigln

Andreas S., 38 Jahre, 188 cm groß, Bandscheibenvorfall HW 2/3, diagnostiziert vom Orthopäden.

Er kam zu mir mit starken Schmerzen in der Halswirbelsäule, war sehr ängstlich und wagte nicht, sich zu bewegen. Ein paar Jahre zuvor hatte er schon einen Bandscheibenvorfall an der Brustwirbelsäule erlitten, der operiert wurde.

Mein Befund: Beinlängendifferenz 2 cm rechts länger, Kreuzbein nach rechts verschoben, BW 4 nach rechts, HW 7 nach links sowie HW 2 und 3 nach rechts verschoben.

Nach vorsichtigem Einrichten in der Bewegung bei wiederholtem Massieren

---

1) Näheres in meinen Artikel im Kongressbericht der Dorn-Methode 2001. Heigl war Trainer der deutschen Fünfkämpfer, die unter ihm 1936 olympisches Gold holten. Während der Kriegsgefangenschaft inspiriert von japanischen Mitgefangenen, die ihre Moral mit körperlichen Übungen hoch hielten, entwickelte er später in fortgeschrittenem Alter das nach ihm benannte Konditions- und Ausdauertraining mit Wechsel zwischen Anspannung und Entspannung bei gezielter Atmung.

der verspannten Muskulatur konnte sich der Patient wieder schmerzfreier bewegen. Ich zeigte ihm die Selbsthilfeübungen nach Dorn und empfahl ihm, sich ein Nackenstützkissen zu kaufen.

Nach acht Tagen kam Andreas S. wieder. Seine Beschwerden waren deutlich zurückgegangen, doch er hatte immer noch Angst, sich zu bewegen. Nachdem ich seine Wirbelsäule kontrolliert hatte, ging ich mit ihm in meinen Garten und heiglte mit ihm. Vorsichtig machten wir Lockerungsübungen und ganz vorsichtig die Rumpfbeuge. Er traute sich nicht, den Kopf locker hängen zu lassen. Mit viel Geduld übten wir leichte Bewegungsabläufe ein. Nach 30 Minuten wurde er zusehends lockerer, seine Verkrampfungen lösten sich und er wagte, den Kopf locker hängen zulassen. Wichtig ist mir bei der Arbeit auch das Gespräch und die Zuwendung zum Patienten. Durch aufrechtes lockeres Gehen mit schwingenden Armen gelockert, wagte Andreas langsam, sich mehr zu bewegen. Danach kam er einmal pro Woche zum Einzeltraining und zur Korrektur seiner Übungen und seiner Haltung. Drei Wochen später ging er wieder zur Arbeit. Inzwischen ist er fröhlich und angstfrei, mit einer guten aufrechten Haltung. Er macht weiterhin seine Übungen und sagt: „Ich mache täglich die Heigl-Übungen, denn solche Schmerzen möchte ich nie wieder haben."

Gesundheitsberaterin für Rücken, Füße und Gelenke
Ulla Wolf
Schlattweg 34
D-27249 Mellinghausen
Tel./Fax: 04272-1203
www.heigln.de

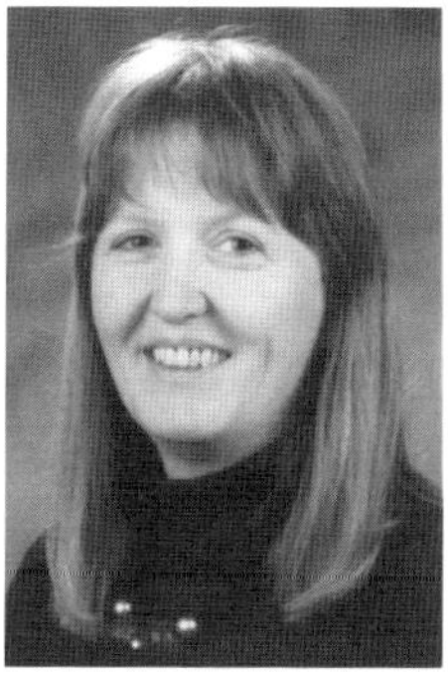

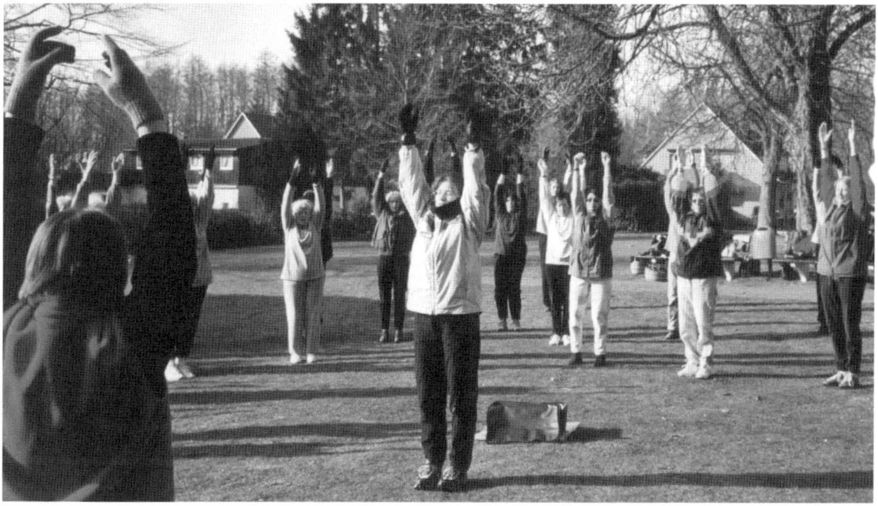

Körperenergie und Dorn-Breuß

Heleen-Simone Jäger

Babylon (80 km von Bagdad entfernt), 539 v. Chr., von den Persern belagert: Wegen der 20 m breiten Stadtmauer hält der König seine Stadt für uneinnehmbar. Er feiert rauschende Feste und lässt sogar die geweihten Becher Jehovas aus dem Tempel der besiegten Israeliten holen, um daraus zu trinken. Dann passiert das Unerwartete: Eine Hand erscheint und schreibt in feurigen Buchstaben mehrere Worte an die weißgekalkte Wand des Festsaals im Palast. Der König kann die Worte zwar nicht verstehen, aber die Wirkung auf ihn ist enorm. Im Buch Daniel 5:6 heißt es: Da veränderte sich die Gesichtsfarbe des Königs und seine Gedanken erschreckten ihn und *seine Hüftgelenke erschlafften* und seine Knie schlugen aneinander (Elberfelder Bibel).

Die geschilderten Reaktionen und der Hinweis auf die Hüftgelenke machen diese Geschichte für Dorn- und Breuß-Anwender spannend. Naturheilkundlich Interessierte wissen, dass „Leben" vielschichtig auf mehreren Ebenen abläuft. Tritt auf einer Ebene eine Blockade ein, wird das auch immer auf anderen Ebenen spürbar sein. Das traumatische Erlebnis des Königs auf der Gefühlsebene führte dazu, dass die Sehnen und der Muskelapparat des Hüftgelenks auf körperlicher Ebene ihre Spannung verloren. Ein Fall für eine Gelenkübung nach Dorn?

Häufig lohnt es sich, zu fragen: Liegt die Ursache für eine Gelenkverspannung wirklich nur beim Gelenk? Hängt die Belastung eines Wirbels wirklich nur mit dem Wirbel zusammen? Reicht eine rein körperliche Übung aus, um wirklich Hilfe zu erfahren? Oder liegt eine Blockade in einem ganz anderen Bereich vor? Besteht vielleicht eine Behinderung des freien Energieflusses im Körper, eine Blockade aus Sicht der chinesischen Medizin? Schmerz ist eine Folge solch einer Behinderung.

Die Energie des Körpers lässt sich durch bestimmte Leitkanäle (Meridiane, Zuordnungszonen und -punkte) stimulieren. Durch diese Kanäle sollte die Energie immer frei fließen können. Werden Blockaden und Energiestörungen nicht aufgehoben, kann Symptombeeinflussung zwar eine kurze Besserung bringen, der dauerhafte Erfolg bleibt jedoch fraglich.

Versetzen wir uns noch einmal nach Babylon. Bei jenem Fest hätte man des Königs Hüften mit den Übungen nach Dorn schnell wieder in eine stabile Lage bringen können. Doch dank psychischem Stress und starkem Energieungleichgewicht hätte es nicht lange gedauert, und die Bänder der Hüftgelenke wären wieder erschlafft. Bevor man die Dorn-Methode in diesem Fall erfolgreich hätte anwenden können, wäre es nötig gewesen, den König zu beruhigen und seine Körperenergie auszugleichen. Die Ursachen der gelösten Hüften lagen nicht im Gelenk, sondern auf der energetisch/psychischen Ebene.

Energiefluss und Beinlängen

Bei meiner Tätigkeit in Gesundheitsberatung und Vorsorge habe ich die Erfahrung gemacht, dass das freie Fließen der Energie die Grundlage für eine dauerhafte Gesundheitsvorsorge ist, egal, welche Möglichkeiten sonst genutzt werden. Die Wiederherstellung eines harmonischen Energiesystems ist für mich die Basis einer erfolgreichen Gesundheitsprophylaxe. Je stärker und harmonischer ein Enerrgiesystem ist, desto weniger können Fremdeinwirkungen einen negativen Einfluss ausüben.

Ein Beispiel: Eine junge Frau wollte die Übungen nach der Dorn-Methode kennen lernen. Während des eingehenden Beratungsgesprächs fasste sie Vertrauen zur Übungsleiterin und zur Methode. Im praktischen Teil des Kurses verglich sie mit Hilfe ihres Ehepartners die Länge ihrer beiden Beine und stellte einen erheblichen Längenunterschied fest. Nach Durchführung der Übungen waren die Beinlängen beim erneuten Messen gleich. Doch als ein ihr nicht näher bekannter Gruppenteilnehmer hinzutrat, um das Ergebnis zu sehen, wurden die Beine zusehends wieder unterschiedlich lang. Was geschah? Die junge Frau hatte aufgrund von negativen Kindheitserlebnissen eine Scheu gegenüber ihr unbekannten Männern. Die Nähe des Fremden rief eine psychische Blockade hervor und damit ein Energieungleichgewicht. Die Muskulatur des Hüftgelenks reagierte entsprechend und ließ in der Spannung nach, so dass es wieder zu einem Beinlängenunterschied kam. Die erneute Anwendung der Übungen ließ die Beine wieder gleich lang werden.

Das Prinzip der Kinesiologie

Effekte dieser Art nutzt die Kinesiologie, um Belastungen und Blockaden aufzuspüren. Der kinesiologische Armlängentest kommt dem Beinlängenvergleich der Methode Dorn nahe. Arm- und Beinmuskeln sind von der Form her vergleichsweise lang, und eine Verkürzung durch Verkrampfung oder eine Verlängerung durch Entspannung des Muskels können hier besonders gut beobachtet werden. Jeder Muskel reagiert ständig auf das körperinterne Steuersystem. Diese Veränderungen sind oft zwar minimal, können aber in den langen Muskeln der Extremitäten gut wahrgenommen werden. Je stabiler und harmonischer ein Energiesystem ist, desto geringer werden die Muskelkontraktionen ausfallen. Im Falle eines sehr labilen, unausgewogenen energetischen Systems werden die Arm- bzw. Beinverlängerungen (oder Verkürzungen) entsprechend stark zu bemerken sein.

Den Armlängentest verwendet man z.B., um unverträgliche Medikamente oder Nahrungsmittel auszutesten. Dabei werden die Armlängen verglichen, ähnlich wie beim Beinlängenvergleich die Beine. Sind die Arme gleich lang, wirkt das Medikament oder das Nahrungsmittel harmonisierend. Sind sie ungleich lang, wirkt das Medikament oder das Nahrungsmittel wie eine Energieblockade: es ist unverträglich. Diesen Test kann man aufgrund der Länge der Armmuskeln anschaulich durchführen, er funktioniert aber genauso auch mit den Beinmuskeln. Den Armlängentest könnte man also genauso gut auch als Beinlängentest ausführen.

Wie man an dem Beispiel der jungen Frau sehen kann, ist eine momentane Beinverlängerung bei einem labilen energetischen Gesundheitszustand ein unwillkürlicher Vorgang. Dieses Phänomen tritt umso deutlicher hervor, je größer das energetische Ungleichgewicht des Körpers ist. Aber hier ist das eigentliche Problem nicht das Gelenk, sondern eine Energieblockade auf einer der Körperebenen. Erst wenn durch Versäuerung und Verschlackung des Körpers Sehnen, Bänder, Muskeln und Gelenke versteifen, so dass ein flexibles Zurückgleiten in die natürliche Position nicht mehr ohne weiteres gegeben ist, wird es zu einer verkrampften, dauerhaften Beinverlängerung kommen. Dann sind die Übungen nach Dorn wichtig – neben Maßnahmen, wie dem Abbau der Verschlackung und der Entsäuerung des Organismus.

Unvermutete Energieblokaden

Die Kinesiologie mit ihren verschiedenen Muskeltestmethoden ist ein hervorragendes Mittel, um Energieblockaden und -ungleichgewichte zu lokalisieren. Ein Beispiel dafür ist der Fall einer jungen Geschäftsfrau mit chronischen Rückenschmerzen. Vorausgegangene klinische und physiotherapeutische Behandlungen hatten bei ihr keinen Erfolg gebracht. Nun erhoffte sie sich bei uns Linderung durch das Erlernen der Breuß-Massage und kam gemeinsam mit ihrem Lebenspartner zur Schulung. Nach dem vorbereitenden Gespräch begannen wir mit dem Erlernen der Massagegriffe. Dabei fiel mir auf, dass ihr gesamter Rückenbereich unter einer extremen Abwehrspannung stand. Wir versuchten gemeinsam herauszufinden, wo die Ursachen für mögliche energetische Blockaden liegen könnten. Bekanntlich ist der Blasenmeridian der Hauptmeridian des Rückens und reicht vom Kopf bis zu den Füßen. Diese junge Frau hatte sich eine Tätowierung machen lassen, und zwar am Knöchel des einen Fußes direkt auf dem Blasenmeridian. Konnte diese Zeichnung für eine Energieblockade verantwortlich sein?

Vielleicht erinnern Sie sich an Fernseh- und Zeitungsberichte, die den Fund eines mehrere tausend Jahre alten Leichnams aus dem Gletschereis mitteilten, dem *„Ötzi“*. Die Sensation bestand unter anderem in seinen Tätowierungen: medizinische Untersuchungen ergaben, dass der Mann Gelenkbeschwerden gehabt haben musste. Auf der Haut, über den Schmerzpunkten, waren Streifen und Kreuze tätowiert, die wohl der Schmerzbekämpfung und Behandlung gedient hatten. Kurz vor diesem Fund hatte E. Körbler (Neue Homöopathie) nachweisen können, dass durch bestimmte Zeichen auf der Haut Krankheitsverläufe günstig beeinflusst und Schmerzwahrnehmungen verändert werden können. Tätowierungen dienten von jeher nicht nur zum Schmuck. Zeichen auf der Haut – an der richtigen Stelle, auf dem richtigen Meridian – wirken stimulierend wie eine Akupunkturnadel.

Die junge Frau kannte diese Zusammenhänge nicht und hatte sich ein ungünstiges Zeichen an einer ungünstigen Stelle anbringen lassen. Da eine Entfernung der Tätowierung eine Narbe hinterlassen hätte, ließ sich die Frau ein Zusatzzeichen zur bestehenden Zeichnung eintätowieren, welches die Energieblockade im

Bereich des Blasenmeridians aufhob. Danach war sie beschwerdefrei.

Doch nicht nur Tätowierungen, sondern auch Narben können den Energiefluss behindern. Ein junges Mädchen hatte von der Dorn/Breuß-Methode gehört und wollte diese Methode erlernen. Während der Demonstration der Breuß-Massage fiel mir bei ihr eine sehr breite Narbe oberhalb des Beckenkamms auf. Als kleines Kind war ihr dort eine stark behaarte Stelle entfernt worden. In dem Kurs lernte sie, ihre Narbe mit einer energetisierten Narbencreme zu entstören. Sie wandte die Creme regelmäßig an und machte auch konsequent die Übungen nach der Methode Dorn. Später erzählte sie, dass sie lange an chronischem Durchfall und Rückenbeschwerden gelitten habe. Seit sie ihre Narbe pflege, seien diese Beschwerden verschwunden. Die Entstörung von Narben ist auf vielerlei Weise möglich. In jedem Fall ist sie aber immer dann wichtig, wenn Energiebahnen direkt geschnitten worden sind. Narbengewebe ist nicht nur schlecht durchblutet, sondern behindert auch den Energiedurchfluss.

Weitere Störer im Energiefluss können einzelne Zähne sein. Jedem Zahn sind Reaktionszonen im Organismus zugeordnet, die sich wechselseitig beeinflussen können. Folgender Fall soll das verdeutlichen: Ein junger Mann hatte immer wieder Schmerzen im Schulter/Nacken-Bereich. Anwendungen wie Massage oder Übungen nach Dorn hatten keinen bleibenden Erfolg. Als die Schmerzen schlimmer wurden und sich schließlich auf Ellbogen, Hand und Finger ausdehnten, versuchte er es mit Akupunktur, Tabletten und chiropraktischen Maßnahmen. Doch nichts half dauerhaft. Der Besuch bei einem Zahnarzt brachte schließlich die Lösung. Die zwei unteren Weisheitszähne wurden gezogen, woraufhin die Beschwerden und Schmerzen schlagartig verschwanden. Worauf ist das zurückzuführen? Den hinteren Mahlzähnen sind unter anderem Schulter, Ellbogen und Hand als Bezugszone zugeordnet. Offensichtlich verursachten die hintersten Zähne eine Energieblockade, die alle anderen therapeutischen Maßnahmen und Selbsthilfeübungen behinderte.

Erinnern wir uns an den chinesischen Grundsatz: Schmerz ist die Folge blockierter Energie. Energie aber sollte stets fließen. Deshalb ist die Breuß-Massage, die Körper und Seele entkrampft, die Rückenzonen harmonisiert und harte Stellen plötzlich weich werden lässt, in den meisten Fällen angebracht.

Bei unseren Übungsseminaren zeigen wir die Übungen nach Dorn, üben die Breuß-Massage ein, vermitteln das Auffinden und Lösen von Energieblockaden und erarbeiten das Aufbauen körpereigener Energien. Ein sanftes Miteinander, Vertrauen zueinander und konstruktive Gespräche führen zu einer erfolgreichen Zusammenarbeit in der Gesundheits-Förderung und -Prophylaxe. Sie können mich auch gern anrufen. Ich freue mich, Sie kennen zu lernen.

Institut für Gesundheitspflege
Heleen-Simone Jäger
Oberleupoldsberg 16
D-95131 Schwarzenbach am Wald
Tel. 09289-970720
Fax 970720

Service

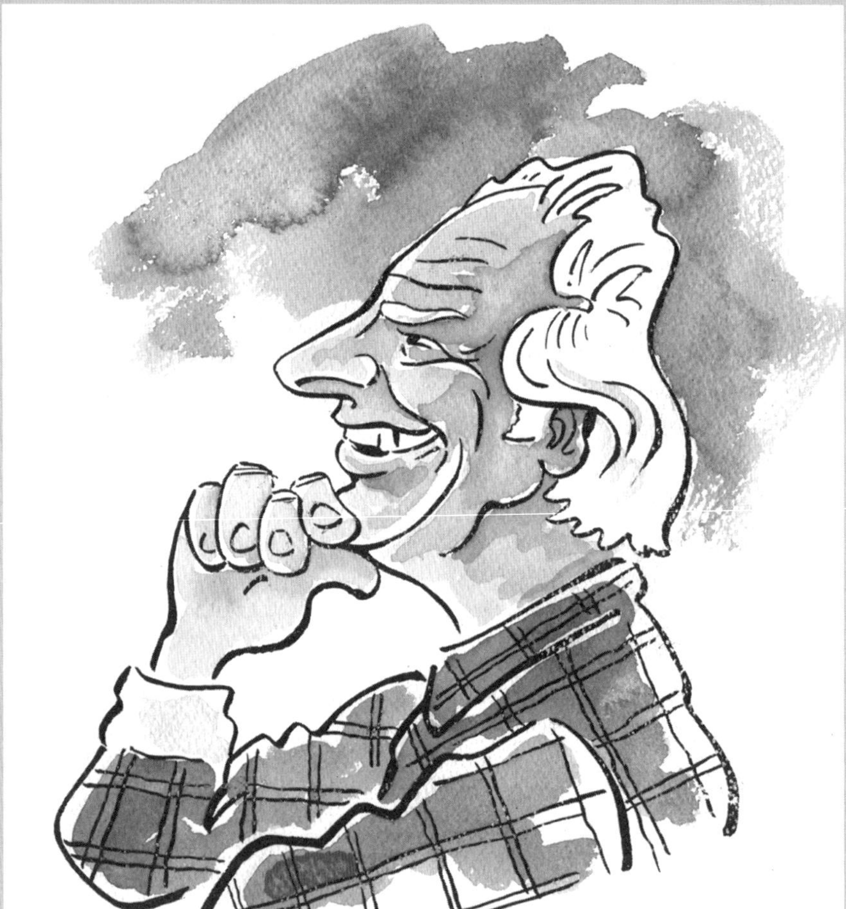

Zeichnung: Franz-Josef Wiewel, Bielefeld

Übersicht der lieferbaren Videos und Schriften zur Methode Dorn

Bestellmöglichkeit steht jeweils unter dem Autorennamen. Keine Bestellmöglichkeit über den J. Kamphausen Verlag.

Wolfgang Auer

geplant für Ende 2003

Die sanfte Wirbelsäulen-Therapie. Nach Dorn-Breuss.

14,90 €, Kneipp-Verlag, Leoben, Österreich.

Dieter Dorn und Gerda Flemming

geplant für Ende 2003

Heilen mit der Methode Dorn

17,90 €, Lüchow-Verlag.

Dorn-Forum Nr. 2

Bestellungen an J. Kamphausen Verlag, Postfach 101849, D-33518 Bielefeld, Fax: 0521-56052-29, Email: dorn-forum@j-kamphausen.de. Der Vorläufer des vorliegenden Jahrbuchs ist immer noch erhältlich. Einzelheft gegen 2 € + 1 € Porto in Briefmarken, ab 10 Heften mit Rechnung und Mengenrabatt, 36 Seiten in Farbe, 13,5 x 21 cm.

Harald Fleig

Bestellungen bei: Verlag B. u. H. Fleig, Postfach 1232, 79657 Wehr, Tel. 07762/7260, Fax 3567, Preise inkl. Versand

„Heilen" über die Wirbelsäule. Nach Dorn und Breuß. 94 S., 11 €, ISBN 39805138-0-7. 1. Aufl. 1995, gegenwärtig 7. Aufl. 2001. Das erste Buch, welches über die Methode Dorn erschien.

„Heilen" über die Wirbelsäule. Nach Breuß-Dorn-Fleig, Band 2. 320 S., 17 €, ISBN 3-980138-1-5. Hier legt Harald Fleig seine Erfahrungen, Ideen und Weiterentwicklungen der Methode dar.

VHS-Video „Heilen" über die Wirbelsäule nach Breuß-Dorn-Fleig, 120 min, 23 €.

Gerda Flemming

Bestellungen über jede Buchhandlung

Die Methode Dorn. Eine sanfte Wirbel- und Gelenktherapie. Mit einem Vorwort von Dr. med. Thomas Hansen. 160 S., 7. Aufl. 2001, Aurum in: J. Kamphausen Verlag, ISBN 3-89901-407-3. 15,50 € /26,70 sFr. Von Dieter Dorn als grundlegende Darstellung seiner Methode empfohlen.

Angelika Godau

Bestellungen über jede Buchhandlung

Wenn Wirbel aus dem Lot geraten. Die krankmachenden Auswirkungen von Wirbelblockaden und ihre Behandlung mit der Methode Dorn. 186 S., 1. Aufl. 2001, Aurum in: J. Kamphausen Verlag, ISBN 3-89901-485-5. 14,50 € /25,20 sFr. Gute Ergänzung zum Buch von Gerda Flemming.

Dr. med. Michael Graulich

Bestellungen nur über den Margarethen Verlag, Karl-Riepp-Str. 8, 87724 Ottobeuren, Tel./Fax: 08332/937542, Zahlungen per Abbuchungsgenehmigung, Scheck oder Nachnahme

Wunder dauern etwas länger. Eine schulmedizinische Aufarbeitung der sanften manuellen Therapie nach Dorn. 2. überarbeitete Aufl. 1998. 236 S., über 68 Abb., 25 € + 2 € Verpackung und Porto.

Fast alles ist möglich. Erfahrungsberichte, Weiterentwicklungen und Ausblicke mit der sanften manuellen Therapie nach Dorn. 1. Aufl. 1999, 532 S., über 73 Abb., 46 € + 4 € Verpackung und Porto.

Die Farbe des Schmerzes ist rot. Heilung

und Behandlung von Schmerzerkrankungen mittels der sanften manuellen Therapie (SMT®), Besprechung allgemeiner Grundlagen und einzelner Krankheitsbilder aus Sicht der Schulmedizin und der SMT®. 1. Aufl. 2000, 635 S., 215 Abb., 65 € + 4 € Verpackung und Porto.
SMT. Ein Lehrfilm zur sanften manuellen Therapie nach Dorn. Video von ca. 60 min Dauer, mit 20 min Theorie und 40 min Praxis. 44 € + 3 € Verpackung und Porto.

Sabine Knoll

Bestellungen über jede Buchhandlung
Die Dorn-Methode. Verblüffend einfache Selbsthilfe gegen Rückenprobleme. 6,90 €, 160 Seiten, Taschenbuch 12,5 x 18,2 cm, 1. Auflage 2003, Mosaik bei Goldmann, ISBN 3-442-16543-1. Vor allem für Patienten gedachtes Büchlein mit vielen Zitaten von Dieter Dorn.

Helmuth Koch und Hildegard Steinhauser

Bestellungen über jede Buchhandlung oder direkt an LKG mbH Verlagsauslieferung, Frau Obarski, Pötzschauer Weg, D-04579 Espenhain, Tel. 034206/65106, Fax: 65130:
Die Dorn-Therapie. Grundlagen und praktische Durchführung. Mit Breuß-Massage. 1. Aufl. 2001, 196 S., gebunden, 37 Abb., ISBN 3-929338-11-4. 34,80 €. Foitzick-Verlag. Umfassendes Lehrbuch, von Übungen für den Patienten bis zu Ausstattung und Organisation der Dorn-Praxis.
Video zur Dorn-Therapie. Eine Schritt-für-Schritt-Anleitung. 75 min., ISBN 3-929338-12-2, 72 €. Foitzick-Verlag.
Poster zur Beziehung der einzelnen Wirbel zu organischen, psychischen und seelischen Beschwerden. 59,4 x 84,0 cm, ISBN 3-929338-13-0. 14,80 €. Foitzick-Verlag.

Im Direktbezug über H. Koch und H. Steinhauser, Webergasse 13, 88131 Lindau, Tel. 08382/23319, Fax 946239 sind erhältlich:
Selbsthilfe-Übungen der DORN-Methode. 56 S., A5, ca. 95 farbige Abbildungen, 12 €. Praktische Anleitung für Patienten.
Poster: ***Meridiane & Dorn-Therapie*** mit farbiger Darstellung der Funktionseinheiten Wirbel, Organe, Meridiane. In drei Größen erhältlich. A1: 30 €, A2: 20 €, A3: 10 €.
Berichte der Wirbelsäulen-Kongresse der Dorn-Methode in Memmingen mit Texten der Vorträge und Berichten über die Workshops, sowie ein Video und CDs von Vorträgen: *Kongress-Berichte 1997, 1999, 2001* jeweils 15 €. *Kongress-Video 2001* 12 €.
CD mit Vortrag von Dieter Dorn 7 €,
CD mit Vortrag von Katharina Schmutz 7 €,
CD mit Vortrag von Prof. Dr. Kurt Tepperwein 7 €.
Die DORN-Methode & Breuss-Massage. 36 S., 10 €, DIN A4, mit vielen Farbabbildungen. *Auch auf englisch, französisch und italienisch erhältlich*

Birgitt M. Neffe

erhältlich beim Birgitt Maria Neffe Verlag für „Glücklich Leben", Webergasse 10, D-89284 Pfaffenhofen, Tel./Fax: 07302-931381.
Wasser des Lebens. Wie ich gesund alt, glücklich und weise werde. Mit einem Vorwort von Jürgen Fliege. 20 €, 356 Seiten, DIN A5, 1. Auflage 2003, ISBN3-936860-00-9. Enthält neben Vorschlägen für die Entwicklung einer Lebensphilosophie ca. 100 Seiten zur Methode Dorn.

Franz Josef Neffe

Bestellungen beim Neffe Verlag für Könnenschaft, Webergasse 10, 89284 Pfaffenhofen, Tel./Fax 07302/58580
Sanfte Hilfe für den Rücken durch ein neues Daumendrücken. Dorn-Therapie, Hilfe und Selbsthilfe für alle, von D. Dorn autorisiert. 1. Aufl. 1998, z. Z. 4. Aufl., 92 S., mit einer Übungskarte. ISBN 3925-41925-X. Neffe Verlag für Könnenschaft. Die erste Hälfte des Buches beschreibt die Entwicklung der Methode in Versen (!), sehr humorvoll.

Selbsthilfe-Kalender der Dorn-Therapie 2004. Format DIN A4, 6,– € (7,– € EU). Wie bereits 2003 gibt es dieses Jahr von F. J. Neffe wieder einen Kalender mit lesenswerten Artikeln auf den Rückseiten der Monatsblätter.

Gamal Raslan

Bestellungen über jede Buchhandlung

Der sanfte Weg zur Mitte: Die Dorn-Methode.

160 S., über 100 Abbildungen. 1. Aufl. 2003, Aurum in: J. Kamphausen Verlag, ISBN 3-89901-018-3,. 19,80 €, 33,50 sFr. Ein Physiotherapeut erklärt anschaulich und detailliert die Methode. Im Anhang werden verwandte Methoden wie Breuß-Massage, Schröpfen und Akupressurgriffe erklärt.

Schriftenreihe des Rückgrad e.V. von Joachim Wohlfeil u.a.

Erhältlich bei der gemeinnützigen Selbsthilfeorganisation Rückgrad e.V. für ganzheitliche Gesundheit von Rücken, Füßen und Gelenken, Grüner Weg 20, 98527 Suhl, Tel. 03681-303413, Fax 303417.

Gottfried Joachim Wohlfeil, Rosi Wohlfeil, Rudi Wyschetzki: ***Handbuch zur sanften, manuellen Hilfe von Rücken und Gelenken.*** 1. Aufl. 2000, 112 S. gebunden, ISBN 3-88778-241-0, Deutscher Spurbuchverlag in 96148 Baunach, Postfach 20.

Corina Großer, Joachim Wohlfeil: ***Begleitbuch zu Lebensglück und Gesundheit.*** Herausgegeben im Eigenverlag. 156 S., 9,88 €. In beiden Büchern werden neben der Methode Dorn weitere Verfahren besprochen, die für Gesundheitsberater interessant sind.

Reinhold Schäfer

erhältlich beim Metaria Verlag, Finkenweg 10a, D-86574 Alsmoos, Tel. 08237-5852 Fax: 08237-959790

Rücken unterm Regenbogen. Ein Leitfaden durch die Dorn-Therapie.

11,70 €, 108 Seiten, gebunden, 18,5 x 12 cm, ISBN3-9808373-1-9

Ein kleines Büchlein zur Dorn-Therapie, hervorragend geeignet zur Weitergabe an alle, die sich fundiert über die Methode informieren möchten, ohne gleich ein großes Buch lesen zu wollen

Oliver B. Schmid

Alle Materialien erhältlich über die Praxis O. B. Schmid, Hornburgweg 16, D-91541 Rothenburg/Tauber, Tel. 09861-92599, Fax 93989, Email: info@heilen.com, Homepage: www.heilen.com

Video: ***Homöo-ORTHopädie und das Tai-Chi des Alltags.*** Ein Leitfaden für Patienten und Seminarteilnehmer. 45 min. 60 € für Seminarteilnehmer und Patienten, 80 € im Versand. Im Video wird auch die Dorn-Methode gezeigt.

CD: ***Der Dreisatz.*** Eine gesprochene Anleitung zum sofortigen Mitmachen, mit leichter Musikuntermalung. 15 €.

CD: ***Die Kraftquelle.*** Affirmations- und Atemübungen. 15 €.

Buch: ***Der Dreisatz.*** 64 Seiten A5, mit einer ausklappbaren Fotoseite. Enthält den Text der gleichnamigen CD. 15 €.

Plakat: ***Der Dreisatz.*** Fotoserie zur Übung. Größe 120 x 90 cm, 8 €, Größe 29,7 x 42 cm, 4 €.

Matthias Schwarz

Erscheint im Oktober 2003 im Foitzick Verlag. Bestellungen über jede Buchhandlung oder direkt an LKG mbH Verlagsauslieferung, Frau Obarski, Pötzschauer Weg, D-04579 Espenhain, Tel. 034206-65106, Fax: 65130

Schmerzfrei mit der Dorn-Methode. 45 effektive Übungen zur Selbsthilfe

Broschur, ca. 152 Seiten, 64 Fotos, zweifarbig, ISBN 3-929338-22-X, 16,80 € [D], 28,80 SFr. Der Ratgeber stellt ein Selbsthilfeprogramm für Laien vor. Neben Dorn-Übungen werden auch Muskelkräftigungsübungen gezeigt.

Rezensionen

Oliver Bruno Schmid: Die Homöo-Orthopädie. Video/DVD, CDs, Buch und Plakat.

Mit diesem Paket stellt ein kreativer Dorn-Therapeut eine Folge interessanter Selbsthilfeübungen vor, mit denen Wirbelsäule und Hüfte rhythmisch bewegt werden, so dass die Wirbel wieder ihren natürlichen Platz finden. Sein Ausgangsmaterial: die Methode Dorn, Tai-Chi, Yoga und der lateinamerikanische Tanz Rumba. Aus diesen Quellen hat Oliver Bruno Schmid etwas geschmiedet, was er den „Dreisatz" nennt. Das sind die folgenden drei Bewegungsübungen:

1) Der *Akmon* (benannt nach dem griechischen Gott der Gesundheit) beginnt mit einer langsamen Gehbewegung am Platz. Aus dem Pendeln der Arme wird ein Schwingen um die Körperachse, während man ein Knie in Gegenrichtung bewegt. Schließlich kommt noch die passende Kopfdrehung hinzu, so dass die Arme gegenläufig zur Knie- und Kopfbewegung schwingen. Alles zusammen setzt Muskeln, Wirbel und Nerven so in Gang, dass einseitige Bewegungen und Körperhaltungen ausgeglichen werden.

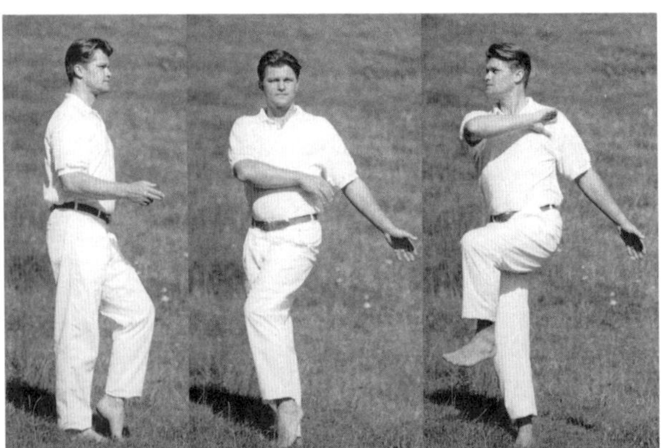

2) Die *Lebensschaukel* arbeitet mit Gewichtsverlagerungen von Ferse zu Zehenspitzen, kombiniert mit Bauch-Ein- und Ausatmung sowie Wechsel von Hohlkreuz und Buckel.

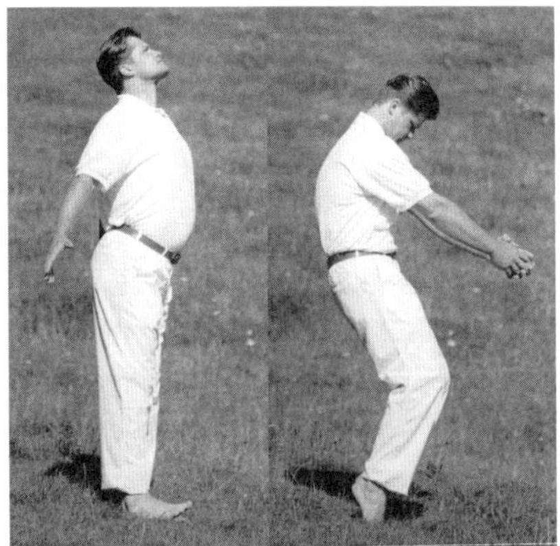

3) Die *Rumba* ist eine Übung im Stehen zur Vitalisierung des Kreuz-Darmbein-Gelenks.

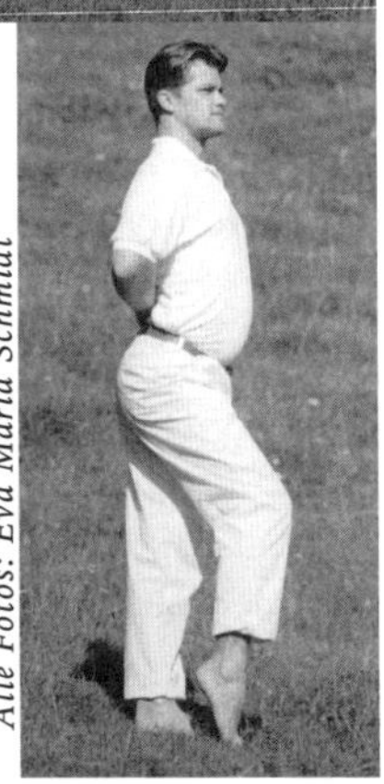

Alle Fotos: Eva Maria Schmidt

Die Übungen sind jeweils bis ins kleinste Detail ausgefeilt und in ein umfassendes Heilkonzept, eben die Homöo-Orthopädie, eingebettet.

Video oder DVD: **Homöo-ORTHopädie und das Tai-Chi des Alltags.** Ein Lehrfilm zur Dorn-Methode und dem Dreisatz, ca. 45 min, 80 €.

CD: **Der Dreisatz.** Eine gesprochene Anleitung zum sofortigen Mitmachen, mit leichter Musikuntermalung, 16 €.

CD: **Die Kraftquelle.** Affirmations- und Atemübungen, 16 €.

Buch: **Der Dreisatz.** 64 Seiten, A5, mit ausklappbare Fotoseite. Enthält den Text der gleichnamigen CD, 16 €.

Plakat: **Der Dreisatz.** Fotoserie zur Übung. Größe 120 x 90 cm, 9 €, Größe 29,7 x 42 cm, 5 €.

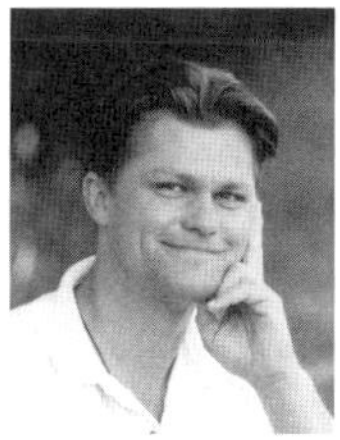

Diese Materialien sind erhältlich über die Praxis O. B. Schmid, Hornburgweg 16, D-91541 Rothenburg/Tauber, Tel.: 09861-92599, Fax: 93989, www.heilen.com, Email: info@heilen.com.

Neu erschienen

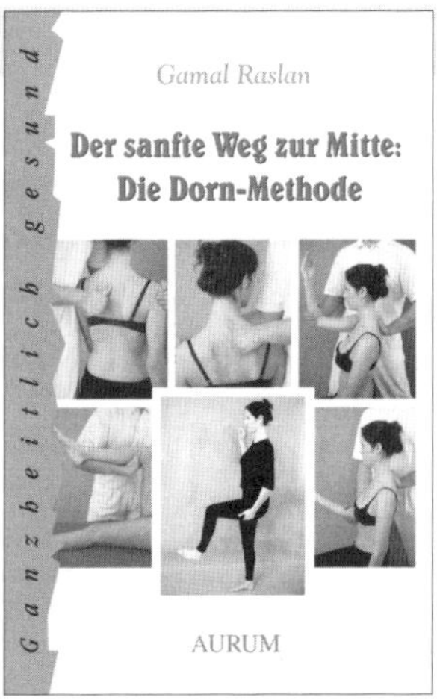

Gamal Raslan: Der sanfte Weg zur Mitte: Die Dorn-Methode. Reihe „Ganzheitlich Gesund".

160 Seiten, Qualitätsbroschur, 19,80 € / 33,50 sFr, 1. Auflage 2003, Aurum in J. Kamphausen, ISBN 3-89901-018-3

Mit diesem Werk erklärt ein Physiotherapeut die Dorn-Methode anhand von über 100 Abbildungen für Profis und auch für Laien.

Gamal Raslan, 1971 in Würzburg geboren – sein Vater kommt aus Damaskus, seine Mutter aus Nazareth – entdeckte, wie er von sich sagt, relativ früh seine Berufung zum Therapeuten. Seit 1993 Masseur und med. Bademeister, eröffnete er 1996 seine Praxis, die er 1997 durch die Physiotherapie und 2002 um den Bereich Naturheilkunde erweiterte. Inzwischen unterstützen ihn dort 11 Mitarbeiterinnen und Mitarbeiter. Raslan erlernte die Dorn-Methode von Hildegard Steinhauser und wendet sie seit 1998 täglich intensiv in seiner Praxis an. Inzwischen unterrichtet er die Methode auch, und man findet auf seiner Internetseite (www.GamalRaslan.de) die Adressen zahlreicher von ihm ausgebildeter Dorn-Therapeuten. Die ständige Frage nach Unterrichtsmaterial in seinen Seminaren sowie der allgemeine Aufklärungs- und Informationsbedarf bewogen ihn, sein Buch zu verfassen.

Zwar kann ein Buch kein Seminar ersetzen, dieses Buch hilft jedoch dank der vielen Bilder ausgesprochen gut, das Gelernte zu rekapitulieren oder vorzubereiten. Fast jeder Griff und jede Übung werden mit Ausgangs- und Endstellung abgebildet, außerdem werden Varianten gezeigt, mit jeweiligem Vermerk, ob von

Dieter Dorn stammend oder nicht. Die wichtigen Gelenke werden kapitelweise durchgenommen, nach dem Muster: Anatomie – Ursachen/Zusammenhänge – Untersuchung – Behandlung – Alternativbehandlung – Selbsthilfeübungen.

Zum Schluss folgen Ergänzungen der Methode, z.B. Breuß-Massage, Schröpfen bei nach innen verschobenen Wirbeln, Akupressur und Dehnübungen.

Jeder Therapeut setzt die Dorn-Methode auf seine Art um; auch Raslans Werk trägt eine eigene Handschrift. Manche therapeutischen Aufgaben löst er auf eigene Art. Dabei bespricht er das Für und Wider verschiedener Vorgehensweisen.

Insgesamt bietet das Buch eine vortreffliche Anleitung. Man spürt regelrecht, dass der Autor eine Praxis mit vielen Mitarbeitern leitet. Mit der Reichhaltigkeit des Bildmaterials übertrifft er alle bisherigen Dorn-Publikationen.

Aus dem Inhalt: Einführung (Wie kam Dieter Dorn dazu, diese Technik zu entwickeln, etc.) – Beckenschiefstand/Beinlängendifferenz – Kniegelenk – Sprunggelenke – Iliosakralgelenk – Wirbelsäule allgemein – Steißbein bis Brustwirbel TH8 – Brustwirbel TH7 bis Brustwirbel TH1 – Skoliose – Halswirbelsäule – Meridiane und das Dreiersystem – Rundrücken – Erhöhung am 7. Halswirbel („Witwenbuckel") – Schulterhochstand – Schultergelenk – Ellbogen – Handgelenk – Finger-/Zehengelenke – Kiefergelenk – Schlüsselbein-Brustbein-Gelenk – Geräte – Schröpfen – Dehnung bei Rundrücken – Kräftigung – Muskulatur – Myofasciale Weichteiltechnik – Schütteltechnik nach Lewit – Breuß-Massage – Heilmagnetismus – Johanniskrautöl-Rezept – Akupressurpunkte – Info für Energiearbeiter – Behandlungsübersicht – Adressen.

Neu erschienen

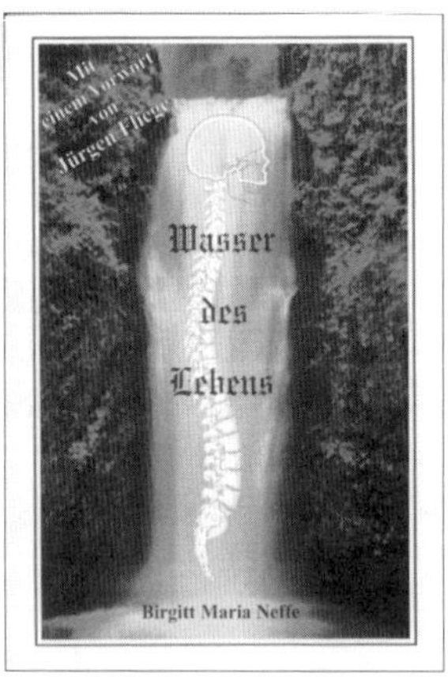

Birgitt Maria Neffe: Wasser des Lebens. Wie ich gesund alt, glücklich und weise werde.

Mit einem Vorwort von Jürgen Fliege. 356 S., A5, Broschur, zahlreiche Abbildungen, 25 €, 1. Auflage 2003, ISBN 3-936860-00-9. Erhältlich bei: Birgitt Maria Neffe Verlag für „Glückliches Leben", Postfach 27, Webergasse 10, D-89284 Pfaffenhofen, Tel./Fax 07302-931381

Dies ist ein recht persönliches Buch, in dem die Dorn-Methode in den Rahmen einer übergreifenden Lebensphilosophie gestellt wird. Birgitt Neffe geht davon aus, dass der Körper ein Spiegelbild des Geistes ist. Anhand ihres eigenen Weges und vieler interessanter Patientengeschichten bespricht sie Lösungsmöglichkeiten für Probleme auf dem Lebensweg. Dabei geht es auch um kreative Entfaltung und um den Weg zu Wahrheit und Gerechtigkeit für alle.

Etwa 100 Seiten des Buches sind der Dorn-Therapie gewidmet. Zudem werden interessante Aspekte und Weiterentwicklungen der Dorn-Methode besprochen, die man in anderen Büchern nicht findet. Wenn man sich auf den Stil der Autorin einlassen kann, ist es ein lohnendes und anregendes Buch.

Aus dem Inhalt: Vorwort von J. Fliege – Wasser des Lebens – Kräftemangel – Heilige und wirklich markante Persönlichkeiten – Strukturen – Einsamkeit – Überheblichkeit – Kontaktschwierigkeiten – Todesursachen – Die verlorene Wahrheit – Freiheit – Wie innen so außen – Wie ist das mit dem Tod? – Kalte Füße – Die Bedeutung der Ehe – Mit 11 Jahren in 2 Stunden 4 cm größer – Skoliose – Dorn-Therapie – Breuß-Rückenbehandlung – Ausgleichs- und Nackenmassage nach BMN – Heilende Hände, energetische Ausgleichstherapie – Heilstein-Therapie – Bach-Blüten-Therapie – Rheuma – Urteilen – Goldenes Zeitalter – Profitgier & Faulheit statt Menschlichkeit & Fairness – Stärke durch Gemeinsamkeit – Musik – Lebendig leben – Max und Moritz aus bildlicher Sicht – Seminare – Hinweise.

Erscheint am 8.9.03

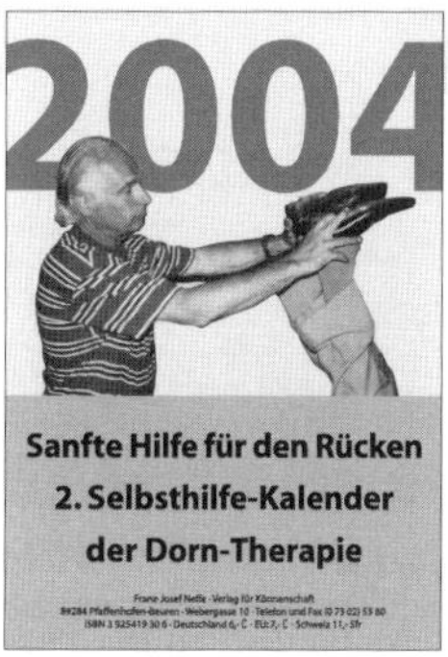

Selbsthilfe-Kalender der Dorn-Therapie 2004. Format DIN A4, 6,– € (7,– € EU). Erhältlich bei Franz-Josef Neffe, Webergasse 10, D-89284 Pfaffenhofen, Tel./Fax 07302-5580

Zur Dorn-Therapie kommen viele erst nach langem Leidensweg und sagen: „Hätte ich das nur früher gekannt!“ Der 2. Selbsthilfe-Kalender der Dorn-Therapie 2004 versteht sich als Dienstleistung, um allen leidenden Mitmenschen, auch in Betrieben, Schulen, Heimen usw., mit aktuellen Selbsthilfetexten und Bildern den ersten Schritt eines neuen Lösungsweges zu schenken.

Neu erschienen

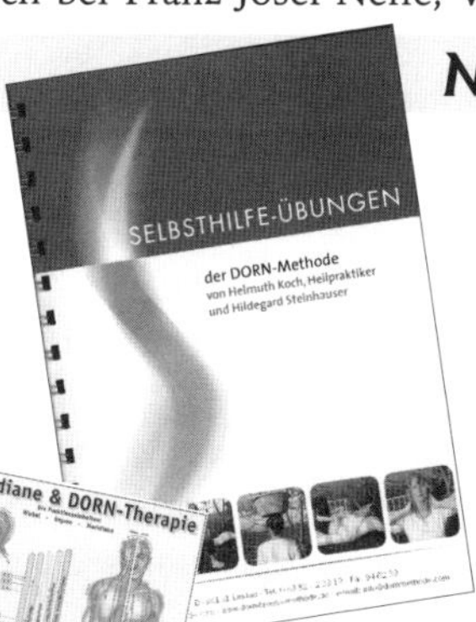

Helmuth Koch und Hildegard Steinhauser: Selbsthilfe-Übungen der DORN-Methode.

56 S., A5, ca. 95 Fotos, 12 €. Erhältlich über die Praxis Koch/Steinhauser (Tel. 08382-23319/Fax 946239)

Eine hauptsächlich auf Fotos basierende Anleitung für Patienten, die einfach nur wissen wollen, wie die Übungen gemacht werden müssen.

Neu erschienen

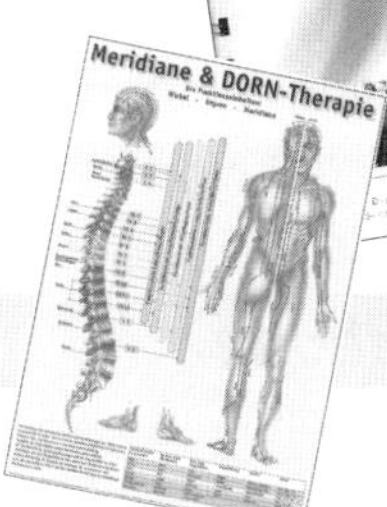

Helmuth Koch: Poster Meridiane & Dorn-Therapie

In drei Größen über die Praxis Koch/Steinhauser erhältlich.

Neu erschienen

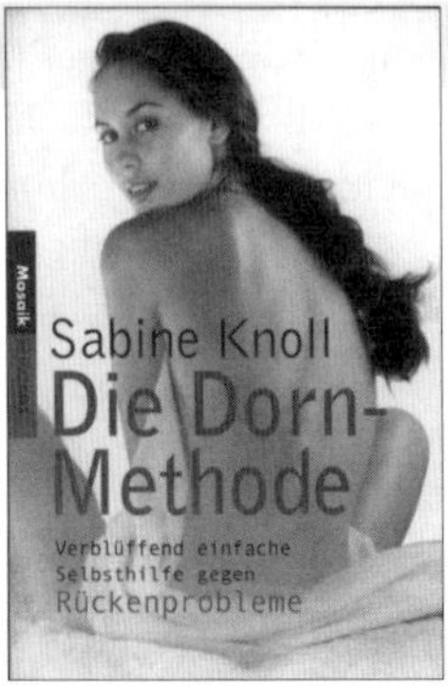

Sabine Knoll: Die Dorn-Methode. Verblüffend einfache Selbsthilfe gegen Rückenprobleme.

6,90 €, 160 Seiten, Taschenbuch 12,5 x 18,2 cm, 1. Auflage 2003, Mosaik bei Goldmann, ISBN 3-442-16543-1.

Endlich ein preiswertes Taschenbuch zur Dorn-Methode, das man demnächst wohl auch an Bahnhofskiosken erwerben kann. Das trotz 160 Seiten Umfang recht schmale Büchlein richtet sich an Laien, die noch nichts von der Methode wissen. Es ist auch eine gute Information für Patienten. Für diese Zielgruppen ist es dermaßen geeignet, dass selbst Dieter Dorn daran denkt, es in seinem Schulungshaus zu verkaufen.

Die Selbsthilfeübungen werden dargestellt und die Entwicklung der Methode wird beschrieben. Das Schöne ist, dass Dieter Dorn ständig zu Wort kommt. Die Autorin ist keine Therapeutin, sondern Journalistin, und so hat sie auch keine Erweiterungen oder Veränderungen der Methode anzubieten. Sie berichtet einfach für den Laien und geht dabei auch auf benachbarte Gebiete ein. Die frischen und spritzigen Zitate von Dieter Dorn machen das Büchlein lebendig. Wer ihn kennt, wird es zu schätzen wissen.

Erscheint demnächst

Matthias Schwarz: Schmerzfrei mit der Dorn-Methode. 45 effektive Übungen zur Selbsthilfe.

Broschur, 152 S., 64 zweifarbige Fotos, Foitzick Verlag, ISBN 3-929338-22-X, 16,80 € [D], 28,80 sFr.

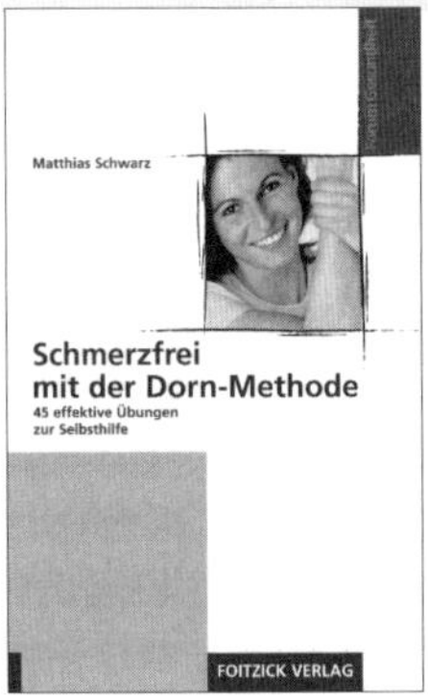

Matthias Schwarz präsentiert hier ein Selbsthilfe-Programm für Laien. Er erklärt alle Dorn-Selbstübungen mit Bild, stellt ein Muskel-Kräftigungsprogramm zur Stabilisierung des Heilerfolgs vor und gibt viele nützliche Tipps für die Entlastung des Rückens am Arbeitsplatz und in der Freizeit.

Aus dem Inhalt: Dieter Dorn und seine Methode – Anatomie des Bewegungsapparates – Das Problem der unterschiedlichen Beinlängen – Behandlung mit der Dorn-Methode – Selbstübungen – Die Dorn-Methode und andere Rücken- und Gelenkstherapien im Vergleich – Sinnvolle Ergänzungen – Wann die Dorn-Methode hilft – Das Wirkungsspektrum – Übungsteil – Anhang.

Zwei weitere geplante Titel zur Methode

Ende 2003 erscheinen Bücher von *Dieter Dorn/Gerda Flemming* und von *Wolfgang Auer.* Mehr Informationen als in der Buchübersicht S. 152 lagen uns dazu noch nicht vor.

Und worauf sitzen Sie?

Testbericht: Bioswing-Stuhl

Frank Ziesing

Als ich begann, mich mit der Methode Dorn zu beschäftigen, wurde mir zunehmend klar: Der Mensch ist nicht zum Sitzen auf Stühlen gemacht. Unsere Hüfte wurde für den bewegungsfreudigen Jäger und Sammler konstruiert.

Was könnte nun ein Dorn-Methodiker einem geplagten Sitzarbeiter raten, der keine Möglichkeit sieht, seinen Arbeitsplatz zu wechseln?

- Dorn'sche Selbsthilfeübungen
- Mehr Bewegen, besonders die Muskelgruppen, die beim Sitzen zur Faulheit gezwungen werden.
- Sitzen mit Neigung nach vorne, z.B. mit Keilkissen, wie Dieter Dorn es empfiehlt.
- Bioswing-Stuhl anschaffen.

Bioswing-Stuhl? Auf Dorn-Veranstaltungen trifft man manchmal den Autor und Berater Franz Josef Neffe, der diese Stühle zum Probesitzen mitbringt, und dann setzt sich auch Dieter Dorn auf so einen Stuhl. Grund genug, diese Stühle näher unter die Lupe zu nehmen.

Der Erfinder des Bioswing-Stuhls, Eduard Haider, beachtet, dass im menschlichen Körper ständig Nervenimpulse von Rezeptoren im muskuloskelettalen System ans Gehirn gehen. Durch diesen Informationsfluss erkennt das Zentralnervensystem die Körperstellung und korrigiert sie laufend. Die Betonung liegt auf „laufend", d.h. unser Steuersystem aktiviert ständig kleine Muskeln, ohne dass man sich dessen großartig bewusst wird. Diese kaum wahrnehmbare ständige Grundbewegung nennt Eduard Haider den „Bioswing".

Dauersitzen auf starren, unbeweglichen Stühlen stellt den Körper und sein sensomotorisches System vor ein Problem. Durch den festen Stuhl wird der natürliche Bioswing gebremst. Weniger Bewegung bedeutet auch weniger Meldungen zurück ans Gehirn. So wird das Körperhaltungs-System zunehmend deaktiviert. Der notwendige Input ist zu klein, das System läuft sozusagen auf Sparflamme. Kinder rebellieren gegen das unnatürliche Stillsitzen oft noch durch ständiges Herumzappeln, Erwachsene sind da durch den Druck des Berufsalltags am Schreibtisch angepasster.

Die Untersuchungen des Schweinfurter Arztes Dr. Eugen Rašev ergaben, dass durch eine gezielte Erhöhung des Informationsflusses vom muskuloskelettalen Systems zum Gehirn (propriozeptive Afferenz) eine deutliche Aktivierung des gesamten Körperhaltungs-Systems (posturales System) erreicht wird. Seine Studie ergab, dass sich die Aktivierung des posturalen Systems signifikant positiv auf die geistige Leistungsfähigkeit der Versuchspersonen auswirkte. Gleichzeitig stellte er eine Reduzierung der

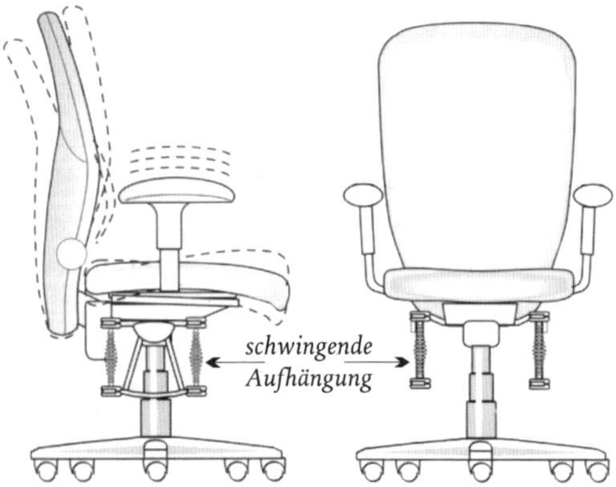

aller Optionen und technischer Details der lieferbaren Modelle. Natürlich brauchte ich einige Zeit, bis beim Studium der Unterlagen in mir „mein" Stuhl heranreifte. Dann wählte ich ein Modell mit Sitzneigungsverstellung, um in der von Dieter Dorn empfohlenen Haltung zu sitzen.

Schmerzentstehung bei Versuchspersonen mit Haltungsschäden fest.

Das Kunststück, den Informationsfluss durch Reaktivierung des Bioswings zu erhöhen, vollbringt nun Eduard Haiders Bioswing-Stuhl. Das Prinzip ist einfach: Die Sitzfläche des Stuhls ist schwingend aufgehängt und nicht wie üblich fest mit den Stuhlbeinen verbunden. Trotzdem hat man nicht das Gefühl, die Sitzfläche wäre lose oder der Halt beim Sitzen wäre unsicher. Wer nicht weiß, dass die Sitzfläche schwingend gelagert ist, merkt es unter Umständen gar nicht. Doch wenn man sich z.B. mit dem Becken leicht hin und her bewegt, macht es der Stuhl mit.

Ich hatte das Glück, dass wir im Büro einen neuen Bürostuhl brauchten, und konnte dann einen Bio-Swing-Stuhl bestellen. Franz Josef Neffe kam sogar mit einigen Stühlen zur Sitzprobe zu uns ins Büro. Da gibt es reichlich Wahlmöglichkeiten; ein Bioswing-Stuhl wird nämlich erst gebaut, nachdem der Kunde genau angegeben hat, wie er seinen Stuhl haben möchte. Ich erhielt einen 12-seitigen Prospekt möglicher Stoffbezüge und eine 80-seitige (!) Preisliste mit Auflistung

Nun zu meiner subjektiven Erfahrung: Seit einem Jahr nutzte ich „meinen" Bioswing-Stuhl und möchte ihn nicht mehr missen. Ich muss einfach sagen, dass ich noch nie so lange mit so wenig Sitzbeschwerden auf einem Stuhl gesessen habe. Wenn ich auf herkömmlichen Stühlen sitze, fällt mir jetzt manchmal auf, wie starr diese sind, und dass da in mir etwas gebremst wird, was sich bewegen will. Kurz: an der Bioswing-Theorie scheint etwas dran zu sein und ich empfehle hiermit den Stuhl weiter.

Alle Informationen über Bioswing-Stühle erhält man bei:
Franz Josef Neffe, Webergasse 10, D-89284 Pfaffenhofen, Tel./Fax 07302-5580.

Und was kostet der Spaß? Bioswing-Bürostühle sind etwa so teuer wie andere hochwertige Bürostühle, die Spanne reicht von ca. 400 € bis 2500 €.

Übrigens bevorzugt Dieter Dorn den Bioswing-Hocker mit Sattelsitz, weil man beim Sitzen darauf nicht auf die Idee kommt, die Beine übereinander zu schlagen.

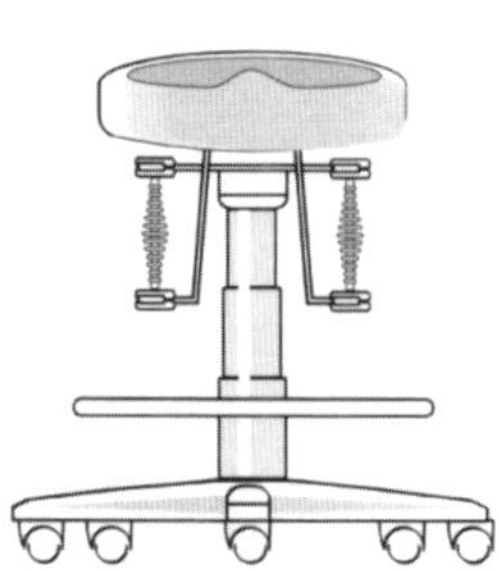